《神经药理学基础》编委会

主编： 罗焕敏

编委（按英文字母排序）：

陈丽新（暨南大学医学院药理学系）
陈美婉（中山大学药学院）
陈乃宏（中国医学科学院暨北京协和医学院药物研究所）
洪　浩（中国药科大学药理教研室）
李善兵（暨南大学中药及天然药物研究所）
栗原博（暨南大学中药及天然药物研究所）
梁建辉（北京大学中国药物依赖性研究所）
林　熙（暨南大学医学院药理学系）
路　露（暨南大学药学院）
罗焕敏（暨南大学医学院药理学系）
牛　非（中国医学科学院暨北京协和医学院药物研究所）
王燕婷（北京大学中国药物依赖性研究所）
肖　飞（暨南大学医学院药理学系）
张　旗（郑州大学药学院）
朱林燕（暨南大学医学院药理学系）

神经药理学基础

THE BASIS OF NEUROPHARMACOLOGY

罗焕敏　主编

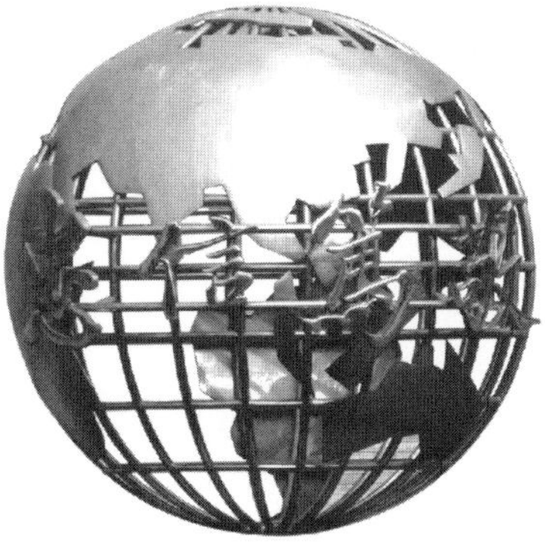

暨南大学出版社
JINAN UNIVERSITY PRESS

中国·广州

图书在版编目（CIP）数据

神经药理学基础/罗焕敏主编．—广州：暨南大学出版社，2011.6
ISBN 978－7－81135－733－2

Ⅰ.①神…　Ⅱ.①罗…　Ⅲ.①神经系统疾病—药理学—研究生—教材　Ⅳ.①R971

中国版本图书馆 CIP 数据核字(2011)第 010222 号

出版发行：暨南大学出版社

地　址：中国广州暨南大学
电　话：总编室（8620）85221601
营销部（8620）85225284　85228291　85228292（邮购）
传　真：（8620）85221583（办公室）　85223774（营销部）
邮　编：510630
网　址：http：//www.jnupress.com　http：//press.jnu.edu.cn

排　版：广州市天河星辰文化发展部照排中心
印　刷：佛山市浩文彩色印刷有限公司

开　本：787mm×1092mm　1/16
印　张：12.625
字　数：304 千
版　次：2011 年 6 月第 1 版
印　次：2011 年 6 月第 1 次

定　价：25.00 元

前　言

神经药理学（neuropharmacology）是神经科学（neuroscience）的重要组成部分，是药理学与神经生物学、神经解剖学、神经生理学、神经化学、神经病学等学科之间的交叉学科。脑的正常功能及脑部疾病的药物治疗是神经药理学研究的主要内容，也是现代科技的前沿，因为人类的大脑是全宇宙最复杂的构造之一，还存在许多未知的事物等待着人们去探索。也正因为如此，美国国会将20世纪最后10年定为“脑的十年”（Decade of the Brain 1990—1999）；诺贝尔奖获得者、DNA双螺旋结构的发现者之一JD Watson则预测“21世纪是脑的世纪”，呼吁人们为弄清人类自己的“脑”而积极努力地工作。

神经药理学的具体内容主要包括传出神经系统药理和中枢神经系统药理两大部分。虽然新药层出不穷、不断涌现，但药物作用的基本规律、内源性生物活性物质及其作用靶点、作用机制等知识却是相对固定的。因此，本书重点阐述相关内容的基础知识，故定名为“神经药理学基础”。希冀读者通过对本书的研读奠定必要的神经药理学基础，以便进一步学习和研修神经药理学各论。

本书在编写过程中，参考了大量的国内外相关文献和专著，如邹冈主编的《基础神经药理学》（1999），张均田、张庆柱、张永祥主编的《神经药理学》（2008），张庆柱主编的《基础神经药理学》（2009），邵福源、王宇卉主编的《分子神经药理学》（2005），Nestler EJ、Hyman SE、Malenka RC主编的*Molecular Neuropharmacology：A Foundation for Clinical Neuroscience*（2009），Katzung BG、Masters S、Trevor A主编的*Basic and Clinical Pharmacology*（2009）等。在此，谨向以上文献或专著的原作者表示感谢。

本书各章节的作者均是相关领域的专业人员，他们分别来自中国医学科学院暨北京协和医学院、北京大学、中山大学、郑州大学、暨南大学、中国药科大学等。各位作者尽心尽责，使本书得以如期出版，在此对他们的辛勤劳动表示衷心感谢。我还要特别感谢暨南大学研究生部给本书提供了“暨南大学研究生教材经费资助”，也要感谢暨南大学出版社的同仁们对本书出版的大力支持。

本书既可以作为研究生的教材，也可以作为神经科学和药理学相关教学和科研人员的参考书。但由于我们的学识和水平有限，加之时间仓促，不足之处在所难免，恳请各位读者批评指正。

罗焕敏

2010年9月于暨南园

目　录

前　言 …… 1

第一章　绪论 …… 1
一、神经药理学的研究对象 …… 1
二、内源性活性物质药理学 …… 1
三、神经药理学在神经科学中的作用 …… 2
四、神经药理学的细胞学基础 …… 2
五、神经细胞的生物电 …… 7
六、神经药理学的研究方法 …… 7
七、神经递质和神经调质 …… 13
八、突触传递过程和药物作用环节 …… 14

第二章　受体 …… 15
一、简史 …… 15
二、定义 …… 16
三、受体的特性 …… 17
四、受体的分类 …… 18
五、受体的调节 …… 19
六、配体与受体相互作用的若干学说 …… 19
七、研究受体的方法 …… 22
八、受体研究的展望 …… 26

第三章　脑内单胺能神经系统 …… 30
一、概述 …… 30
二、儿茶酚胺类神经递质 …… 30
三、去甲肾上腺素与肾上腺素 …… 31
四、多巴胺 …… 36
五、5－羟色胺 …… 39
六、组胺 …… 44

第四章　胆碱能神经及相关疾病与药物 …… 47
一、胆碱能神经的分布 …… 47
二、胆碱能神经的生理功能 …… 47

三、胆碱能神经的递质——ACh …… 48
四、胆碱能神经的受体——ACh 受体 …… 52
五、胆碱能神经系统相关疾病 …… 57

第五章　氨基酸类递质 …… 63
一、兴奋性氨基酸——Glu …… 63
二、抑制性氨基酸——GABA …… 72
三、抑制性氨基酸——Gly …… 77

第六章　神经肽 …… 79
一、神经肽的发展简史 …… 79
二、神经肽的概念和分类 …… 80
三、神经肽的生物合成与代谢 …… 81
四、神经肽的作用及特点 …… 82
五、神经肽与经典递质的共存 …… 84
六、神经肽各论 …… 85

第七章　腺苷和三磷酸腺苷 …… 95
一、简史 …… 95
二、腺苷和 ATP 的来源与代谢 …… 95
三、嘌呤能神经假说 …… 96
四、腺苷与 ATP 的作用 …… 97
五、腺苷受体 …… 98
六、ATP 受体 …… 108
七、影响腺苷作用的药物 …… 116
八、前景与展望 …… 117

第八章　细胞内信使、蛋白磷酸化和膜的信号转导 …… 123
一、环—单磷酸腺苷和腺苷酸环化酶 …… 126
二、环—单磷酸鸟苷和钙离子 …… 127
三、第二信使依赖性蛋白磷酸化 …… 127
四、细胞内信使、蛋白磷酸化与神经功能 …… 129
五、神经营养因子调节的信号通路 …… 130
六、抑制神经突起生长的信号通路 …… 132

第九章　离子通道的药理 …… 136
一、作用于钠通道的药物 …… 136
二、作用于钾通道的药物 …… 139
三、作用于钙通道的药物 …… 141

四、作用于氯通道的药物 …… 143
五、作用于化学门控性通道的药物 …… 144

第十章 神经营养因子及其受体 …… 147
一、神经营养因子及其他具有神经营养作用的物质 …… 147
二、神经营养因子受体 …… 153

第十一章 抗脑衰老及抗老年痴呆药物 …… 166
一、抗脑衰老药物 …… 166
二、抗老年痴呆药物 …… 169

第十二章 神经干细胞的调控 …… 183
一、神经干细胞的解剖学位置 …… 184
二、内源性 NSCs 靶向性迁移及其机制 …… 185
三、影响神经干细胞增殖、分化、自我更新的调控因素 …… 186

第一章 绪 论

一、神经药理学的研究对象

神经药理学（neuropharmacology）是研究药物和内源性活性物质（endogenously active substances）对神经系统作用的科学，是药理学中一个十分活跃的分支领域。神经系统控制着整个机体，全身所有器官的活动都会反映到神经系统中来，作用于神经系统的药物的影响面较广。作为机体的一部分，神经系统也比其他任何一个器官或系统更为复杂，因此，作用于神经系统的药物的作用机制也十分复杂。

在神经药理学中，研究药物对自主神经系统作用的部分称为自主神经药理学（autonomic pharmacology）；研究药物对动物行为影响的称为行为药理学（behavioral pharmacology）；研究药物对人类精神活动影响的称为精神药理学（psychopharmacology）。20世纪50年代以前，精神病病人需要长期住院并只能接受电休克或胰岛素休克疗法。此后，治疗精神病药物被发现，精神病进入化学治疗的时代，多数病人服药后得以恢复正常生活。因此，精神药理学迅速发展起来。但无论是行为还是精神活动都是神经系统功能的表现，行为药理学或精神药理学理应属于广义的神经药理学范畴。事实上，神经药物和精神药物之间并没有截然的界线。例如，吗啡（morphine）是一种经典的镇痛药，但它也有十分强烈的精神效应。从作用机理上看，所谓精神药物（psychotropic drugs）几乎无一例外地是作用于突触传递过程的药物。

二、内源性活性物质药理学

神经药理学不仅研究药物对神经系统的作用，还研究神经系统各种内源性活性物质（即递质、调质或其他活性物质）对神经系统的作用，以及药物和内源性活性物质与其受体的相互作用，这类研究具有重大而深远的意义，对化学传递学说的奠定作出了重大贡献。Dale把研究内源性活性物质作用的科学称为autopharmacology，即“内源性活性物质药理学”。一方面，内源性活性物质本身常可作为药物应用，如肾上腺素、去甲肾上腺素等，许多神经药物就是通过模拟内源性活性物质结构而加以改造合成的，如拟交感药和拟胆碱药；另一方面，许多对神经系统有高度选择性作用的药物是通过受体产生效应的，但受体不可能事先为外源性药物而设置，必然有其内源性配体，因此深入研究这些药物的作用机制，最终可能可以找到新的内源性活性物质。脑啡肽的发现就是长期研究吗啡作用机制的结果，是药物→受体→内源性配体发现的最著名的例子。

以上事实证明，药物和内源性活性物质的关系是密不可分的。药物可能会不断更新，而内源性活性物质及其受体是不会淘汰的。因此，本书重点围绕内源性活性物质及其受体来叙述，药物则根据与它们的相互作用来介绍。故本学科也可称之为“内源性活性物质神经药理学”（neuropharmacology of endogenously active substances）。

三、神经药理学在神经科学中的作用

神经药理学是一门基础科学，和神经解剖学、神经化学、神经生理学、神经生物学、神经病理学等共同形成了综合性的神经科学（neuroscience）。一方面，神经药理学提供了大量有关神经递质和突触传递的知识，且作用于神经系统的药物也可作为分析神经系统功能的工具；另一方面，神经药理研究也大量采用了神经科学其他学科的理论和技术，因此与神经科学其他学科有着极为紧密的联系。目前，神经科学更加综合，按层次和对象可分为分子神经科学、细胞神经科学、系统神经科学、发育神经科学和行为神经科学，传统的分支界线已被打破。因此，神经药理学已经与神经科学其他学科更紧密地融合在一起，在神经科学中发挥着日益重要的作用。

四、神经药理学的细胞学基础

1. 神经元

根据突起的多少，神经元可分为单极、双极和多极细胞。单极细胞只有一根突起，但它很快一分为二，如背根神经节细胞，它作为一级感觉神经元，任务是忠实地把外周传入冲动传向中枢。双极细胞有一根树突和一根轴突，如视网膜、嗅上皮的感觉细胞及中枢神经系统内的颗粒细胞均属双极细胞。绝大多数神经元属于多极细胞（图 1－1），即它有一根以上的树突和一根轴突。典型的神经元有树突、胞体和轴突三部分。

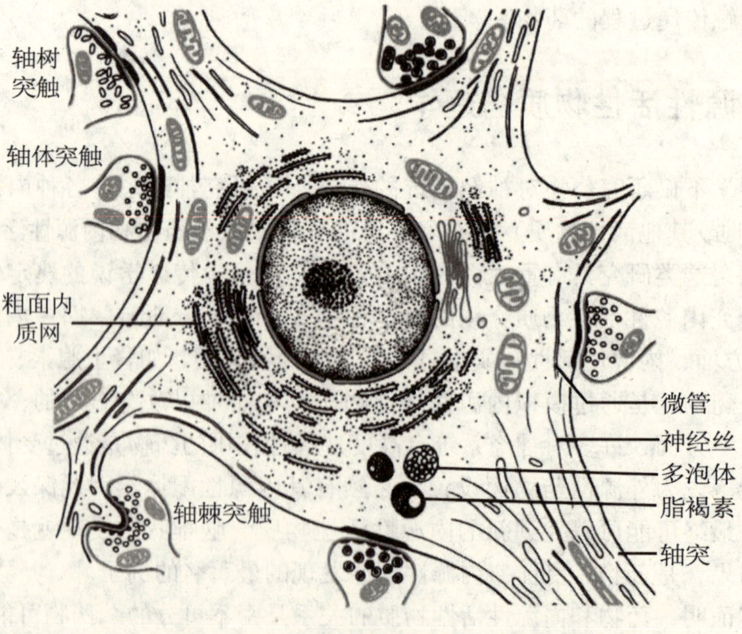

图 1－1　多极神经元超微结构模式图

（1）胞体（soma）。

神经元的细胞核在胞体中显得特别大，但神经元有很长的突起，细胞核和胞浆的比例仍与一般细胞相近。细胞核中有一个或更多的核仁，DNA 转录为 mRNA 在核仁中进行。细胞核表面的核膜上有核孔，是核内外物质交换的通道。细胞核以外的胞体部分称为核周体（perikaryon）。

（2）粗面内质网（rough endoplasmic reticulum）。

在核周体中有粗面内质网和游离的核糖体（free ribosome），它们是合成蛋白质的场所。粗面内质网由规则且平行排列的扁平小池（cisternae）构成，小池膜外侧附着许多多核糖体（polyribosome）颗粒，这些固定的多核糖体及游离的核糖体在光学显微镜下表现为尼氏小体（Nissl body）。

（3）高尔基氏器（Golgi apparatus）。

高尔基氏器也是由规则而平行排列的扁平小池构成。因小池膜上不附着核糖体颗粒又被称为无颗粒网质。它们是新合成的蛋白质装入囊泡或分泌颗粒的场所。

（4）线粒体（mitochondria）。

神经元的胞体、树突、轴突及末梢都有线粒体，它是氧化磷酸化产生能量的细胞器，其数量多少代表代谢旺盛的程度。

神经微管（microtubule）和神经细丝（neurofilament）这些结构伸展到树突和轴突中，起维系神经元形态和转运物质的作用。神经微管是一种外径为 24 ± 2 nm、内径为 14 ± 2 nm 的空心管状结构，由 13 根直径为 5 nm 的纤维丝螺旋状排列而成。每根纤维丝又由球状微管蛋白（tubulin）亚基聚合而成。神经微管在胞体中较少，在树突中较多。在轴突中的多少视有无髓鞘而定，前者较少，后者较多。神经细丝是直径为 9 ~ 10 nm 的纤维状结构，通常以束状分布，胞体内较多而树突中较少。还有一种更细的纤维状结构，直径为 5 nm，称为微丝（microfilament），只在神经元发育和再生的过程中出现。

（5）突触（synapse）。

神经元之间或神经元和其他效应细胞之间的衔接处称为突触。位于树突的突触叫轴突—树突（axo - dendritic）突触，位于胞体的叫轴突—胞体（axo - somatic）突触，位于突触前末梢的叫轴突—轴突（axo - axonic）突触。电突触和化学突触在形态上有显著的不同。哺乳动物的神经系统中绝大部分为化学突触，其突触前及突触后结构不对称。位于神经末梢突触前膜和突触后膜之间的缝隙称为突触间隙，约为 20 nm。突触前末梢内可见突触囊泡（synaptic vesicle），直径约 40 nm，是贮存递质的部位。还有 70 ~ 100 nm 的大囊泡。在突触前膜胞浆侧有致密突起和网格所组成的囊泡栏栅（vesicullar grid），其空隙正好容纳一个囊泡，因此设想这种结构与引导囊泡与突触前膜接触有关。突触前末梢有许多线粒体，说明代谢旺盛（图 1 - 2、1 - 3）。

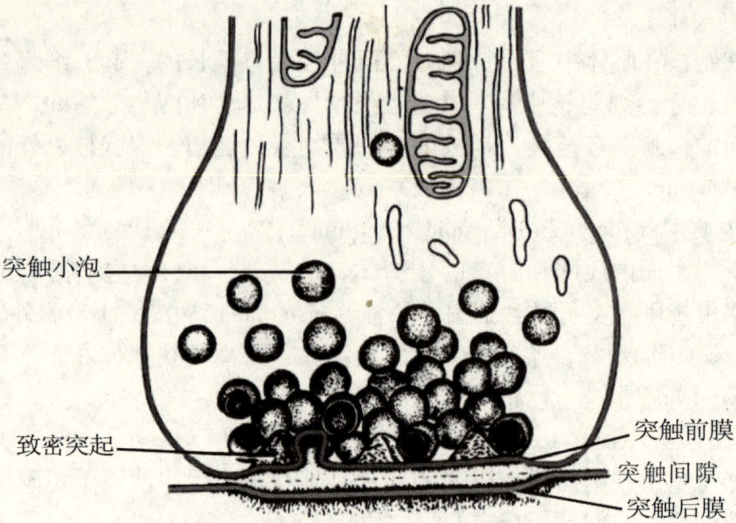

图 1－2 哺乳动物中枢突触示意图

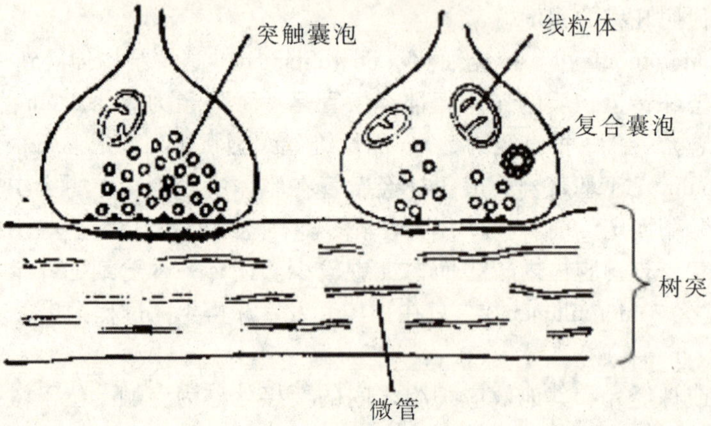

图 1－3 突触结构

左为不对称型，突触间隙大，有明显的突触致密区，两侧不对称；右为对称型，突触间隙窄，致密区小，两侧不对称。

若将脑组织用等渗溶液处理磨成匀浆，超速离心，在电镜下可见突触前末梢部分与轴突断裂，断裂处封闭形成一完整的突触体（synaptosome），它往往带上突触后膜。突触体保留呼吸、合成 ATP、摄取递质等功能，因此分离得到的突触体是神经药理学研究的常用标本，也是分离纯化受体的好材料。

2000 年 10 月 9 日，瑞典卡罗林斯卡医学院宣布，把 2000 年诺贝尔生理学或医学奖授予瑞典哥德堡大学 77 岁的阿维德·卡尔森（Arvid Carlsson）、美国洛克菲勒大学 74 岁的保罗·格林加德（Paul Greengard）以及出生于奥地利的美国哥伦比亚大学 70 岁的埃里克·坎德尔（Eric R Kandel）（图 1－4），以表彰他们发现了慢突触传递这样一种“神经细胞间的信号转导形式”。

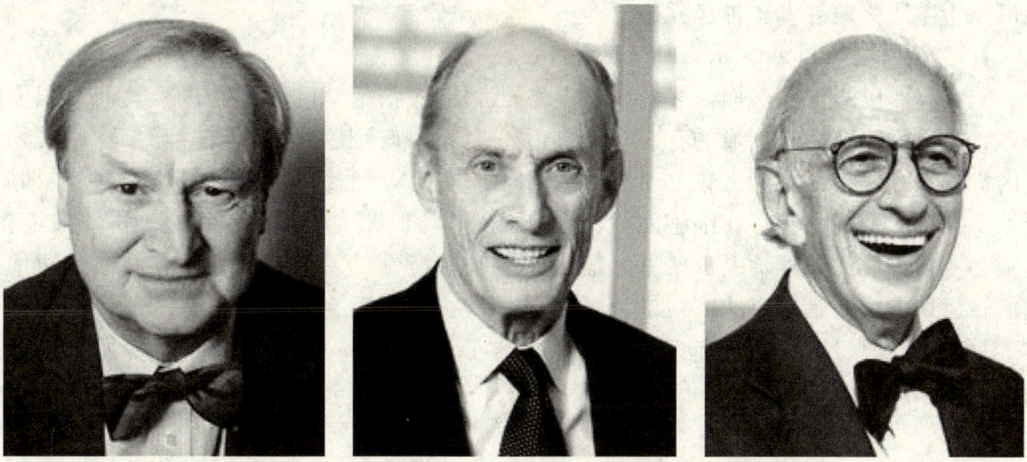

图 1-4　卡尔森、格林加德和坎德尔（从左至右）

2. **轴浆转运**（axoplasmic transport）

神经元有很长的突起，它的代谢非常旺盛，因此需要不断地合成蛋白质，而合成蛋白质的粗面内质网位于胞体，新合成的蛋白质要运输到神经元的各部分。最简单的研究轴浆转运的方法是用线勒紧一段神经元突起，一段时间后发现束紧处两侧都有细胞器如线粒体和囊泡等堆积，以近端更为明显，说明轴浆流动的方向主要是由胞体到末梢，但也有逆行的。注射氚标记亮氨酸或脯氨酸于胞体附近，如注入背根神经节或眼球，这两种氨基酸即渗入背根神经节神经元或视网膜神经元的胞体粗面内质网新合成的蛋白质中，这样就可以研究蛋白质的轴浆转运速度。结果测得轴浆转运有两种速度，快速 100 ~ 500 mm/d 和慢速 1 ~ 10 mm/d。氚标记脯氨酸主要显示快转运，而亮氨酸显示慢转运。快转运的物质有线粒体、滑面内质网、蛋白质、多肽、糖类、脂类和递质；慢转运的物质主要是微管蛋白、肌动蛋白、肌球蛋白。快转运的脯氨酸主要标记突触，而慢转运的亮氨酸主要标记轴突。秋水仙碱（colchicine）和长春碱（vinblastine）可以阻断快转运，它们与微管蛋白相结合并使之解聚，从而破坏微管，提示微管与快转运有关。在组织化学研究中，常用秋水仙碱阻断囊泡转运，使之在胞体堆积，进而使免疫组织化学染色更容易显示胞体含有哪一种递质。逆行转运是指从末梢将物质运输到胞体。一些毒素如破伤风毒以及辣根过氧化物酶（horseradish peroxidase，HRP）可以逆行运输到胞体，所以 HRP 常被用于跟踪末梢的神经元起源。神经递质也可以特异性地被释放这种递质的末梢所摄取，然后逆行转运到胞体。这种技术不仅可以显示神经元的起源，还可以揭示该神经元利用何种递质。逆行转运的药理性质与快速顺行转运相似，也可被秋水仙碱所阻断。

3. **神经胶质细胞**（neuroglia）

神经胶质细胞按形态可分为星形胶质细胞（astrocyte）、少突胶质细胞（oligodendrocyte）和小胶质细胞（microglia），它们均起源于中胚层。中枢神经系统内神经元之间的空隙几乎被胶质细胞所填满，因此基本上不存在细胞间隙。包围在脑毛细血管周围的细胞和室管膜（ependymal）细胞也是胶质细胞。髓鞘由雪旺（Schwann）氏细胞包裹而成，这是一种少突胶质细胞。胶质细胞起支持、营养和绝缘作用，在中枢神经系统发育过程中起引导神经元迁移的作用。突触周围的胶质细胞能摄取递质并参与递质的灭活过程，还可防止递质弥散并参与神经元修复。

4. **血脑屏障**（blood－brain barrier）

脑血流速度最快，然而许多药物全身给药后进入脑组织的速度比进入其他组织要慢得多，这是因为有血脑屏障的存在。脑内毛细血管内皮细胞之间没有空隙，物质必须穿过内皮细胞的两层细胞膜才能进入脑组织（图1－5）。毛细血管周围包裹着胶质细胞，再加上脑组织中基本不存在细胞间隙，这些因素均不利于血液和脑组织之间的物质交换。但脑必需的物质，如葡萄糖、某些必需氨基酸则有特殊的转运系统，能有效而迅速地把它们转运到脑内。脑内有些部位缺乏血脑屏障，物质可以自由交换，这些部位包括松果体、垂体后叶、极后区第三脑室前端的血管器官（organum vasculosum），它们统称为室周器官（circumventricular organs）。

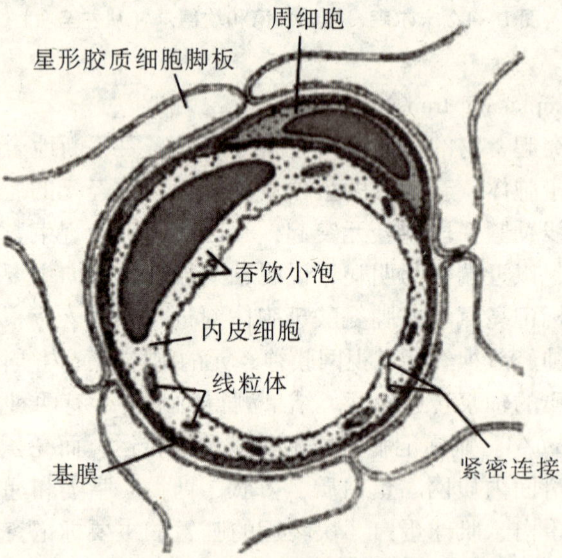

图1－5　血脑屏障结构

药物进入脑组织的速度取决于三种因素：①药物与血浆蛋白结合的比率，结合多则进入脑组织的药物分子数就少；②药物在体内pH环境下的解离度，解离度大则带电荷的药物分子就多，而细胞膜对带电荷分子的通透性很低，故药物进入脑组织的量很少；③药物的脂溶性，细胞膜上的磷脂蛋白成分容易让脂溶性物质透过，因此脂溶性大的药物容易进入脑组织内。

神经递质如乙酰胆碱（ACh）、单胺类、γ－氨基丁酸（GABA）、谷氨酸、天冬氨酸、甘氨酸等在体液pH环境中几乎完全处于解离状态，因此不易透过血脑屏障，而它们的前体则易透过。

为了克服或绕过血脑屏障，人们设计了鼻腔给药、脑室内给药、脑组织内注射和微电泳技术。有时也利用幼年动物血脑屏障未完善的特点，或给予能透过血脑屏障的单胺类递质的前体氨基酸来开展相关研究。此外，为了排除药物的中枢作用，可以将药物季铵化使之带电荷而不易进入中枢。

五、神经细胞的生物电

1. 膜电位

细胞膜两侧离子分布不均，膜外钠离子浓度高于膜内，钾离子则相反，这是细胞膜钠—钾泵主动转运所致。在静息状态下，钾离子通透性相对来说最高，钾离子随电化学势由浓度高的膜内流向膜外，从而带出一小部分正电荷，造成膜外正、膜内负的电位差，这种电位差会阻止钾离子进一步向膜外弥散，两种趋势相等时的膜电位即钾离子的平衡电位。静息时的膜电位接近钾离子的平衡电位。

2. 动作电位

在静息状态下，当神经细胞膜受到一次短促的阈刺激或阈上刺激时，膜电位会降低，降低到一定程度就会使钠离子通道突然打开，膜外浓度高的钠离子即流入膜内，使膜外电位进一步降低，导致更多的钠通道开放，使去极化爆发性地发展，这就是动作电位的上升相。钠离子成为决定膜电位的主要因素，膜电位由原来静息时的外正内负变为外负内正。这一过程称为去极化，其中膜内电位由零变为正值的过程称为反极化或超射。随即钠通道关闭，钾通道开放，使膜电位回到静息水平。这就是全或无式的扩布性动作电位形成的过程。钠通道及钾通道的开放是由去极化电流所激活的，因此它们是电压门控性通道（voltage - gated channel）。

3. 突触后电位

神经末梢释放的递质作用于突触后膜引起的膜电位变化称为突触后电位。这种电位以递减方式扩布，并能总合。若某种递质引起的是非特异性离子通透性增加，则产生去极化，称为兴奋性突触后电位（EPSP）；若某种递质引起的仅是氯离子通透性增加，则形成超极化，称为抑制性突触后电位（IPSP）。EPSP 去极化达到阈值时，即膜的去极化程度达到可以激活钠通道时，可引起动作电位。IPSP 则使膜电位更远离兴奋阈，起稳定膜的作用。

EPSP 和 IPSP 的时程在 20 ms 左右。近年来发现有些突触后电位出现得非常慢且持久，这种慢电位往往不是离子通道开放而是离子通透性降低。例如，在牛蛙交感神经节细胞上，刺激节前纤维可以在节后神经元上记录到慢的 EPSP 和迟慢 EPSP（late slow EPSP），后者已被证明是钾离子通透性降低的结果。

离子通道可分为电压门控性（voltage - gated）和化学门控性（chemically - gated）两大类。如前所述，与动作电位形成有关的钠通道和钾通道属于电压门控性通道，因为它们只对电压变化敏感；与 EPSP 和 IPSP 形成有关的离子通道则属于化学门控性通道，因为它们只被递质或药物所激活。近年来又发现了许多新的离子通道，开放时产生各种离子流，如快钾、钙激活钾、钙离子流等。

六、神经药理学的研究方法

药理学大师 Gaddum 曾经说过，药理学家是多面手（Jack of all trades），凡是可以阐明药物作用机理的技术都能用上。在神经药理学中更是如此，纯粹的神经生理或神经化学技术都难以完全阐明药物作用的分子基础和分子机制，因此，神经药理学家要善于采用多学科的方法。研究可在整体、器官、组织、细胞以及亚细胞和分子水平进行。

1．作用谱和量效关系

无论是药物还是内源性活性物质，最基本的是要先了解它有哪些作用，包括对整体和离体器官的作用，即作用谱。然后对一特定的作用用不同剂量作出剂量反应曲线。剂量通常以对数表示，效应可以是量反应或质反应。典型的剂量反应曲线呈S形，当中一段是直线。产生50%效应的剂量称为半数有效量（ED_{50}）。若以死亡作为质反应指标，其半数有效量即半数致死量（LD_{50}）。

剂量反应曲线可以比较不同药物的作用程度。假如不同的化合物通过同一原理起作用，如都作用于同一受体，则所得的应是一组平行的剂量反应曲线。特异性拮抗剂只能使某一化合物的剂量反应曲线平行右移，而不改变其斜率。

2．生物检定

生物检定（bioassay）是神经药理学的基本功，当今高精尖的仪器越来越多，其重要性往往被忽略。实际上一些新仪器或技术是否可靠，也还要看结果是否与生物检定相一致。生物检定的最大优点是不需要贵重的仪器而灵敏度很高。例如，用水蛭背肌测定乙酰胆碱，灵敏度达10^{-10}g。采用各种拮抗剂还可以鉴别被检定物质作用于哪一类受体。用不同标本来测定一系列化合物的效应，同时比较它们在各种标本上的作用强度次序（rank order），则有可能发现新的受体亚型。例如，各种内阿片肽在豚鼠回肠、小鼠、大鼠及金色田鼠、家兔的输精管上的作用强度次序不同，从而发现了μ、δ、κ、σ等阿片受体亚型。若将未知的组织提取物与已知化合物在不同标本上作平行生物检定（parallel assay），假如它们的作用性质和强度比例相同，即可证明系同一或同类化合物。早年组织中的乙酰胆碱就是这样确定的。

生物检定虽然是一种经典的实验方法，但它仍在不断革新。Vane创立的不同器官瀑布式表面灌流方法（cascade superfusion）可以一个样品多筛，并起到鉴别活性物质的效果，在前列腺素研究中发挥了重要作用。在他获得1982年诺贝尔医学或生理学奖的演讲中，他把生物检定称作“前列环素发现的基石”，可见生物检定在发现新的内源性活性物质中的重要性。

3．生物化学方法

生物检定是根据活性来测定含量的，因此只能测定活性物质本身而不能测定活性物质的前体或代谢产物，化学或同位素方法则不受此限。这些方法涉及许多专门技术，在此列举几项：

（1）荧光分光光度法（fluorospectrometry）。

这种方法需要两个单色仪，一个将光源分成一定波长的激发光射入样品，样品产生的荧光经另一个单色仪选出特定波长的发射光，由光电管记录。每一种物质的激发波长和荧光发射波长是特定的。本法主要用于单胺类的测定。单胺类要先衍生或结构转化为能够激发出荧光的化合物。

（2）气相层析与质谱联用（gas chromatography/mass spectrometry）。

这种方法是利用气相层析对化合物进行分离，用质谱对化学结构进行辨认，主要用于乙酰胆碱的测定。但设备昂贵，非一般实验室能采用。

（3）高效液相层析（high performance liquid chromatography，HPLC）。

此法主要用于神经肽的分离纯化，分离效果极佳。若与电化学检测器（electrochemical detector）相连，也可以测定单胺类及其前体和代谢产物。

（4）原位伏安法（in situ voltammetry）。

它是一种可以在活体上测定脑内某一区域单胺含量动态变化的方法。原理是各种物质都有特定的氧化（还原）电位，而氧化（还原）电流的大小又与该物质在溶液中的浓度成正比。通过包括一个埋藏在脑内某一区域的工作电极在内的三电极系统，施加一个渐增的波形电压，可以测量出氧化（还原）反应发生在什么电位及其大小，从而得知是什么物质及其含量。目前多用于多巴胺及其代谢产物二羟苯乙酸、5－羟吲哚乙酸等的测定。

（5）酶同位素衍生物法。

通过某种酶，将用同位素标记的基团接到组织提取物的活性分子上，根据放射强度测定该物质的含量。例如，提取物中的去甲肾上腺素，可通过苯乙醇胺 N－甲基转移酶接上来自 S－腺苷甲硫氨酸（S－adenosyl methionine）上的氚标甲基而变成 ^{3}H－肾上腺素。这种方法的灵敏度高，无须进行整体的同位素实验。

（6）放射受体分析法（radioreceptor binding assay）。

根据活性物质与标记配体竞争同一受体的原理测定活性物质的含量，属饱和分析法一类。这种方法不能鉴别体内同时存在对某一受体都具有亲和力的多种活性物质，而只能测出总量。

（7）放射免疫分析法（radioimmunoassay，RIA）。

这也是一种饱和分析法。这种方法将免疫学的特异性与同位素的灵敏性结合起来。根据活性物质与标记的活性物质竞争同一抗体的原理测定活性物质的含量，特别适用于神经肽。但测得的是免疫活性，不一定代表待测的神经肽本身，仍需其他辅助方法，如柱层析分子量测定等，以确定测出物质的本质。放射免疫分析法现已扩大到对单胺和乙酰胆碱的测定。

（8）更新率的研究。

神经元有很强的调节能力，使神经递质含量稳定在一定水平。递质释放多了，合成也就快了，因此测得的绝对量变化不大并不代表更新率不高。所以神经元活动的指标应该是该递质的更新率，即单位时间单位重量的组织中某种递质的更新数。目前有四种方法：①用抑制递质代谢产物转运的药物，以阻止它们离开中枢神经系统，然后测定其含量，凡是含量高的表示该类神经元活动增加。②用递质合成阻滞剂，使递质得不到补充。若该类神经元活动增加，则递质含量下降。③利用神经末梢具有摄取其递质的特点，将标记递质注入脑室内再摄取到有关末梢内，并与内源性递质混合。追踪标记递质的代谢率，也可以说明该类神经元的活动程度。④用递质前体的标记化合物掺入内源性递质之中，然后观察其代谢率。上述四种方法以第四种最符合生理状态。

（9）微透析法（microdialysis）。

微透析技术是以透析原理为基础的在体取样技术，是在非平衡条件下，膜外小分子物质通过扩散进入透析管内，并被微透析管中连续流动的灌流液不断带出，从而达到从活体组织取样的目的。微量透析法的基本原理与操作步骤是：①用具有一定截留分子质量的纤维半透膜制成透析管，接上进水与出水管即成为微透析探头（microdialysis probe，MDP）。根据 MDP 的构成形式可将其分为四种主要类型：连续型（serial）、环形式（loop）、并列式（side by side）和同心圆型（concentric）。在神经药理学研究中应用最多的是同心圆型。②实验时，先将动物麻醉，将其头部固定于脑立体定位仪上，将 MDP 按动物立体定位图谱，借助于脑立体定位仪垂直或水平地插入动物特定脑区。③探头埋入后，用一个微灌流泵通过探头的进水管向 MDP 内以恒定速度灌注与脑组织液成分相近的等渗灌流液，当灌流液流经探头前端的透析膜时，位于 MDP 膜外部的组织内较小分子量生物活性物质顺浓度梯度从 MDP 外扩散进入 MDP 内的灌流液中，并随灌流液通过出水管被引流出 MDP 外。④以一定的时间间隔在出水口有序地接收透析液。⑤由于在透析过程中，大分子质量物质不能透过透析膜，因此每一时间段所收集的透析液样品可免去在生化样品测定中常规的前处理工作，直接注入高效液相色谱仪进行定量检测。⑥以透析时间为横坐标，以测得的样品中生物活性物质含量为纵坐标，绘制出生物活性物质在生理及病理状态下，在动物特定脑区内细胞外浓度随时间变化的动态图谱，从而达到对恒量的神经化学物质进行活体定量动态监测的目的。

与传统取样技术相比，微透析技术有以下优点：①它对取样部位的伤害很小，几乎不影响组织中的生理过程，得到的样品更能反映物质进入人体后的实际变化。②微透析技术不改变组织细胞外液中的液体平衡，既可以对同一组织进行长时间连续采样，也可以对同一动物进行多个部位采样，因此，用较少的实验动物就可以得到足够的数据，避免了因动物的个体差异所造成的实验误差。③微透析技术可以直接对细胞外液中的物质进行分析，与采血取样技术相比，药物在细胞外液中的浓度与其药理或毒理作用的相关性更大。

（10）重组 DNA 技术。

重组 DNA 技术可以把复杂的基因混合物分离开来，进行扩增和表达，并且把蛋白质的语言转变为核酸的语言。它不仅是生物工程的主要技术，也是生物学基础研究的强大武器，在神经肽前体及受体的研究中已经发挥作用。例如，脑啡肽的前体一级结构的测定，先将脑啡肽含量较丰富的肾上腺髓质 mRNA 分离出来，经逆转录酶合成互补 DNA（cDNA）。这种 cDNA 再和质粒重组并转染大肠杆菌建立 cDNA 库。然后用脑啡肽前体片段中已知氨基酸顺序相应的寡聚核苷酸探针（同位素标记的）与 cDNA 库进行杂交，筛选出有脑啡肽前体信息的 cDNA。测定后者的核苷酸顺序，根据三联密码推定前体的全部氨基酸顺序。这种方法同样可用于测定受体蛋白质和离子通道蛋白的一级结构。由于核苷酸顺序测定比氨基酸顺序测定要快得多，研究的步伐大大加快了。重组 DNA 技术应用后已发现了许多新的神经肽。

4. 形态学方法

形态学方法包括组织化学和放射自显影，对神经药理学研究有着重要的意义，可以提示药物的作用部位和机理，揭示不同递质之间或其他活性物质之间相互作用的途径和机制。

（1）荧光组织化学（fluorescence histochemistry）。

根据单胺与甲醛缩合成能够激发出荧光物质的原理，将经过处理的脑组织制成切片，用荧光显微镜可观察单胺类神经元的起源和纤维走向，从而绘制出各种单胺类神经元分布的图谱，对解释药理作用有重要意义。

（2）免疫细胞化学（immunocytochemistry）。

将神经肽或神经递质与大分子缩合制成抗原，或将某种神经递质的合成酶作为抗原，得到的抗体与脑组织切片进行孵育，使之与切片上的抗原结合，抗体再经直接或间接的标记，能够显示神经肽或递质的分布。

（3）通路跟踪技术（tract tracing technique）。

利用神经元摄取物质和轴浆转运的功能，将一些染料或过氧化物酶直接注入细胞内或注射到末梢分布区，从而跟踪这些物质的走向。与荧光组织化学和免疫细胞化学配合，可进一步了解含某种递质神经元的走向。

（4）脱氧葡萄糖脑功能活动定位术（fluorodeoxyglucose positron emission tomography）。

这是形态与功能相结合的方法。脑的能量来源是葡萄糖，葡萄糖的利用程度是神经活动的一个指标。采用同位素标记的2－脱氧葡萄糖，它经磷酸化后不能继续代谢而积存在消耗葡萄糖的部位，因而用放射自显影可以了解神经系统中活动的位置。例如，用一光束投射到视网膜上，用这种技术可以跟踪视觉系统神经冲动跨越突触直达大脑皮层的整个途径。

（5）放射自显影（autoradiography）。

利用高比度的标记配体与脑切片孵育，然后进行放射自显影，可以显示受体的分布。用放射受体分析法时，脑组织要磨成匀浆，受体分布要求比较集中，范围局限的就可能显示不出来，而放射自显影仍可显示出来。神经元及末梢具有选择性摄取其递质的功能，若脑组织切片与标记递质孵育，放射自显影也可以显示该类神经元的分布，在单胺类和氨基酸类递质的研究中占有重要地位。

5. 电生理学方法

神经或肌肉细胞活动时，膜电位发生改变是这类细胞活动的客观指标。用电子学仪器可以精确地记录出静息和活动时的膜电位或许多细胞膜电位变化的综合表现。它非常灵敏而且可以在保持结构完整的条件下记录。目前绝大多数生化方法还不能反映极为迅速的变化过程，而且常将脑组织磨成匀浆，从而破坏了结构的完整性，而电生理方法有其优点。

（1）脑电图。

脑电图是用粗电极从颅骨外或脑内记录到的许多神经细胞放电的综合表现。脑电仪有许多导程，可以同时记录几个部位的电活动。脑电形成的详细原理迄今尚未阐明，因此在神经药理学研究中的应用有一定的局限性。它主要用于了解药物的作用部位，大致可分为以下几种类型：

①在中枢神经系统各个部位埋藏记录电极，观察全身给药后何处最先出现变化，从而推测药物原发作用部位。

②在不同水平切断中枢神经系统或破坏某些部位，然后观察药物影响脑电的作用与正常时有何不同，从而了解作用部位。

③采用不同的给药途径，控制药物在脑内的分布范围，观察脑电变化。如静脉、颈动脉、椎动脉、脑室内及脑组织内注射、皮质直接给药等。这种方法不仅可以了解药物的作用部位，还能提供脑不同部位功能性质的资料。

④观察给药前后，各种自然刺激以及脑内不同部位的直接电刺激所引起的脑电变化有何改变，所需阈值是否提高或降低。

以上四类方法在每一项工作中都常配合使用，实际上是不能分隔的。

（2）诱发电位。

诱发电位是指人为地刺激感觉系统或中枢任何一部分而在脑内引起的电位变化，常用粗电极记录。根据给药前后不同部位诱发电位是否选择性地阻断或增强、潜伏期和波形是否改变等，以了解药物的作用部位。由于觉醒的中枢神经系统存在明显的自发活动，诱发电位常常被淹没而无法辨认。利用叠加仪可使杂乱的自发波互相抵消而清楚地显示诱发电位。

（3）微电极记录（microelectrode recording）和微电泳技术（microelectrophoresis technigue）。

微电极胞外记录可记到单个神经元放电，作胞内记录则可记录膜电位及放电。微电极可用金属或玻璃毛细管制成，尖端直径可在 0.5 μm 以下，管内常用 3 mol/L 氯化钾灌注导电，玻璃毛细管内也可以灌注药物作微电泳。多数药物是以盐的形式使用的，在毛细管内通以和药物离子电荷相同的直流电，由于同性相斥，可将药物电泳出来。通电时间和电压决定电泳出的药量。另外，也有用压力将药物排出毛细管尖端的技术。多管微电泳技术是把几根毛细管放在一起，中央管作记录，其余盛以不同药物，观察几种药物的交互作用。多管微电极多放在细胞外，有时需把一根记录电极插入细胞内。细胞内记录除放电外还可以研究药物对膜电位、膜电阻的影响。因此，微电极记录加上微电泳给药是微观神经药理学研究的一个重要武器。

（4）电压钳（voltage clamp）。

电压钳技术可应用于研究药物对各种离子通道的影响。此法的基本原理是用一反馈放大器在膜的两侧施加一固定电压，这样只有电流可变，而电流的改变又反馈回去以保持电压不变。记录固定电压情况下的电流变化以反映离子的运动。这样可以把膜电位和电流的相互影响区分开来。斑片钳是将磨光的微电极口吸附在细胞膜表面而不插入细胞内，微电极口下的一片细胞膜只有一个离子通道，可以研究药物对单个离子通道的作用。

6. 行为学方法

神经药理学常根据药物对未经特殊训练的动物的外表行为及反射的影响来研究药物的作用，如镇静、催眠、麻醉、镇痛、肌肉松弛、抗惊厥等。也有用一些经过训练的行为来研究药物作用的，如迷宫试验（包括 Y 迷宫、Morris 水迷宫等）、各种经典的条件反射（classical conditioning）和操作式条件反射（operant conditioning）。后者是指对动物的某种自发出现的动作进行强化，结果动物的这种动作出现的频率大大增高。如大鼠偶然踩到杠杆即给予食物强化，形成条件反射后动物即不断地踩杠杆（条件反应）以获得食物。改变出现条件反应和强化的关系即可形成不同类型的操作式条件反射，如固定比例（fixed ratio，FR）、固定间隔（fixed interval，FI）、不定间隔（variable interval，VI）等，它们的条件反应出现的频率和分布各有特征。操作式条件反射可以持续很长时间，因此可观察药物作用的整个过程。由于种类很多，也可以鉴别各类药物的特异性影响。新近发展的把药物作为鉴别性刺激（discriminative stimuli 或 stimulus control）的操作式条件反射，对确定药物选择性作用于何种受体亚型有极大的用处，是行为方法在受体研究中发挥重要作用的范例。例如，训练大鼠踩两个杠杆，在给吗啡时只对踩左面杠杆给予强化，给生理盐水时只对踩右面杠杆给予强化，以后用其他 μ 受体激动剂代替吗啡时，大鼠仍会踩左面杠杆，若给其他亚型激动剂，则大鼠的反应如同给生理盐水一样。对于一种新的药物，利用这种方法就可以判断它是否为 μ 受体激动剂。

7. 影像学方法

（1）计算机轴断层摄影术（computerized axial tomography，CT）。

它将 X 光照相和计算机处理方法结合起来观察活脑的组织病变，其优势是可进行脑结构成像，但缺点是空间分辨率稍显不足，病变结构需足够大才能观察到。

（2）单光子发射计算断层摄影术（single photon emission computed tomography，SPECT）。

此即旋转型 γ 照相机，由 γ 闪烁探测器围绕躯体作 180°或 360°自动旋转，对体内的 γ 光子进行多角度探测，众多的信息由计算机采集，利用特殊软件和快速阵列处理机重建各种断层像。当探测器不旋转时，该机亦可作为一般 γ 照相机使用。

（3）正电子发射断层摄影术（positron emission tomography，PET）。

它是利用贫中子核素衰变所产生的正电子（β^+）与体内组织中的负电子（β^-）发生湮没效应，并通过测定湮没辐射的 γ 光子而产生组织影像的成像方法。与 SPECT 相比，PET 显像采用了电子准直的计数方式，并且通过测定湮没辐射光子的飞行时间来确定湮没辐射的空间位置，得到某些活性物质代谢速率的机能动态图像；空间分辨率较高。另外，由于 PET 显像所采用的核素半衰期很短，故临床上可以加大剂量、重复显像。但本技术对病人有损伤性，设备费用也较为昂贵——要求每一台 PET 配备一台加速器（正电子核素要用加速器即时产生），因而限制了其发展。但近年应用了核素发生器生产的正电子核素，为 PET 显像的应用提供了新的前景。

（4）核磁共振成像（magnetic resonance imaging，MRI）。

其原理是在一个极强的磁场中，脑内某些物质的原子核在射频电磁波的能量激发下吸收能量，随后会发射能量，亦即脑放置在强的均匀磁场中，当一个适当的射频脉冲通过时，在频率场的激发下，原子核发生磁能级的共振，此种核磁共振效应可为安放在头颅周围的线圈所检测。然后，经计算机处理将检测数据构成脑结构图像。MRI 的空间分辨率可达 2 mm，时间分辨率为秒级。功能性核磁共振成像（functional nuclear magnetic resonance，fNMR）是从 20 世纪 90 年代发展起来的，可用于测定脑内局部血流的变化，如血氧水平依赖对比（BOLD）方法。

七、神经递质和神经调质

神经递质（neurotransmitter）和神经调质（neuromodu lator）都是内源性活性物质，分别简称为递质和调质。递质是指由突触前末梢释放，经过突触间隙作用于突触后膜，导致离子通道开放的物质。由于不同的离子通道被不同的递质打开，从而产生兴奋性突触后电位（EPSP）或抑制性突触后电位（IPSP）。递质的作用开始快，由于有高效的灭活机制，因此作用消失也快，而且作用范围比较局限，起“点对点”的传递作用。调质也可以来自神经末梢，但其本身不能引起神经元的兴奋或抑制，而只能使递质的作用放大或衰减。它们的作用开始较慢但持久，作用范围较广。一般而言，氨基酸是典型的递质，如谷氨酸可能是分布最广的兴奋性递质，而GABA是分布最广的抑制性递质。由于它们分布广泛，多数神经元有它们的受体，它们传递作用的选择性依靠解剖学定位（anatomical addressing）和高效率的灭活过程来保证。调质弥散范围较广，其选择性依靠受体的特异性分布来决定，因此是一种化学定位（chemical addressing）。乙酰胆碱对N－胆碱受体的作用是典型的递质作用，而对自主神经节节后神经元和中枢神经元的M－样作用属调质性质。单胺类既是递质又是调质，在大多数情况下属调质性质。神经肽既可起递质作用又可起调质作用，但一般而言属调质性质。调质作用引起的慢电位变化不是离子通道开放而往往是膜阻抗增加所致。例如，使静息时存在的钾离子通透性降低可产生去极化。它们往往是由细胞内信号和蛋白磷酸化介导的。

八、突触传递过程和药物作用环节

当动作电位由轴突扩布到其末梢时，即激活了末梢的电压门控性钙通道，使钙离子内流，递质释放。一般认为钙离子促使贮有递质的囊泡与突触前膜碰撞而囊泡膜与突触前膜暂时融合的几率大增。两层膜融合时产生裂口，递质即通过裂口进入突触间隙。这一过程称为胞裂外排作用，简称胞排作用（exocytosis）。递质弥散经过突触间隙作用于突触后膜上的受体，使有关的离子通道打开，产生EPSP或IPSP。EPSP去极化到阈值就引起突触后神经元产生动作电位。

递质也可以反过来作用于突触前末梢的自身受体（autoreceptor）以调制递质释放。

位于突触间隙的递质的灭活机制包括酶解、末梢重摄取（reuptake）或胶质细胞摄取。从递质合成开始，到释放后作用于突触后受体，最终表现为效应的每一个步骤，都是可能的药物作用环节。实际上突触传递中的许多步骤就是在研究药物作用过程中发现的，这些药物又成为分析神经机制的工具。

（罗焕敏）

参考文献

1. 邹冈．基础神经药理学（第2版）．北京：科学出版社，1999.

2. 张均田，张庆柱，张永祥．神经药理学．北京：人民卫生出版社，2008.

3. 张均田，张庆柱．神经药理学研究技术与方法．北京：人民卫生出版社，2005.

4. HG沃格尔，WH沃格尔．药理学实验指南——新药发现和药理学评价．杜冠华，李学军，张永祥等译．北京：科学出版社，2001.

5. 张均田．现代药理实验方法．北京：北京医科大学、中国协和医科大学联合出版社，1998.

6. 徐叔云，卞如濂，陈修．药理实验方法学（第3版）．北京：人民卫生出版社，2002.

7. Nestler EJ, Hyman SE, Malenka RC. *Molecular Neuropharmacology: A Foundation for Clinical Neuroscience*. 2nd ed. Mcgraw－Hill, 2009.

8. Katzung BG, Masters S, Trevor A. *Basic and Clinical Pharmacology*. 11th ed. Lange Basic Science, 2009.

第二章　受　体

一、简史

受体药理学是分子药理学的一个分支学科，是在分子生物学的基础上结合药理学、神经生物学、酶学、细胞生物学、病理生理学等学科发展而成的，已成为当代生物学及医学中一门十分重要的科学。

药物从进入体内到发挥作用一般要经历三个阶段：首先是药剂学阶段，指药物以不同的剂型进入机体；其次是药代动力学阶段，即药物进入体内后的转运转化过程，使药物到达靶器官；最后，药效学阶段，即药物与靶分子结合后直至产生生物效应的全过程。一般而言，对受体药理的研究即以药物作用的第三阶段为对象，因此，受体研究是药物作用机制研究的核心。

早在 1878 年，John Newport Langley（1852—1925，英国生理学家）根据阿托品和毛果芸香碱对猫唾液流出实验的相互拮抗作用，首次认为化学物质启动或改变细胞反应是通过作用在专一的作用部位起作用的。1906 年，Langley 在研究箭毒和烟碱对骨骼肌的作用时发现，当运动神经被切断或变性后，如将烟碱用于去神经支配的区域，仍可兴奋肌肉，而且箭毒可阻断烟碱的这一作用。但即使在箭毒阻断的情况下，无论是有神经支配还是切除神经的肌肉，用电直接刺激肌肉纤维时仍可引起收缩反应，说明烟碱和箭毒作用于既非神经也非肌肉的某些特殊物质，烟碱与此物质结合即可引起肌肉产生收缩反应，箭毒也能与此物质结合，但不引起收缩反应，它可阻断烟碱的作用。Langley 设想存在一种与化合物结合的特殊物质，他称作“接受物质”（receptive substance），这是受体（receptor）概念的雏形。这种设想的接受物质当时立即为生理学家及药理学家广泛接受与采用，至今看来这是正确的。

20 世纪初期，Paul Ehrlich（1854—1915，德国细菌学家，1908 年诺贝尔奖获得者）根据抗体对抗原性物质具有高度特异性提出了受体这一概念，他在研究化疗药物作用于锥虫的部位时提出了“锁与钥”的配体受体作用模型假说，认为药物必须与原生质中的某些物质的特定基团“结合”才能发挥作用。1908 年，他正式提出 receptor 的概念。1913 年，他又提出“锁与钥匙”假说，描述了配体（ligand）与受体相互作用模型。1914 年，Henry Hallett Dale（1875—1968，英国生理学家，1936 年诺贝尔奖获得者）把乙酰胆碱（ACh）受体分为毒蕈碱（muscarine，M）受体和烟碱（nicotine，N）受体。此后数年受体研究进展缓慢。

1926 年，Alfred Joseph Clark（1885—1941，英国药理学家）在研究 ACh 作用于蛙心的剂量效应关系中观察到它只能作用在细胞表面的极小一部分活性分子上，药物的作用主要是在细胞膜的表面，到了细胞内作用就减小，并认为在细胞表面存在着活性区域，从而发表了一系列研究论文，为受体学说奠定了重要基础。Dale，Gaddum，Schild 等也在受体和药物之间相互作用的定量研究上作出了贡献。1933 年，Clark 提出了著名的“受体占领学说”（receptor occupation theory）。其他有关事件有：

1954 年，Ariëns 提出“内在活力”（intrinsic activity）的概念。完全拮抗剂（full antagonist）的内在活力为 0；完全激动剂（full agonist）的内在活力为 1；介于 0 与 1 之间的为部分激动剂（partiai agonist）。

1956 年，Stephenson 用 ACh 和组胺作用于离体的豚鼠回肠，实验结果与受体占领学说不符，因而他提出了药物“效能”（efficacy）的概念，并进一步发展成“备用受体学说”（spare receptor theory）。

1961 年，Paton 提出速率理论（rate theory）。他认为激动剂所引起反应的大小，与它和受体结合的速率成正比。

20 世纪 60 年代以后，出现了两项革命性成果：一是放射免疫分析法及在此基础上建立的放射性配体结合分析法（radio - ligand binding assay，RLBA）或放射性配体受体结合分析法（radio - ligand receptor binding assay，RRA）；二是 Sutherland 发现 cAMP，提出第二信使学说。同时，Changeux 和 Karlin 受酶促反应中底物可以诱导酶分子活性部位变构，促使底物—酶结合发生反应的启示，提出“两态学说”（two state theory）。

进入 20 世纪 70 年代，Greaves 等（1977）提出了“能动受体学说”（mobile receptor theory）。Braestrup 等（1979）提出了 γ - 氨基丁酸（GABA）/苯二氮䓬类（BZ）受体复合体模型，认为 GABA 受体、BZ 受体、GABA 调控蛋白、氯离子通道、印防己毒素（picrotoxin）受体等可组成超分子复合体，这一假说将受体反应引导到蛋白质变构效应和协同作用方面来，对于了解受体蛋白的相互调控和制约过程具有重要意义。

20 世纪 80 年代以后，由于蛋白质化学以及分子生物学的发展，使受体分子的分离纯化成为可能。N - ACh、GABA、天门冬氨酸（NMDA）等受体亚基的研究成就就是突出的例子。配体与受体相互作用关系的研究也已广泛深入开展，很多受体特性的研究使受体概念更加明确。已有许多神经递质、激素和药物的受体得到深入的研究，并证明受体大多存在于细胞膜上，但甾体激素等的受体却存在于细胞浆内或细胞核上。

目前，一门新兴的学科——受体学（receptorology）已经形成。

二、定义

生物活性物质包括机体内固有的内源性活性物质与来自体外的外源性活性物质。前者包括神经递质、激素、代谢物、抗原、抗体等，后者指药物及毒物等。生物活性物质产生生物效应是由于其与机体内某一特定生物分子（如糖蛋白或脂蛋白）相互作用，从而引起一系列识别、换能、放大等过程，最后导致生物效应。

生物活性物质与机体中特定部位结合后才能产生生物学效应，这一特定部位叫结合部位（binding site），它存在于某一特定的生物大分子上，是此生物大分子的一个组成部分。这种对特定的生物活性物质具有识别能力并可选择性结合的生物大分子，就叫受体。

对受体具有选择性结合能力的生物活性物质叫配体（ligand）。配体与受体结合后进而引发机体某一特定结构产生生物效应，这一特定结构叫效应器（effector）。受体可以分离、纯化，但不能分离结合部位，因为后者存在于受体大分子之中，而非独立存在，这与酶可以分离、纯化而不能分离其活性中心的概念是一致的。

配体与受体的结合是一种分子识别过程，它靠静电引力、氢键、疏水键、二硫键等的作用，随着两种分子空间结构互补程度增加，相互作用基团之间的距离就会缩短，作用力就会大大增加，因此分子空间结构的互补性是特异结合的主要因素。同一配体可能有两种或两种以上的不同受体，如 ACh 有 N - ACh 和 M - ACh 两种受体。同一配体与不同类型受体结合会产生不同的细胞反应，如 ACh 可以使骨骼肌兴奋，但对心肌则是抑制的。

配体与受体结合后产生生物效应还与受体所处的微环境有关，因为受体大分子大多存在于膜结构上，并镶嵌在双层脂质膜结构中，如改变其环境因素，也会影响配体与受体的相互作用，这与受体是否处于活性状态有关。在分离、纯化受体时，往往分得的受体分子与配体结合的亲和力大大降低就是这个道理。与受体结合后产生生物效应的配体叫激动剂。虽能与受体结合但并不产生生物效应的叫拮抗剂，它可拮抗激动剂的作用。既有激动作用又有拮抗作用的配体叫部分激动剂。

三、受体的特性

研究受体的分离、纯化及其特性工作受到很多科学家的重视，从事这方面研究的人很多，但不少人由于忽视受体必须满足的某些特性，导致鉴别时将一些无关的生物大分子也误认为是受体。受体是一个真正存在的实体，有些受体已在电镜中可以看到，有些受体已被高度纯化并研究了它们的理化性质。受体分子大都具有类似蛋白质的特性。一个真正的受体在与配体结合时必须具有饱和性、特异性、可逆性、高亲和性、组织和亚细胞定位以及结合亲和力与其产生的药理强度之间具有规律性等特性。受体与配体的结合是化学性的，两者是通过范德华力、离子键、氢键等分子间的吸引力来结合的。

1. **饱和性**（saturability）

由于绝大多数受体分子位于细胞膜表面上，且受体数目是一定的，因此配体与受体结合的剂量—效应曲线（量效曲线）（dose - response curve，DRC）应具有饱和性。一般特异性结合表现为高亲和性与低剂量，而非特异性结合则表现为低亲和性与高剂量，其量效曲线呈非饱和性。

2. **特异性**（specificity）

特异性结合是指特定的配体与特定受体的结合。受体与配体结合的特异性是受体的最基本特点，保证了信号传导的正确性。具有结构特异性（structural specificity）的药物只要很小剂量即可与受体结合。有的配体具有光学异构体，与受体的结合具有立体专一性或立体选择性（stereoselectivity），虽然立体专一性结合是非常重要的，但它并不是鉴别受体的绝对标准，因为一些配体对无关物质也具有立体专一性结合。

特异性要求一种受体仅与一种配体结合，但有时也不尽然。在同一细胞或不同类型的细胞中，同一配体也可以有两种或两种以上的不同受体与之结合。同一配体与不同类型受体结合会产生不同的细胞效应，如肾上腺素作用于皮肤、黏膜血管上的 α 受体使血管平滑肌收缩，作用于支气管平滑肌则使其舒张。

3. **可逆性**（reversibility）

激素、神经递质及大多数药物的生理效应是可逆的，说明它们与受体的结合是可逆的。配体与受体复合物不仅可以解离，而且解离后的配体并非其代谢产物，而是配体原形本身。这一特性与酶和底物相互作用的结果不同。酶与底物相互作用后的产物是代谢产物，如下所示：

（1）酶与底物的反应。

E（酶）+ S（底物）⟷［ES］⟷［ES］'（过渡态）→ E + 产物

（2）配体与受体的反应。

R（受体）+ L（配体）⟷［RL］→ R + L + 生化和药理效应

4. 高亲和性（high affinity）

受体对其配体的亲和力很高，相当于内源性配体的生理浓度，表观解离常数在 nmol/L 水平。配体与受体结合的亲和力与其产生的药理效应之间具有规律性的关系。一般来说，有效的药物对受体具有高亲和力，而无效的药物则没有亲和力。

5. 区域分布性（regional distribution）

受体在生物体不同组织或同一组织的不同区域的分布密度不同。

6. 亚细胞或分子特征

大多数受体分布在细胞表面，也有少数受体分布在细胞浆或细胞核内。

7. 具有内源性配体

生物体内存在受体的内源性配体，如内源性递质、激素等。

8. 与配体结合后有生理活性

无论配体是内源性的还是药物，与受体结合后，两者形成配体—受体复合物，从而传递信号引起一系列生理、生化效应。

四、受体的分类

大多数药物是在体内与特异性受体相互作用、改变细胞的生理生化功能而产生效应的。目前已经确定的受体有三十多种，根据受体存在的标准，大致可分为三类：

（1）细胞膜受体：位于靶细胞膜上，如胆碱受体（AChR）、肾上腺素受体（AR）、多巴胺受体、阿片受体等。

（2）胞浆受体：位于靶细胞的胞浆内，如肾上腺皮质激素受体、性激素受体等。

（3）胞核受体：位于靶细胞的细胞核内，如甲状腺素受体等。

另外也可根据受体的蛋白质结构、信号转导过程、效应性质、受体位置等特点将受体分为四类：

（1）含离子通道的受体，即配体门控离子通道型受体：存在于快速反应细胞的膜上，由单一肽链 4 次穿透细胞膜形成 1 个亚单位，并由 4～5 个亚单位组成穿透细胞膜的离子通道。受体激动时，离子通道开放使细胞膜去极化或超极化，引起兴奋或抑制效应。如 N－型乙酰胆碱受体（N－AChR）、GABA 受体、甘氨酸受体、谷氨酸受体、天门冬氨酸受体等。

（2）G 蛋白偶联受体：为单一肽链 7 次跨膜，胞内部分有鸟苷酸结合调节蛋白（G 蛋白）的结合区。神经递质及激素的受体需要 G 蛋白介导其细胞作用，G 蛋白主要分为两类：一是兴奋性 G 蛋白（Gs），可激活腺苷酸环化酶（AC），使 cAMP 增加，引起兴奋效应；二是抑制性G蛋白（Gi），抑制AC，使cAMP减少，产生抑制效应。这类受体最多，包括M-型乙酰胆碱受体（M-AChR）、AR、多巴胺受体、5-羟色胺受体、阿片受体、嘌呤受体、前列腺素受体和某些多肽激素的受体等。

（3）具有酪氨酸激酶活性的受体：它们由三部分组成，细胞外有一段与配体结合区，中段穿透细胞膜，胞内区段有酪氨酸激酶活性，能促其本身酪氨酸残基的自我磷酸化而增强此酶活性，再促使其他底物酪氨酸磷酸化，激活胞内蛋白激酶，增加DNA及RNA合成，加速蛋白质生成，从而产生细胞生长、分化等效应。如胰岛素受体、胰岛素样生长因子受体、神经生长因子（NGF）受体、上皮生长因子受体、血小板生长因子受体及某些淋巴因子的受体等。

（4）调节基因表达的受体（细胞内受体）：甾体激素的受体存在于细胞浆内，与相应甾体结合后进入核内，与DNA结合区结合，促进转录及其后的某种活性蛋白质生成。甲状腺素受体存在于细胞核内，功能大致相同。细胞内受体触发的细胞效应很慢，需若干小时。

有些受体具有亚型，各种受体都有特定的分布部位和特定的功能。有些细胞含有多种受体。

五、受体的调节

受体的调节是指由于与配体作用，有关受体数目和亲合力的变化。

根据调节的效果可分为向上调节和向下调节。

（1）向上调节：这是一种上升性调节，结果是受体数目增加，表现为敏感性增高。通常长期使用受体的拮抗剂会产生此种效应。

（2）向下调节：这是一种衰减性调节，结果是受体数目下降，表现为敏感性降低。通常长期使用受体的激动剂会产生此种效应。

根据被调节的受体种类是否相同，可分为同种调节和异种调节。

（1）同种调节：配体作用于特异性的受体，使自身的受体发生变化。如胰岛素受体、乙酰胆碱受体等一些肽类的受体都存在同种调节作用。

（2）异种调节：配体作用于其特异性的受体，对另一种配体的受体产生调节作用。如维生素A可使胰岛素受体产生向下调节，血管活性肽对M受体也有调节作用。

六、配体与受体相互作用的若干学说

具有结构特异性的配体，很小的剂量即可产生生物效应，这是配体与体内专一性受体形成复合物所致。以下简单的计算可以说明这个道理，1 mol的药物有6.02×10^{23}个分子，如果该药物的相对分子量是200，则1 mg（往往为有效剂量）时，将含有3×10^{18}个分子，人体大约由3×10^{13}个细胞组成，因此，平均每个细胞将分摊到1×10^{5}个药物分子。此外，一个红细胞大约含有1×10^{10}个分子，假定每个细胞都含有相等数量的分子，则可推测每一个药物分子将分配到1×10^{5}个人体分子。Clark在研究ACh对蛙心作用时也曾提出，如果将降低心率50%的ACh剂量的分子排列起来，其面积只能覆盖心肌细胞表面积的0.016%。这些计算结果表明，结构特异性的药物并非作用于机体的所有分子上，而仅仅作用于一些特定的分子，即受体上。关于药物与受体间相互作用可能产生的作用方式，不少学者曾提出多种学说，现简要叙述如下。

1. 占领学说（occupation theory）

占领学说由 Clark 提出，是最早的受体相关学说。其要点是：①受体（R）与配体（L）之间的相互作用是可逆的。②所有受体与配体结合的亲和力都是相等的，一个受体被占领，不影响其他受体的亲和力。③配体作用的强度与其所占领受体的数量成正比，结合与效应间呈线性关系，当全部受体被占领时，产生最大效应。④配体以游离和与受体结合两种形式存在；配体与受体结合不被代谢；与受体结合的配体只占总配体的极少部分，故当反应达到平衡时，游离配体浓度近似于总配体浓度。受体占领学说可用以下最简单的方式来表达：

$$R + L \underset{k_2}{\overset{k_1}{\rightleftharpoons}} RL \rightarrow E$$

上式中，R 代表受体，L 代表配体分子，RL 代表配体—受体复合物，E 代表生物效应，k_1 及 k_2 分别为结合和解离速率常数。根据 Clark 的理论可以推出，被占领的受体数量决定于受体周围的配体浓度及单位面积或单位容积内的受体总数（R_t）。当被占领受体数增加时，配体的作用也随之增强，当受体被完全占领时，则可达到最大生物效应。

$$E = \frac{E_m [L]}{K_L + [L]}$$

上式中，［L］为配体浓度，K_L 为平衡时的解离常数（equilibrium dissociation constant），E 代表生物效应，而 E_m 代表最大生物效应。这一方程与酶和底物关系的经典方程——Michaelis - Menten 方程类似。

$$E = \frac{V_m [S]}{K_m + [S]}$$

上式中，V 代表反应速率，而 V_m 为最大反应速率，［S］代表底物浓度，而 K_m 代表酶—底物复合物的解离常数。

按照占领学说，反应的大小取决于被占领的受体数量，由于激动剂对受体的亲和力不完全相同，因而要使受体达到同等程度的占领就需要不同的剂量才能出现相同的反应。但存在这样的情况，即不同的激动剂作用于相同的受体部位却产生程度不等的最大反应。同样，与同一受体部位具有相等亲和力的不同配体，如果所用浓度相同，按照占领学说，产生的效应也应相同，但实际情况是有的相同，有的不同，有的甚至表现为拮抗作用。这些现象用受体占领学说无法解释。因而，Ariëns 和 Stephenson 对该学说提出了若干修正意见，他们指出配体与受体相互作用不仅与它们对受体的亲和力有关，还与 Ariëns 提出的内在活性（intrinsic activity）有关，只有配体具有内在活性，才能与受体结合后产生生物效应，这种内在活性，Stephenson 又称之为效能（efficacy）。Ariëns 学说可用下式表示：

$$E_L = \alpha [LR] = \frac{\alpha [R_t]}{1 + (K_L / [L])}$$

上式中，E_L 为配体产生的效应。α 可从 0→1，如 $\alpha = 1$，则配体为完全激动剂；$\alpha = 0$ 时，配体不产生作用，为拮抗剂；$0 < \alpha < 1$ 时，配体为部分激动剂。拮抗剂虽然也能占领受体，并可具有较强的亲和力，但由于其缺乏内在活性而不产生生物效应。完

全激动剂不仅亲和力高而且具有高的内在活性，因而产生生物效应。如以生物效应与配体浓度的对数作图，可得 S 形曲线（量效曲线）。如一组配体的曲线有相同高度，则认为具有相等的内在活性。配体亲和力越大，则产生等效应所需要的配体浓度越低，即 K_L 值越小；反之，亲和力越小，K_L 值就越大。

有时一种激动剂不需要完全占据全部受体就可以引起最大效应，那些多余的未被占领的受体称为空闲受体或备用受体（spare receptor）。近年精密测试结果表明，受体总数的确超过产生最大效应所需的数目。由于此原因，采用简单的质量作用定律和基本的占领学说是难以解释的，因而提出了空闲受体假说。这一假说表明，对于作用强的激动剂，只要有空闲受体存在，即使有拮抗剂存在，仍能产生很大效应（拮抗剂浓度必须在一定范围内）。但弱的激动剂不行，因其效力低，要占领相当多的受体后才能产生反应，尽管如此，仍不能使组织产生最大效应。这意味着只有在空闲受体极少或空闲受体不存在的情况下，应用拮抗剂才能减弱激动剂的最大效应，且造成曲线不能平行右移。

另外，按照占领学说，如果用 Q_E 代表［LR］所产生的效应量，则：

$$Q_E = \alpha\,[LR]$$

$$Q_{max} = \alpha\,[R_0]$$

Q_{max} 为全部受体［R_0］被占领时的最大效应。当 Q_E 为 Q_{max} 的一半（50%）时，则产生此效应的浓度为 EL_{50} 或 ED_{50}（配体 L 为药物 D 时），此时占领的 R 应为［R_0］的 50%。在放射性配体受体结合分析法（RRA）发明以前，平衡解离常数 K_L 值主要通过量—效曲线来测定，以测得的 ED_{50} 代表 K_D 值，现在可采用 RRA 法直接测定 K_D 值，但两种方法测得的 K_D 值对于激动剂来说总是不相符，即当 $Q_E = 1/2Q_{max}$ 时，［DR］并不等于 1/2［R_0］。这种情况也可以用空闲受体假说来解释，即一种激动剂不需要完全占有全部受体就可以引起最大效应，表明受体总数的确超过产生最大效应所需占有的数目，因此根据量—效曲线的中点估计，会得出过高的亲和力（过低估计解离常数），故用 ED_{50} 值作为 K_D 值欠精确。

占领学说尽管有许多合理的部分，也经过 Ariëns 和 Stephenson 的修正，但仍不能满意地解释为什么药物的作用类型会有所不同，不能从分子水平用化学结构来阐明药物的作用机制，并且数学分析已经证明，药物作用不能用简单的受体占领模型来解释。

2. 速率学说（rate theory）

Croxatto 和 Huidobro 认为药物的效应只表现在与受体接触的一瞬间，在此基础上，Paton 提出了速率学说。他认为药物作用并不与受体被占领数呈正比，而是与单位时间内药物与受体接触次数呈正比，药物作用仅仅是药物分子与受体间的结合速率及解离速率的函数，而与形成药物受体复合物无关。每次结合为生物效应构成一个刺激“量子”，对激动剂来说，结合速率与解离速率都很快，而解离速率大于结合速率，可在单位时间内产生若干次“量子”。而拮抗剂的结合速率快，解离速率慢。部分激动剂具有中等的解离速率。

但此学说也有许多现象不能解释，如有的激动剂形成受体复合物较容易，却不易解离。另外，速率学说与占领学说一样，都不能解释在分子水平上发生的事件，不能进一步说明为什么一个药物是激动剂，而另一结构相似的药物却是拮抗剂。

3. 诱导契合学说（induced fit theory）

Koshland 对酶与底物、半抗原与抗体、药物与受体之间的相互作用进行研究后提出了诱导契合学说。他根据底物与酶、药物与受体蛋白相互作用可产生明显的构象变化的事实来解释药物的作用方式，认为药物与受体蛋白结合时，可使蛋白质三级结构产生可逆的改变，这种变构作用可产生生物效应。以后，Koshland又调整了他的学说，用以解释协同效应，即一个配体分子如与一个受体蛋白（多聚体）结合，可诱导其中一个亚基（subunit）发生构象变化，这一亚基的构象变化可影响其他亚基的稳定性，使其他亚基更易与配体结合。这一学说后来又为Changeux及Wyman等人所发展，他们认为构象的诱导改变不一定发生在复合物形成之后，在形成前即可产生。构象的改变甚至与是否形成复合物关系不大。

4. **两态模型**（two－state model）

Changeux与Karlin分别在1967年提出受体的两态模型，即受体可存在活性状态R^*与非活性状态R两种形式，两者均可与药物结合，而R^*与R之间也可以互相转化。激动剂主要与R^*结合，使平衡向形成AR^*方向转移，拮抗剂主要与R结合，使平衡向形成AR方向转移。而部分激动剂与R^*和R均可结合，视其与R^*和R的亲和力比例而决定。变构学说彻底打破了蛋白质静止不动的认识。

还有一种固定的两态模型（frozen two－state model），这个学说是根据一些实验结果提出来的，因一些受体与激动剂结合后，激动剂容易取代而拮抗剂不易取代；反之，受体与拮抗剂结合后，激动剂不易取代，而拮抗剂易取代。亦即两种状态彼此独立存在，一种状态易与激动剂结合，而另一种状态易与拮抗剂结合，并分别产生激动作用和拮抗作用。部分激动剂则可与此两种状态的受体结合，从而产生部分激动剂的生物效应。

随着受体学说的完善和成熟，受体的研究已成为药理学和分子生物学中一个富有实际的内容。某一个受体被研究清楚后，马上就会成为药物设计的靶标。

七、研究受体的方法

要获得有关受体的知识可通过两种方法，第一种是分离、鉴定法，这也是最满意法。分离后可以根据已建立的生化和物化的方法进行研究，如通过顺磁共振、荧光及其他光谱技术可测定药物与受体作用的机理，超速离心分析和高分辨电子显微照相术可测定受体的大小、形状和密度等，通过核磁共振和X－线结晶学所提供的数据可推测有关受体分子的二级和三级结构，最后序列分析可推测受体大分子的一级结构，这是直接研究受体的方法。第二种是间接方法，即根据药物所产生的生物效应对受体加以推测，如通过一类同系物的试验可以看出每一分子的结构改变可对生物效应起什么样的影响，从而对药物与受体表面结合的确切作用方式作出推论。

测试受体活性可以用药理、生化和组织化学等方法，目前常用的方法有以下几种。

1. **离体器官生物检定法**

这是迄今沿用的测定配体生物效应较好的方法，可以用来观察药物直接作用于靶细胞并测定其生物效应，实验方法快速、简便并可定量。但对一些需要通过体内生物转化才有活性的物质则不适用。另外，由于不同的离体器官往往含有不同的受体亚型，因此离体器官生物检定法也是鉴别受体亚型的很好方法，它对激动剂、拮抗剂都可应用，但不适用那些需通过不同的器官或作用水平才能发挥拮抗作用的拮抗剂。例如，使用离体主动脉环，可测定 α－AR 激动剂和阻断剂的作用。

2. 放射性配体受体结合分析法

放射性配体受体结合分析法（RRA）或简称受体结合试验是近年来广为采用的方法，由于高比活性标记配体的合成与高亲和力配体的不断出现，使这种方法的建立与应用成为可能。这种方法是观察标记配体与特定组织制备的受体的结合，通常采用组织匀浆、细胞、突触体、膜碎片、纯化的受体蛋白等，在适宜的条件下，分别与高比活性的配体（激动剂或拮抗剂）一起孵育，形成配体—受体复合物，经离心、抽滤、沉淀和吸附、平衡透析、离子交换、凝胶过滤或凝胶排阻层析等处理，除去未被结合的游离标记物，即得到与受体结合的标记配体，测定其放射性即可供计算或作图用。

RRA 的基本实验是结合饱和实验，最常用的作图法是 Scatchard 图。此外，动力学研究和结合竞争实验，在受体鉴定中也是不可缺少的。

为了进一步了解受体的分布和它的组织定位，通常采用同位素放射自显影、免疫组织化学和荧光组织化学、原位杂交等方法。放射自显影是目前使用最普遍的方法，可将脑片直接置于感光胶片或乳胶上，利用其放射性进行曝光，即可得到放射强度的精确定位图。

3. 受体的增溶（solubility，溶脱）

该方法的目的是要得到受体的单体或亚基。去垢剂可选用 TritonX－100、CHAPS 及 Lubrol PX。已增溶受体的鉴定可采用：①功能性鉴定，按通常的方法进行 RRA 及 Scatchard 分析作图，并与未增溶的粗膜制剂相比较。同时，可采用非标记配体做结合竞争实验，观察其立体结构选择性和亲和力的变化情况。此外，若所增溶的受体与某一效应系统相偶联，则可通过测定该系统中效应酶的活性来评价已增溶受体的活性。例如，已知 β－AR 与腺苷酸环化酶（AC）相偶联，可通过测定该系统中 AC 活性来评价已增溶的 β－AR 功能。②分子量的鉴定，采用凝胶过滤法、SDS－聚丙烯酰胺凝胶电泳法（SDS－PAGE）、高效液相色谱（HPLC）、等电聚焦（IEF）、毛细管电泳（CE）及质谱（MS）技术。

纯化增溶的受体可用电泳、常规层析法（如凝胶过滤、离子交换层析、亲和层析）和 HPLC 等。利用受体选择性地与其特异性配体结合的特点，采用亲和层析进行受体纯化仍是目前较为理想的常用方法。快速蛋白质液相层析（fast protein liquid chromatography，FPLC）和 HPLC 则可使某些受体蛋白质纯化至毫克水平。由于在各种细胞中普遍存在着各种蛋白水解酶，会导致蛋白质的降解，因此受体纯化应在低温下操作，并加入相应的蛋白酶抑制剂，如二异苯基氟磷酸（DFP）、氯汞苯甲酸（PCMB）、苯甲基磺酰氟（PMSF）等。

4. 单克隆抗体技术

单克隆抗体一般通过杂交瘤（hybridoma）细胞来制备。杂交瘤是由经过免疫的小鼠脾淋巴细胞与具有无限繁殖能力的培养骨髓瘤细胞融合而产生的。单克隆抗体具有单一识别和结合能力。其用途有：①用单克隆抗体组成免疫亲和凝胶，以纯化增溶的抗体。将单克隆抗体与适当的惰性固相载体连接，组成免疫吸附剂后装柱，即可进行免疫亲和层析。已被吸附的受体，可用低 pH 值（0.1 mmol/L 甘氨酸，pH＝2.4）或高 pH 值（0.1 mmol/L 三乙胺）溶液洗脱。并在洗脱后立即中和。柱体可用过量磷酸缓冲液

(PBS) 充分淋洗，直至洗脱液的 pH 值为 7.4 为止。②用单克隆抗体作为研究受体结构与功能的手段。例如，用部分纯化的火鸡红细胞膜 β_1 - AR 产生的单克隆抗体，除能竞争性地抑制肾上腺素与火鸡红细胞膜 β_1 受体的结合外，还能抑制肾上腺素与其他来源的 β_1 和 β_2 受体结合，说明这些 β 受体的结合部位有共同的抗原决定簇。用这种单克隆抗体组成的凝胶进行免疫亲和层析，纯化所得的火鸡红细胞的 β_2 受体的分子量为 70 kD。

5. 重组 DNA 技术

受体蛋白特点是低含量（pmol/mg 水平）、大分子量，因此欲获得大量的纯化受体非常困难。20 世纪 80 年代中期，人们将重组 DNA 技术应用于对某些含量极微的受体的克隆，才使这些受体的大量制备成为可能。

用重组 DNA 技术获取受体并进行结构、功能研究的共同途径是：①获取纯化的受体蛋白，并对其氨基酸序列进行分析。②以此合成特定的受体互补 DNA（cDNA），亦可直接从细胞中制备或纯化受体的 mRNA，以所得的 mRNA 在逆转录酶作用下得到其 cDNA。③以 cDNA 为探针，从 cDNA 文库中筛选受体 cDNA。④克隆 cDNA，分离、纯化所产生的受体蛋白。⑤通过功能实验或经氨基酸序列分析，确定其结构与性质，也可由 cDNA 推导出受体的氨基酸序列。

6. 转基因技术

转基因技术的基本原理是：将目的基因在体外改建成可表达的融合基因后，通过一定的技术手段（如显微注射法、逆转录病毒感染法、胚胎干细胞基因导入法等），将融合基因导入动物受精卵的雄原核内，使目的基因在宿主染色体上稳定整合，再将其移入假孕母体的子宫内，使之发育成可将目的基因传给子代的转基因动物。例如，Chakragati 转基因鼠品系已成为研究 G 蛋白偶联受体功能的有价值的工具之一。在这种转基因鼠品系中，外源基因插入到其染色体上控制运动协调和行为的基因座内，从而影响大脑的多巴胺受体表达。目前还建立了野生型 β_2 - AR 的转基因鼠，方法是将心脏特异性的 α - 肌球蛋白重链启动子与 β_2 - AR 基因融合，使其在心脏定位过表达。过表达野生型 β_2 - AR 可导致心血管功能增强，而过表达突变型 β_2 - AR 则会造成心脏功能失调。这对研究 β_2 - AR 与心功能的关系及某些心血管系统疾病的病理生理机制具有重要意义。

7. 反义核酸技术与 RNA 干扰技术

反义核酸技术（antisense nucleic acid technology）是由 Izant 和 Weintranb 等首次提出的，其原理是根据碱基互补配对原则，人工或生物合成一段与细胞内靶序列互补的 DNA 或 RNA，在 DNA 或 mRNA 水平封闭靶基因，抑制或下调靶基因的表达。这一技术包括反义 RNA、反义 DNA（又称反义寡核苷酸或反义寡脱氧核苷酸）及核酶（ribozyme）三大技术领域。

在受体研究领域中，反义寡核苷酸的应用非常广泛。其中采用直接注射法，将反义寡核苷酸注射到脑组织是研究 G 蛋白偶联受体功能的常用方法。例如，针对脑内多巴胺受体（D 受体）的三个不同亚型，设计与它们相应的反义寡核苷酸，分别降低三种 D 受体亚型的表达，观察所引起的生理特性的改变。

用反义技术直接调控 G 蛋白偶联受体的表达，也是一种可行的治疗途径，有关研究正在深入开展之中。

RNA 干扰（RNA interference，RNAi）是指在进化过程中高度保守的、由双链 RNA

(double-stranded RNA，dsRNA) 诱发的、同源 mRNA 高效特异性降解的现象。

RNAi 是在研究秀丽杆线虫 (Caenorhabditis elegans) 反义 RNA (antisense RNA) 的过程中发现的，是由 dsRNA 介导的同源 RNA 降解的过程。1995 年，Guo 等发现注射正义 RNA (sense RNA) 和反义 RNA 均能有效并特异性地抑制秀丽杆线虫 par-1 基因的表达，该结果不能使用反义 RNA 技术的理论作出合理解释。直到 1998 年，Fire 等证实 Guo 等发现的正义 RNA 抑制同源基因表达的现象，是由于体外转录制备的 RNA 污染了微量 dsRNA 而引发的，并将这一现象命名为 RNAi。

由于 RNAi 技术可以利用 siRNA 或 siRNA 表达载体，快速、经济、简便地以序列特异方式剔除目的基因表达，所以现在已经成为探索受体功能的重要研究手段。同时 siRNA 表达文库构建方法的建立，使得利用 RNAi 技术进行高通量筛选成为可能，对阐明受体信号转导通路、发现新的药物作用靶点具有重要意义。

8. 受体基因敲除技术

基因敲除技术又称基因打靶，是利用同源重组技术，在靶基因片段中插入一外源基因作为筛选标志基因，并使靶基因定点突变而失活的技术。传统基因打靶技术最常用的形式之一是插入无活性的同源序列以取代靶基因，即将含有强启动子、抗生素抗性基因及修饰基因序列的基因盒 (cassette) 插入到胚胎干细胞 (ESC) 靶基因的编码区，以破坏靶基因的正常表达。利用标志基因产物的特殊药物抗性进行筛选和基因型鉴定，从而得到基因定点灭活的 ESC。进一步将重组的 ESC 注射到宿主的囊胚腔内，再将胚胎移植到假孕母体的子宫内，使其发育成靶基因缺陷的杂合种系嵌合体，将其自交，筛选建立基因定点缺陷的纯合子，即基因敲除动物。通过分析这类动物的表型，进而研究靶基因的调控和功能，建立疾病动物模型以及进行基因表达分析。

基因敲除技术的基本操作包括：①同源重组载体的设计和构建；②同源重组载体转染靶细胞；③药物抗性筛选重组细胞克隆；④重组细胞的基因型鉴定；⑤嵌合鼠和靶基因缺陷小鼠的制备与转基因表达分析。

体细胞特异性基因或特定发育阶段基因的基因敲除技术也已建立。人们为了证实海马 NMDA 受体在空间学习记忆中的作用以及对长时程增强 (LTP) 和长时程记忆的影响，使用 cre/Lox P 系统，在海马 CA_1 区定点敲除了 NMDA 受体基因，结果导致实验动物海马 CA_1 区突触 LTP 缺失及空间学习记忆减退。该模型系统也用于 G 蛋白偶联受体在记忆机制方面的作用的研究。

9. 膜片钳技术

1976 年，德国马普生物物理研究所 Neher 和 Sakmann 创建了膜片钳技术 (patch clamp recording technique)。这是一种以记录通过离子通道的离子电流来反映细胞膜单一的或多个的离子通道分子活动的技术。Neher 和 Sakmann 也因此荣获 1991 年度的诺贝尔生理学或医学奖。

膜片钳技术是用玻璃微电极吸管把只含 1~3 个离子通道、面积仅为几个平方微米的细胞膜通过负压吸引封接起来，由于电极尖端与细胞膜的高阻封接，在电极尖端笼罩下的那片膜事实上与膜的其他部分从电学上隔离，因此，此片膜内离子通道开放所产生的电流流进玻璃吸管，用一个极为敏感的电流监视器 (膜片钳放大器) 测量此电流强度，就代表该离子通道电流。

利用膜片钳技术可进行药物在其靶受体上作用位点的分析。如通过记录烟碱诱发电流，可直观地反映出神经元 N－AChR 活动的全过程，包括受体与其激动剂和拮抗剂的亲和力，以及离子通道开放、关闭的动力学特征和受体的失敏等活动。使用膜片钳全细胞记录技术观察拮抗剂对 N－AChR 激动剂量效曲线的影响，可确定其作用的动力学特征。然后根据拮抗剂对受体失敏的影响、拮抗剂的作用是否有电压依赖性、使用依赖性等特点，可从功能上区分拮抗剂在 N－AChR 上的不同作用位点，即判断拮抗剂是作用在受体的激动剂识别位点抑或离子通道或其他变构位点。

八、受体研究的展望

受体研究经过一百多年的发展，使受体学说成为生物学、医药学中公认的重要学说，并已广泛应用于各学科领域之中，受体已不再是一个概念、假说，而已经成为可以观察、研究的实验对象，在实际应用上也已成为新药设计、病因研究等的理论根据，受到普遍重视，综观当前受体研究的趋向，有以下几个方面的问题值得注意。

1. 受体的分离、纯化和结构研究

受体的分离、纯化和结构研究是探讨受体本质的基础，只有将受体本质弄清楚，才能直接研究药物与受体相互作用的机理。过去只能采用合成大量的激动剂或拮抗剂的方法来研究化学结构与其生物效应的关系，从而推测受体的构象，因此对受体本质的了解十分有限，也不可能完全符合实际，不同的学者可以提出同一受体的多种构象的假说。由于蛋白质化学的飞跃发展，分离、纯化受体已成为可能，然而由于受体含量极微，且需在化学处理中保证其不丧失生物活性，给分离、纯化工作带来很大困难。20 世纪 70 年代对 N－AChR 的研究所取得的成就，为受体的分离、纯化和结构研究提供了一个成功的范例。

Changeux 等人利用电鳐的电器官含有丰富的 N－AChR 这一有利条件，开展了相关研究。20 世纪 70 年代初期，我国台湾大学的李振远教授分离获得了 α－金环蛇毒（α－bungarotoxin），它具有对 N－AChR 专一的不可逆的阻断作用，这为后来 Changeux 等人采用亲和层析技术分离获得 N－AChR 创造了条件，在此基础上获得了较纯的 N－AChR 样品，并开展了结构研究，测得部分结构，但由于分子大，且有 4 种亚基，采用经典的方法弄清全部一级结构非常困难。后来日本京都大学医学化学系的 Noda 和 Numa 等人利用重组 DNA 技术对太平洋电鳐（Torpedo californica）电器官中的 N－AChR 进行了结构研究，目前已得到四种亚基的 cDNA 克隆，并通过测定 cDNA 的核苷酸顺序推算出了四种亚基的一级结构。这是重组 DNA 技术首次用于受体蛋白质的研究。用这一技术测定受体蛋白结构比经典方法方便得多。

由于分子生物学技术的发展，给受体的研究带来很大的推动作用，如单克隆抗体技术的应用可为大规模纯化受体提供有效的手段，将专一的单克隆抗体连接到惰性固相载体上，制成亲和层析柱，可选择性地吸附组织液中的受体；又如体外培养变种细胞技术，这种细胞往往含有相当多的某类型受体，为受体的分离、纯化提供了极为理想的材料。另外，如上所述，采用重组 DNA 技术不仅可以阐明受体结构，还可进行 mRNA 表达直接生物合成神经递质受体或激素受体，这些新技术的应用必将使受体研究提高到一个新的水平。

2. 受体亚型的研究

自从提出 AR 具有 α 和 β 两种亚型以来，相继又发现有 α_1、α_2、β_1、β_2 等亚型的存在。由于采用了离体器官生物检定法、受体结合试验以及整体药理作用等综合分析方法，使受体亚型的研究取得很大进展，已发现许多神经递质受体和阿片受体存在多种亚型，如多巴胺受体（D_1、D_2），5-羟色胺受体（5-HT_{1A}、5-HT_{1B}、5-HT_{1C}、5-HT_{1D}、5-HT_2、5-HT_3、5-HT_{1p}），组胺受体（H_1、H_2、H_3），M-AChR（M_1、M_2、M_3、M_4、M_5），腺苷受体（A_1、A_2A、A_2B、A_3），阿片受体（μ、δ、κ、σ）等。许多神经肽受体也可能有多种亚型，如缩胆囊肽（CCK）受体、P 物质（SP）受体、生长抑素（somatostatin）受体等。受体亚型的研究不仅在神经生物学方面对了解各种受体的功能、分布以及产生效应的方式等具有重要意义，也为合成选择性强、副作用小的药物提供了光明前景，对临床应用的价值也是不言而喻的。

3. 配体与受体结合后如何产生生物效应的研究

配体与受体结合后如何产生生物效应，至今仍然了解甚少，这是受体研究中又一重要的问题，它包括配体与受体结合后，受体发生构象改变，并处于活性状态，继之触发一系列生化反应，产生信号传递、放大直至产生生物效应的全过程。细胞膜上的蛋白质与脂质双分子层结构都是可以移动的，脂质双分子层的移动速率要比膜蛋白的移动速率快，膜上的受体也是可移动的，如激素与受体结合后会改变受体的移动速率，使之集中在被膜小窝（coated pit），然后被内吞（endocytosis）。利用荧光标记的脑啡肽（rhodamine enkephalin），在神经瘤细胞上也可观察到荧光在细胞表面的移动和集中，然后被内吞。内吞的受体有些被分解，有些又回到细胞膜表面再与配体相互作用，循环不已。因此，受体不仅是一个与配体相结合然后传递信号到细胞内的蛋白质，它还能决定配体是否被带进细胞内，或停留在细胞外，可以决定配体的命运。激素与受体结合后可以激活腺苷酸环化酶（AC）的活性，而脑啡肽与受体结合后可以抑制 AC 活性。现已证明，激素等依赖性 AC 活性至少取决于三种独立的蛋白质大分子，即对于配体和激素有识别能力的受体、AC 催化亚基和 GTP 调节亚基。GTP 为受体与 AC 耦合所必需。除 cAMP 外，cGMP 和 Ca^{2+} 也是细胞内第二信使，它们都有相应的依赖性蛋白激酶，而蛋白激酶活性的改变又与蛋白质的磷酸化有关。总之，配体与受体结合后直至产生生物效应的全过程尚待深入研究。在这一研究中，将受体蛋白重组到人的生物膜中，以研究信号的传递过程，也是一个受到大家重视的问题。

4. 受体的发生和更新问题

受体作为接受和传递信息的生物大分子，在机体个体发生过程中何时开始形成，在胚胎的哪一时期开始存在受体？受体发生后又将如何变化，是否更新？合成受体生物大分子受什么调控，如何代谢等？另外，在不同种属的动物中受体是如何进化的？这些都是世人关注的问题，这方面的研究还不是太多，但正逐渐为许多科学家所重视。

5. 受体的应用研究

受体的研究不仅有重要的理论意义，还具有广阔的应用前景，主要有以下几个方面。

（1）用于新药的筛选。

放射性配体受体结合分析法（RRA）是筛选各类化合物多快好省的方法。一般整体动物筛选药物常需提供数以克计的药量，而用该方法仅需几毫克就足够了。由于 RRA 法观察的受体就是产生效应的受体，因此药物对受体的亲和力往往与它们在体内外的药理效应有很好的关联性。但该方法只能作为初筛之用，要得出准确的结论，还需要作整体动物药理评价。此外，这种方法得到的一系列药物构效关系的研究结果，对于新药的设计、合成也有很大的指导意义。

（2）用于了解药物的副作用。

由于作用于神经系统的药物可能对若干递质受体都有亲和力，因而会产生一些副作用。在筛选药物时总希望能找到副作用小的药物，采用RRA法就具有此优越性，如一些安定类药物常引起体位性低血压等副作用，这类副作用是其阻断中枢α－AR所致，一般要定量分析中枢阻断α－AR的作用是很困难的，但采用RRA法，以［^{3}H］WB－4101（选择性较高的α－AR阻断剂）为配体，便很容易观察它们对中枢α－AR的作用了。

（3）可以阐明一些疾病的病因。

人们对受体抗体所引起的疾病的研究越来越受到重视。自身免疫系统的紊乱，使机体产生对受体分子的抗体，这种抗体与受体结合后会改变受体的数量，或改变配体与受体的亲和力，从而改变受体的识别与传导信息的功能，引起疾病，如重症肌无力就是由于自身产生了N－ACh抗体，这种抗体与骨骼肌神经肌肉接头处的N－AChR结合，从而减少受体数目，阻断正常的由神经末梢释放出来的ACh的生物效应。对神经系统疾病与递质受体改变之间关系的了解，为合理治疗提供了依据。此外，还发现受体与肿瘤之间存在关系，如雌激素与乳腺癌、肺癌、直肠癌之间具有某种关系，已引起国内外一些学者的关注，这方面的研究将对肿瘤的预后及疗效的判断产生重要影响。

（罗焕敏）

参考文献

1. 张均田，张庆柱，张永祥．神经药理学．北京：人民卫生出版社，2008.

2. 张庆柱．基础神经药理学．北京：人民卫生出版社，2009.

3. 吕宝璋，卢建，安明榜．受体学．合肥：安徽科学技术出版社，2000.

4. 邹冈．基础神经药理学（第2版）．北京：科学出版社，1999.

5. 邵福源，王宇卉．分子神经药理学．上海：上海科学技术出版社，2005.

6. 张均田，张庆柱．神经药理学研究技术与方法．北京：人民卫生出版社，2005.

7. Larry R Squire. 突触结构、组织及神经药理学（2）（影印版）．北京：科学出版社，2010.

8. Katzung BG，Masters S，Trevor A. *Basic and Clinical Pharmacology*. 11th ed. Lange Basic Science，2009.

9. Nestler EJ，Hyman SE，Malenka RC. *Molecular Neuropharmacology：A Foundation for Clinical Neuroscience.* 2nd ed. Mcgraw－Hill，2009.

10. Bennett V，O'keefe E，Cuatrecasas P. Mechanism of action of cholera toxin and the mobile receptor theory of hormone receptor－adenylate cyclase interactions. *Proc Nat Acad Sci USA*，1975，72（1）：33－37.

11. Glowatzki E，Wild K，Brandle U，et al. Cell－specific expression of the α 9 N－ACh

receptor subunit in auditory hair cells revealed by single - cell RT - PCR. *Proceedings: Biological Sciences*, 1995, 262 (1364): 141 - 147.

12. Watanabe M, Inoue Y, Sakimura K, et al. Developmental changes in distribution of NMDA receptor channel subunit mRNAs. *Neuroreport*, 1992, 3 (12): 1138 - 1140.

13. Pritchett DB, Seeburg PH. γ - aminobutyric $acid_A$ receptor α_5 - subunit creates novel type II benzodiazepine receptor pharmacology. *J Neurochem*, 1990, 54 (5): 1802 - 1804.

14. Braestrup C, Nielsen M, Krogsgaard - larsen P, et al. Partial agonists for brain GABA/ benzodiazepine receptor complex. *Nature*, 1979, 280: 331 - 333.

15. Foreman JC, Johansen T, Gibb AJ. *Textbook of Receptor Pharmacology*. 3rd ed. CRC Press, 2010.

16. Young A. Receptor pharmacology. *Adv Pharmacol*, 2005, 52: 47 - 65.

第三章　脑内单胺能神经系统

一、概述

在脑内众多小分子神经递质中，有一类物质因为都含有一个单胺基团，而常被统称为单胺类神经递质。含单胺类物质的神经元则称为单胺能神经元。在中枢神经系统中单胺能神经元数目相对较少，但其轴突投射广泛。单胺能神经递质与精神分裂症、抑郁症等多种功能性疾病的发生、帕金森症等器质性病变的发病密切相关，并直接参与奖惩反应、运动功能、学习记忆等行为活动和内环境稳态的调控，它们对机体维持正常的生理功能十分重要，因此受到人们的广泛关注。

单胺类神经递质包括 5 种，即多巴胺（dopamine，DA）、去甲肾上腺素（noradrenaline，NA）、肾上腺素（adrenaline，AD）、5 – HT（5 – hydroxytryptamine，5 – HT）和组胺（histamine，HA），其中 DA、NA 和 AD 因含有儿茶酚的结构，合称为儿茶酚胺（catecholamine，CA）。CA 是中枢和外周组织的重要激素和神经递质。其中 NA 在脑内或外周神经组织中均有很高的含量，并具有重要的功能。AD 在脑内的含量很低，而在外周肾上腺中的含量较为丰富，对调节甲状腺活动、脂肪和葡萄糖代谢至关重要。DA 维持机体正常的运动功能，主要存在于中枢神经组织，在外周神经组织中的含量很少。本章将介绍以上 5 种递质的神经药理学基础知识，并探讨它们与一些生理功能的关系。

二、儿茶酚胺类神经递质

1. 儿茶酚胺的合成

酪氨酸 $\xrightarrow{\text{TH}}$ 左旋多巴 $\xrightarrow{\text{AAADC}}$ 多巴胺 $\xrightarrow{\text{D}\beta\text{H}}$ 去甲肾上腺素 $\xrightarrow{\text{PNMT}}$ 肾上腺素

图 3 – 1　儿茶酚胺的生物合成

TH：酪氨酸羟化酶；AAADC：芳香族左旋氨基酸脱羧酶；DβH：多巴胺 – β – 羟化酶；PNMT：苯乙醇胺 – N – 甲基转移酶。

CA 合成所需的酶：

（1）酪氨酸羟化酶（tyrosine hydroxylase，TH）：存在于去甲肾上腺素能神经元、肾上腺素能神经元和多巴胺能神经元中。需要四氢蝶啶（tetrahydropteridine，BH4）、O_2、Fe^{2+} 等辅助因子共同参与，将酪氨酸（tyrosine，Tyr）羟化生成左旋多巴（L – dopa）。

（2）芳香族左旋氨基酸脱羧酶（aromatic L – amino acid decarboxylase，AAADC）：左

旋多巴在此酶的作用下生成 DA 和 CO_2。

（3）多巴胺-β-羟化酶（DA-β-hydroxylase，DβH）：此酶在抗坏血酸、富马酸（fumaric acid）、Cu^{2+}、O_2 等辅助因子参与下对 DA 进行 β 位羟基化，将 DA 转化为 NA。值得注意的是，NA 的合成方式与其他小分子神经递质的合成方式不同：多巴胺-β-羟化酶不存在于神经元胞浆中，而是与囊泡内壁紧密结合，不断摄取 DA 转化为 NA，并贮于囊泡中，成为神经递质。

（4）苯乙醇胺-N-甲基转移酶（phenylethanolamine-N-methyl transferase，PNMT）：此酶使 NA 甲基化生成 AD。PNMT 主要分布于延髓的 AD 神经元胞浆和肾上腺髓质的嗜铬细胞胞浆中。由于该酶所处的位置，NA 必须首先从囊泡释放进入胞浆中，才能被进一步甲基化生成 AD。

2. 儿茶酚胺的降解

CA 主要由单胺氧化酶（monoamine oxidase，MAO）和儿茶酚—氧位—甲基转移酶（catechol -O-methyl transferase，COMT）所酶解而被代谢。MAO 是一种黄素蛋白，广泛存在于神经组织和非神经组织中，在脑、肝和肾的浓度最高。根据底物及抑制剂的特异性，MAO 可分为 MAO-A 和 MAO-B 两种亚型，主要存在于线粒体外膜上。MAO-A 的专一底物是 5-HT、NA、AD，特异性抑制剂是氯吉兰（clorgiline）；而 MAO-B 的专一底物是苯乙胺和苄胺，司来吉兰（selegiline）是其特异性抑制剂。两种亚型均可作用于 DA 和色胺。而 COMT 主要分布于非神经组织，尤其在肝和肾的浓度最高。

3. 儿茶酚胺的重摄取

CA 重摄取主要通过 DA 转运体（DAT）和 NA 转运体（NAT），它们均是 Na^+/Cl^- 依赖性转运蛋白。转运蛋白通过快速重摄取控制突触内外的递质浓度，从而使这些区域的递质浓度维持在较低水平。能够特异性抑制这些转运蛋白的药物可增加突触 CA 水平。电生理学实验表明，膜的超极化可增加转运蛋白功能，而去极化抑制其功能，因此，儿茶酚胺的重摄取是电压依赖性的，即自身受体或异体受体可通过改变膜电位来干预重摄取过程，例如，激活 D_2 受体可使 K^+ 电流激活，细胞膜超极化，从而增加 DA 转运蛋白的功能。

CA 重摄取的主要意义有：①使突触前和突触后的受体活化时间受到限制；②递质分子不容易弥散至其他突触；③可使未被代谢的递质再利用。因此，重摄取对 CA 的功能有重要的调节作用，CA 转运体是某些精神兴奋剂（如甲基苯丙胺和可卡因）和抗抑郁药物作用的靶点。

三、去甲肾上腺素与肾上腺素

1. 神经通路

（1）去甲肾上腺素的核团和通路。

在中枢神经系统中，NA 存在于少数脑干神经核团。根据 Falck-Hillarp 法对大鼠脑部的单胺系统进行定位，去甲肾上腺素能神经元分为 A_1～A_7 7 个细胞群。具体定位是：A_1 位于延髓外侧网状核内及其周围；A_2 位于舌下神经核的背外侧和孤束核附近；A_3 位于下橄榄复合体及其背侧；A_4 位于室管膜下；A_5 位于面神经核周围和上橄榄核外侧；A_6 位于脑桥嘴端的第四脑室底部；A_7 位于脑桥外侧网状结构内。NA 能神经元数目虽然少，但其末梢分布十分广泛。NA 能神经通路分为上行投射系统和下行投射系统，末梢广泛分布于前脑、间脑、中脑、脑干和脊髓等区域。

（2）肾上腺素的核团和通路。

与 NA 相比，由于缺少特异的工具药物，加之脑内 AD 含量比 NA 低 50～100 倍，Falck－Hillarp 荧光组化技术难以区分 AD 与 NA，无法证明脑内独立存在的 AD 能神经元和 AD 能神经通路，因此对 AD 的认识相对较晚。1946 年，瑞典神经药理学家 U. Von Euler 首先报道哺乳类动物脑内存在 AD。1974 年，利用免疫荧光组化技术证明脑内存在 AD 能神经系统。AD 能神经元的胞体位于延髓，分为 C_1、C_2 和 C_3 3 个细胞群，其中 C_1 与 A_1 相邻，C_2 与 A_2 相邻，C_3 位于延脑中缝的背侧、舌下神经起始部的内侧，胞体分散在内侧纵束之间。

2. 生理功能

NA 能系统的生理功能如下：

（1）植物性神经功能。

饥饿、口渴、摄食、血压、心率、呼吸、体温、性行为、激怒以及清醒、睡眠等生理活动，均属植物性神经功能，受脑内 NA 能系统的调节。

①调节摄食行为：下丘脑外侧区（lateral hypothalmic area，LHA）与饥饿和摄食有关，这一结构称为摄食中枢。早在 20 世纪 60 年代初就有学者通过埋藏瘘管的方法将 NA 晶粒放置于 LHA 附近，动物经过 5～8 分钟潜伏期后开始有摄食行为，并维持 20～40 分钟。目前，大多数学者认为 NA 增加摄食行为的效应是通过 α 受体起作用的，这是由于实验前分别用 α 受体拮抗剂酚妥拉明（phentolamine）或酚苄明（phenoxybenzamine）预处理，两者均可对抗 NA 促进摄食的作用，而 β 受体拮抗剂预处理则无此效果。

②调节体温：哺乳动物下丘脑存在体温调节中枢，在这个部位含有丰富的 CA 神经末梢。对猫、狗的动物实验表明，脑室微量注射 NA 可使体温降低 0.5℃～2℃，同时外周血管舒张，此效应仅在注射下丘脑前区和视前区时出现，注入其他部位不引起体温变化。为了探究 NA 是通过作用于哪种受体而降低体温的，用 α 受体拮抗剂预处理，再在脑室注射 NA 则不引起体温降低；β 受体拮抗剂预处理则无此效应。此外，向脑内注射 NA 引起体温变化具有种属差异，如给羊、兔、大鼠的脑室注射 NA 会引起体温升高，且 α 受体拮抗剂也可对抗升温作用，再次说明 NA 对体温的调节是通过作用于 α 受体而实现的。

③调节睡眠与觉醒：给动物注射苯丙胺（amphetamine）加强中枢 CA 的活动，可引起动物紧张性激醒（tonic arousal）、防御反射加强等行为表现。应用药物阻断 NA 的作用，则动物的一般活动减少，说明 CA 的中枢作用以兴奋为主。电生理学实验表明，电刺激上行背束引起脑电低幅快波，损毁此束引起高幅慢波。应用 α 受体拮抗剂（酚妥拉明、酚苄明），脑电也出现高幅慢波。综上所述，NA 上行背束与紧张性激醒作用有关，有助于中枢神经系统维持觉醒状态。

（2）NA 能系统对心血管功能的调节。

脑内 NA 主要通过作用于 α_2 受体发挥降压作用。对猫的实验表明，椎动脉注入苯丙胺，增加脑内 NA 的释放，可使血压明显降低，而使用 α_2 受体拮抗剂可对抗这种作用。此外，脑内注入 α_2 受体激动剂也可使血压降低。以上结果充分说明，脑内 NA 可通过 α_2 受体发挥降压作用。

除此之外，给动物下丘脑后区微量注射 NA 则引起血压升高。电刺激同样区域可见 NA 释放增加，血压升高。说明 NA 的升压作用是通过作用于下丘脑后区实现的。

（3）NA 能系统与精神活动的调控。

去甲肾上腺素学说认为脑内 NA 合成不足或释放减少导致 NA 缺乏，可引发抑郁症，但目前关于 NA 代谢的研究还存在一定分歧。例如，Wik 等发现抑郁症患者脑脊液中 NA 的代谢正常，而另一项研究却发现抑郁症患者血浆中的 NA 水平高于正常对照组。NA 学说还没有得到一致公认。

在 NA 能系统中，对 α_2 肾上腺素能受体的研究较多。突触前和突触后 α_2 受体对腺苷酸环化酶系统均有抑制作用，抑制脑内 NA 的释放。研究发现，抑郁症患者血小板上 α_2 受体结合位点增多，自杀者脑内 α_2 受体密度也增加，因而 NA 的释放减少，而抗抑郁药治疗后血小板上的受体密度和敏感度均下降。此外，β_1 和 β_2 肾上腺素能受体亚型存在于突触后，能激活细胞内腺苷酸环化酶系统，从而促进 NA 的释放。

AD 能系统的生理功能如下：

近年来研究表明，AD 能神经元比 NA 能神经元在心血管活动的调节中起着更为重要的作用。例如，在孤束核中微量注射 NA 或 AD，两者均可引起降压作用，但 AD 的作用显著大于 NA。此外，在自发性高血压大鼠（SHR）的试验中还发现 AD 对 SHR 发病的作用：检测出生 4～6 周龄的 SHR，孤束核附近 AD 的更新率较正常对照组明显下降，并伴有外周交感神经活动增强和血压升高，说明幼年 SHR 孤束核附近的肾上腺素能神经元受损，减压发射受抑制，从而使血压升高。以上表明，脑内 AD 能神经元的功能也与血压调控密切相关。

3. 受体分型

根据外周交感神经支配器官的试验，证实拟交感胺和 NA 拮抗剂对 NA 受体的作用分为 α、β 两种类型的反应，因此 NA 能受体可分为 α、β 两种类型。α 受体又可分为 α_1 和 α_2 两种亚型。其中，α_1 受体主要分布在丘脑、中缝背核和海马等处，而 α_2 受体亚型主要分布在脑干的孤束核、蓝斑等处。β 受体也可分为 β_1、β_2 两种亚型。外周靶器官及其神经组织中，β_1 和 β_2 受体的比例是不相同的。在心肌、脂肪组织、哺乳动物的神经组织中，β_1 受体多于 β_2 受体；而在子宫、气管和支气管平滑肌、鸟类和蛙类的神经组织中，β_2 受体多于 β_1 受体。在许多外周靶器官，如心脏、气管、血管、肠道中，AD 受体和 NA 受体是相同的。NA 和 AD 两者的作用在很大程度上取决于 α 受体和 β 受体的分布。

4. 作用于去甲肾上腺素和肾上腺素能神经系统的药物

（1）TH 抑制剂。

α－甲基对位酪氨酸（α－MPT）是 Tyr 的类似物，可用于治疗肾上腺嗜铬细胞瘤（pheochromocytoma）所引起的高血压，但对原发性高血压无明显作用。α－MPT 也可以在 TH 的作用下，生成 α－甲基多巴，进一步在多巴脱羧酶（dopa decarboxylase，DDC）和多巴胺 β 羟化酶（DβH）的作用下，生成伪递质 α－去甲肾上腺素。

（2）DDC 抑制剂。

α－甲基多巴肼（α－methyldopa hydrazine），或称卡比多巴（carbidopa），和苄丝肼（benserazine，Ro－4－4602）一起与多巴（dopa）竞争外周组织的芳香族左旋氨基酸脱羧酶（AAADC），防止多巴脱羧形成 DA，出现外周副作用，并增加多巴转入脑内的含量。

当它们与外源性多巴合并治疗帕金森症时，疗效增加4~5倍，胃肠道副反应大为减少。

α-甲基多巴（α-methyldopa，α-MD）也能与多巴竞争DA，而α-MD最主要的作用是它本身转化成伪递质α-methyl-NA和α-methyl-AD，排空囊泡中的NA和AD。

（3）DβH抑制剂。

属于此类药物的有双硫醒（disulfiram）和FLA-63。由于DβH是一种含Cu^{2+}的蛋白，Cu^{2+}对于该酶发挥作用至关重要，因此能够螯合Cu^{2+}的药物，即能与DβH中的Cu^{2+}结合，从而使酶失活，阻断NA的合成。

（4）PNMT抑制剂。

SKF64139和SKF29661均为PNMT竞争性抑制剂。实验表明，动物口服SKF64139后，PNMT作用受抑制，AD合成受阻，脑干中AD的含量降低，AD和NA的比值也显著降低。

（5）单胺囊泡递质的排空剂（depletor）。

利血平（reserpine）是非特异性单胺类递质的排空剂，能作用于DA、NA、AD和5-HT囊泡。但是利血平排空的过程具有专一性，只损坏囊泡膜的摄取功能，几乎不影响细胞膜的摄取作用。

利血平对整体动物的效应表现在：有明显而持久的安定作用、频繁而持久的桥膝枕（PGO）放电、出现明显的血压降低和大便抽稀等。安定作用是由于中枢的DA和NA功能极度下降；PGO放电是由于脑内5-HT功能严重缺乏；降压作用来自中枢和外周NA功能的抑制；便稀是由于肠道内5-HT排空的结果。

（6）CA释放剂（releaser）。

此类药物有苯丙胺、N-甲基苯丙胺（N-methamphetamine）和溴苄胺（bretylium）等。苯丙胺使突触前胞浆中的DA或NA释放到突触间隙，同时阻滞CA的重摄取，出现拟交感胺的兴奋作用，抵抗疲劳，减少烦躁情绪，维持觉醒状态。但因服后有欣快感，严重时出现类似精神分裂症状，因此应用受到一定限制。此外，还有较苯丙胺中枢兴奋作用更强的N-甲基苯丙胺，以及外周交感神经冲动释放阻滞剂溴苄胺。

（7）MAO抑制剂（MAOI）和COMT抑制剂。

前已述及，MAO有A和B两种亚型。其中，选择性的MAO-A抑制剂是氯吉宁，专一不可逆的MAO-B型抑制剂是司来吉林（deprenyl）。对A和B型均有抑制作用的药物有苯乙肼（phenylzine）、异丙烟肼（iproniazid）和苯环丙胺（tranylcypromine）等。

可抑制脑内COMT的药物有连苯三酚（pyrogallol）、二羟苯乙酰胺（hydroxyphenylacetamide），但由于副作用太大，实际应用较少。

（8）重摄取抑制剂。

单胺类递质在突触间隙释放，与受体结合产生生理效应后，终止其效应的最有效方式为重摄取（re-uptak）。许多三环类抗抑郁剂都是5-HT和NA的重摄取抑制剂。

可卡因（cocaine）能阻滞NA重摄取，并有强烈的中枢兴奋作用，但由于作用时程短、毒性强，只作试验工具药使用。

（9）CA神经元的化学切割剂。

6-羟基多巴胺（6-hydroxydopamiue，6-OH-DA）选择性损毁DA、NA、AD神经元，而不损毁5-HT神经元，被称为选择性化学切割剂。6-OH-DA易被CA神经元摄取，在神经元内自身氧化成活性较强的代谢物，如游离羟基和醌类化合物，两者均为细胞毒物。神经末梢对 6-OH-DA 的敏感性较高，而胞体对它的敏感性较低。5~7 日，6-OH-DA 即可使神经元变性，与 CA 含量减少和 TH 活力下降有平行关系。

（10）作用于 NA 能受体的药物。

以 NA 受体为靶点的药物，可以分为拟肾上腺素药（adrenergic drugs，adrenomimetic drugs）和抗肾上腺素药（antiadrenergic drugs）。拟肾上腺素药是一类化学结构和药理作用与 AD 和 NA 相似的药物，可以产生交感神经兴奋效应，又称之为拟交感神经胺类药物（sympathomimetic drugs）。抗肾上腺素药与 NA 受体具有较强的亲和力，与 NA 受体结合后，基本上不产生激活作用，缺乏或仅有微弱的内在活性，可以阻滞神经递质或拟肾上腺素药与受体结合，产生拮抗效应，故又称 NA 受体拮抗药或阻滞剂（表 3-1）。

表 3-1 α，β 受体激动剂和拮抗剂

类型		药物	受体选择性
拟肾上腺素药	α，β 受体激动剂	肾上腺素（AD）	
		多巴胺	
		麻黄素	
	α 受体激动剂	去甲肾上腺素（NA）	$\alpha_1 = \alpha_2 >>> \beta$
		间羟胺	$\alpha_1 > \alpha_2 >>> \beta$
		去氧肾上腺素	$\alpha_1 > \alpha_2 >>> \beta$
		甲氧明	$\alpha_1 > \alpha_2 >>> \beta$
		氯压啶	$\alpha_2 > \alpha_1 >>> \beta$
	β 受体激动剂	异丙肾上腺素（isop）	$\beta_1 = \beta_2 >>> \alpha$
		多巴酚丁胺	$\beta_1 > \beta_2 >> \alpha_1$
		沙丁胺醇	$\beta_2 >> \beta_1 >>> \alpha$
抗肾上腺素药	α，β 受体拮抗剂	拉贝洛尔	$\beta_1 = \beta_2 \geqslant \alpha_1 > \alpha_2$
	α 受体拮抗剂	哌唑嗪	$\alpha_1 >>> \alpha_2$
		特拉唑嗪	$\alpha_1 >>> \alpha_2$
		多沙唑嗪	$\alpha_1 >>> \alpha_2$
		酚苄明	$\alpha_1 = \alpha_2$
		酚妥拉明	$\alpha_1 = \alpha_2$
		苄唑啉	$\alpha_1 = \alpha_2$
		育亨宾	$\alpha_2 >> \alpha_1$
		indazoxan	$\alpha_2 >> \alpha_1$
	β 受体拮抗剂	美托洛尔	$\beta_1 >>> \beta_2$
		醋丁洛尔	$\beta_1 >>> \beta_2$
		倍他洛尔	$\beta_1 >>> \beta_2$
		阿替洛尔	$\beta_1 >>> \beta_2$
		阿普洛尔	$\beta_1 = \beta_2$
		普萘洛尔	$\beta_1 = \beta_2$
		吲哚洛尔	$\beta_1 = \beta_2$
		噻吗洛尔	$\beta_1 = \beta_2$

四、多巴胺

1. **神经通路**

根据DA神经元及其神经纤维支配脑区的情况，可把脑内的DA神经元分为四类：支配纹状体、边缘叶皮层、大脑皮层等脑区的长轴上行性神经元（$A_8 \sim A_{10}$）；支配脊髓的长轴下行性神经元（A_{11}）；支配第三脑室周围和下丘脑、垂体等组织的下丘脑和视前区短轴神经元（$A_{11} \sim A_{15}$）；支配嗅球和视网膜等部位的超短轴神经元（$A_{16} \sim A_{17}$）。

2. **生理功能**

（1）调控锥体外系运动功能。

黑质—纹状体DA通路所含有的DA约占全脑含量的70%，主要调控姿势反射和运动型活动。黑质DA神经元变性、去神经支配的超敏反应、长期服用安定剂所产生的副作用等因素减弱黑质—纹状体DA功能，引起帕金森症（Parkinson's disease，PD）；而当此系统的功能亢进时，则出现舞蹈症。

（2）与精神活动的关系。

中脑—大脑皮层和中脑—边缘叶两个DA系统共同构成中脑—皮层—边缘叶DA通路（meso－cortic－limbic DA）。已经确证I型精神分裂症患者脑内DA受体增多，可能引起以上两个系统的功能异常，导致认知、意识活动或情绪、情感功能紊乱。

（3）调节脑下垂体某些激素的分泌。

一些垂体激素，如催乳素（prolactin）、促黄体激素（luteinizing hormone，LH）、促黑激素（melanocyte stimulating hormone，MSH）的释放主要受下丘脑—漏斗柄—垂体（tubero－infundibular－hypophyseal）DA神经系统的调节。

（4）参与中枢性呕吐反应。

延脑DA神经元D_2受体兴奋是中枢性呕吐的主要原因。

3. **受体分型**

根据细胞内信号转导过程的差异，DA受体主要分为D_1和D_2受体家族，其中D_1家族包括D_1和D_5受体亚型（两者的分子同源性超过80%），由兴奋性G蛋白（Gs）介导，活化腺苷酸环化酶，增加cAMP含量；D_2家族包括D_2、D_3、D_4受体亚型（三者的分子同源性约为45%），由抑制性G蛋白（Gi）介导，抑制腺苷酸环化酶活性，降低cAMP含量。最近的一个研究热点是D_3受体，它与D_2受体具有共同的基因前体，但是在信号转导过程中，D_3受体对腺苷酸环化酶活性既不抑制也不兴奋，与G蛋白偶联也不敏感，而可能是通过K^+和Ca^{2+}通道起作用的。

不同的DA受体和受体亚型在数量、分布、与DA的亲和力等方面均存在很大差异。D_1、D_2受体主要存在于纹状体、尾壳核、嗅球、伏隔核和前额叶皮层等处，但两者含量相差甚远。对猴的研究表明，在大脑皮层D_1受体是D_2受体数量的10～20倍，D_1受体广泛分布于Ⅰ、Ⅱ、Ⅲ、Ⅳ、Ⅵ层，而D_2受体局限于第Ⅴ层。海马存在D_2受体而无D_1受体，杏仁核存在D_1受体而无D_2受体。D_3受体仅少量分布在纹状体和大脑皮质，而含D_2受体较多的尾状核和壳核几乎不存在D_3受体。在多巴胺受体亚型中，D_3受体与DA结合力最高，多巴胺受体激动剂与D_3受体的结合力也高于与D_2受体的结合力。D_4受体在脑内的分布量可能与 D_3 受体相近，在大脑皮质额叶、中脑、杏仁核及延髓等处呈高密度分布，而在纹状体和嗅结节处呈低密度分布。D_5 受体存在的部位局限在海马、乳头体外侧核、视床束旁核等处，而在纹状体、NAc 和嗅结节处较少。D_5 受体的 mRNA 量比 D_1 受体低，但是 D_5 受体对 DA 的亲和力却比 D_1 受体高 10 倍。

4. 作用于多巴胺能神经系统的药物

药物主要通过影响 DA 的合成、贮存、释放、重摄取、酶解灭活等环节来发挥作用。

（1）影响 DA 生物合成的药物。

此类药物选择性竞争抑制 TH，阻断 DA 生物合成。卞丝肼（benserazide，Ro－4－4602）和卡比多巴（carbidopa）均能抑制 AAADC 的活性，抑制左旋多巴（L－dopa）脱羧，使之积蓄在组织中，而左旋多巴正是反映 TH 活性的指标。当 AAADC 抑制剂与外源性左旋多巴合用治疗 PD 时，前者可阻止左旋多巴在外周脱羧，副作用可大为减少。

（2）影响 DA 贮存的药物。

此类药物主要有利血平、四苯嗪（tetrabenazine）和右旋四氢巴马汀（D－tetrahydro-palmatine，D－THP）。利血平选择性抑制囊泡膜依赖 ATP－Mg^{2+} 的主动摄取机制，破坏囊泡贮存功能，排空 DA，使其被 MAO 降解。四苯嗪与利血平作用类似，但持续时间较短，对中枢的作用较外周强。D－THP 能减少尾核 DA 的贮存量。

（3）影响 DA 释放的药物。

此类药物主要有 D－苯丙胺、金刚胺（amantadine）、γ－羟基丁酸（γ－hydroxybu-tyrate，GHB）和 γ－丁内酯（GBL）。前两者皆可促进神经末梢释放 DA。GHB 阻滞 DA 释放，抑制 DA 神经冲动传导。GBL 在体内转化为 GHB 后，具有相同的作用。

（4）影响 DA 重摄取的药物。

DA 转运体（DAT）可以使突触间隙中的 DA 重新进入神经元内，以供其再释放，这是终止 DA 生理效应的主要方式之一。可卡因和安非他酮（amfebutamone）通过抑制 DA 的重摄取，提高突触间隙中有效的 DA 浓度，增强中枢神经系统 DA 的功能水平。

（5）降解代谢酶的抑制剂。

MAO 可以分为 A 和 B 两个亚型，DA 是 A 和 B 混合型底物。反苯环丙胺（tranyl-cypromine）属于非选择性的 MAOI，而氯吉宁是选择性的 MAOI－A。优降宁（pargyline）具有剂量选择性，小剂量抑制 MAO－B，大剂量则同时抑制 MAO－A 和 MAO－B。二氢骆驼蓬碱（harmaline）和骆驼蓬碱（harmine）是选择性、可逆性的 MAOI－A，而次甲优降宁（deprenyl）属于选择性、不可逆性的 MAOI－B。骆驼蓬碱与次甲优降宁合用可选择性抑制 MAO－B 的活性，对 MAO－A 的活性无明显影响。骆驼蓬碱与 MAO－A 的结合属于可逆性的，解离之后，MAO－A 的活性依然存在，因此，骆驼蓬碱对 MAO－A 具有保护性抑制作用。MAOI－B 可以提高中枢神经系统 DA 的水平，增强 DA 能神经系统功能，而对脑内 NA 和 5－HT 含量无明显影响。

托酚酮（tropolone）可以短时、可逆性地抑制 COMT 活性。值得注意的是，对不同种属动物的抑制作用并不完全一致，其作用强度存在动物种属差异。

（6）DA 受体激动剂和拮抗剂。

DA 受体的激动剂包括四类化合物：①阿扑吗啡（apomorphine），D_1/D_2 受体的激动剂。其能兴奋动物延脑呕吐中枢的 DA 受体，导致呕吐，还可以诱导动物产生刻板行为

（stereotypy）和旋转活动（rotation）。②麦角生物碱的衍生物，如溴隐亭（bromocriptine）、麦角乙脲（lisuride）、硫丙麦角林（pergolide）等。其主要作用于 D_2 受体，为 PD 的有效治疗药物，其中，硫丙麦角林的药理作用最强，且持久。③Ly－171555 为 D_2/D_3 激动剂。D_3 激动剂还包括 S（＋）－PD128907 和 R（＋）－7－OH－DPAT。（±）－PPHT 属于强效 D_2受体激动剂。3－PPP 和 EMD23－448 则为 D_2 自身受体激动剂。④苯骈氮类衍生物（benzazepines），包括 SKF38393 和 SKF82526，为 D_1 受体选择性强效激动剂，主要用于药理实验。

DA 受体拮抗剂包括丁酰苯类（butyrophenones）、吩噻嗪类（phenothiazines）、硫杂蒽类（thioxanthene）、苯酰胺类（benzamide）和二苯骈二氮杂（dibenzoxazepine）等。此类化合物多为抗精神病药，包括典型和非典型抗精神病药。

除氯氮平（clozapine）外，绝大多数抗精神病药对 D_2 受体的亲和力均较高。某些典型抗精神病药，特别是硫杂蒽类和吩噻嗪类，则既与 D_1 受体有较高亲和力，也能抑制 D_2 受体和其他 D_2 样受体（D_3 和 D_4 受体）与阻断剂或激动剂的结合。丁酰苯类，如氟哌啶醇（haloperidol）、哌咪清（pimozide），以及苯甲酰胺类，如雷氯必利（raclopride）、瑞莫必利（remoxipride），都是专一性较高的 D_2 或 D_3 受体阻断剂。D_3 受体在某些边缘脑区如隔核和嗅结节的分布较多，而这些部位也是抗精神病药物作用的主要部位。一般认为，典型抗精神病药的临床药理活性与 DA 受体尤其是 D_2 受体阻断剂竞争结合能力的大小有关，而与 DA 受体激动剂竞争结合能力的相关性较低。

非典型抗精神病药主要的药理学特点是具有明显的抗精神病作用，而几乎没有锥体外系副反应。非典型抗精神病药有氯氮平（clozapine）、舒必利（sulpiride）、瑞莫必利（remoxipride）、雷氯必利（raclopride）、硫醚嗪（thioridazine）、利培酮（risperidone）、吗茚酮（molindone）等。

在动物试验中，抗精神病药对基底节 D_2 受体的阻断作用可以诱发僵住症。诱发动物僵住症 $ED_{0.5}$（0.5%有效剂量）的大小对抗精神病药引起病人锥体外系副反应的发病率及严重程度具有一定的预测价值。右旋苯丙胺作用于中脑边缘 DA 系统可使动物的自主活动性（locomotion）增加，产生所谓的苯丙胺行为效应。抗精神病药阻断苯丙胺行为效应 ED_{50}（50%有效剂量）的大小，可以预测抗精神病药临床效价的高低。致僵住症 $ED_{0.5}$ 和抗苯丙胺行为效应 ED_{50}的比值［$ED_{0.5}$（catalepsy）/ED_{50}（amphetamine）］常用来鉴别和筛选非典型抗精神病药。一般认为，比值越大，属于非典型抗精神病药的可能性越大；反之，则属于典型抗精神病药的可能性越大。然而到目前为止，尚未找到一种令人满意的方法用来筛选和开发非典型抗精神病药。

中脑黑质致密区（SNC，A_9）和腹侧被盖区（VTA，A_{10}）以及 A_8 是 DA 能神经元集中的区域，应用微电极可以记录到它们的胞外自发放电活动。氟哌啶醇以及其他典型抗精神病药可以增加 A_8、A_9 及 A_{10}神经元的放电频率，而氯氮平等非典型抗精神病药只是选择性影响 A_8 和 A_{10} DA 神经元的活动，对 A_9 DA 神经元作用不明显，这种特定脑区电生理活动的差异已经用来开发特异性作用于 A_8 和 A_{10} DA 神经系统的非典型抗精神病药。

DA 自身受体（autoreceptor）存在于 DA 神经末梢和胞体—树突两部位，它们均属 D_2 受体亚型，但有不同特性。前者又称突触前 D 受体，能负反馈抑制 DA 的生物合成和释放，后者也是通过负反馈调控神经冲动来影响 DA 神经元放电活动的。位于突触后膜的 D

受体至少包括 D_1 和 D_2 两种受体亚型。突触前膜 D_2 受体存在储备受体（spare receptor），使突触前膜 D_2 受体对激动剂的敏感性要比突触后膜 D_2 受体高 10～20 倍。某些内在活性（intrinsic activity）比较低的部分激动剂（partial agonist）能对突触前膜 D_2 受体显示它的激动作用，引起负反馈调控，其结果如同神经阻滞剂，使 DA 神经递质的突触传递效能降低。部分激动剂是显示 DA 阻断剂的作用，还是显示激动剂的作用，主要取决于突触前膜 D_2 储备受体的数目。D_2 受体部分激动剂有可能发展为副作用少、临床抗精神病作用选择性较高的非典型抗精神病药。绝大多数典型和非典型抗精神病药均具有 D_2 受体阻断作用。一般认为，非典型抗精神病作用取决于与不同受体亲和力的比值（如 $D_2/5-HT_2$），也取决于与各种受体亲和力的平衡关系。

五、5－羟色胺

1. 5－羟色胺神经递质的代谢

（1）合成。

以色氨酸（tryptophan，TP）为前体，在色氨酸羟化酶（tryptophan hydrolase，TPH）的作用下生成 5－羟色氨酸（5－hydroxy tryptophan，5－HTP），在 5－HTP 脱羧酶（5－HTP decarboxylase，5－HTPDC）的作用下脱羧基生成 5－HT。

5－HT 的前体来源是色氨酸（TP）。TP 是人体必需的氨基酸，从食物中获得，血液中的色氨酸先透过血脑屏障进入脑内，再透过细胞膜进入 5－HT 神经元内。

血浆中的 TP 有游离型和结合型两种形式。游离型容易被载体转运而进入脑内，由于转运 TP 的载体同样也可转运其他中性氨基酸，因此血浆中 TP 与其他中性氨基酸的比例关系可影响前者的入脑速度。有些药物，如胰岛素，正是由于它们能使血浆中其他中性氨基酸减少，TP 所占比例相对升高，因此可加速 TP 入脑。

（2）降解。

中枢神经系统 5－HT 代谢的最重要方式是被摄入神经末梢，其中一部分被 MAO 作用，氧化脱羧生成 5－羟吲哚乙醛，然后迅速在醛脱羧酶的催化作用下被氧化生成 5－羟吲哚乙酸（5－hydroxyindole acetic acid，5－HIAA）。

此外，脑内尚有两种甲基移位酶也可使 5－HT 降解失活：一是羧基吲哚氧位甲基转移酶（hydroxyindole O－methyl transferase，HIOMT），它可将 5－HT 的 5 位羟基转化成甲氧基，再在 MAO 的作用下生成 5－甲氧基吲哚乙酸（5－methoxyindole acetic acid，5－MIAA）；二是芳香羟胺甲基移位酶（aromatie alkylamine N－methyl transferase，AANMT），它可使 5－HT 的氨基转化为 N－甲基衍生物，即 N－甲基 5－HT。

（3）重摄取（SSRI）。

释放入突触间隙的 5－HT 与受体结合，随后迅速解离，大部分被突触末梢重新摄取。用 ^3H 标记 5－HT 进行实验，有以下结果：

① 高亲和力的摄取：当［^3H］5－HT 浓度 $<10^{-7}$ mol/L 时，即有一部分被 5－HT 能神经末梢重摄取。被摄取的 5－HT 一部分降解，一部分进入囊泡储存。

② 低亲和力的、非特异的摄取：当［^3H］5－HT 浓度 $>8\times10^{-6}$ mol/L 时，5－HT 被大量重摄取，这仅在有充足 5－HTP 提供、可引起 5－HT 大量生成和释放的情况下才

会发生，被摄取的5－HT大部分在胞浆内被降解。

研究表明，5－HT的摄取是通过细胞膜上的转运体（transporter）来完成的。Blakely等（1991）利用NA和GABA转运体的cDNA片段，以PCR法克隆出5－HT转运体：它由630个氨基酸组成，分子量为69.3 kD，有12个跨膜部分，其N端和C端均位于细胞外。一些重摄取抑制剂可能正是由于阻断了细胞膜上的转运体而发挥作用的。

2. 神经通路

5－HT神经元胞体主要分布于中脑、脑桥和延髓的中缝核群（raphe nuclei）和低位脑干网质区，其含量仅比去甲肾上腺素能神经元少0.01%，神经纤维分布范围非常广泛，在中枢神经系统的走向可分为上行和下行两个部分。

（1）上行纤维。

有两个核团接受来自下丘脑、第三脑室周围灰质、中脑中央灰质以及中脑网状结构的纤维，即中缝背核B7和中央上核B6。此两核团发出的大量上行纤维束，行经腹侧被盖，沿途发出分支终止于黑质、脚间核、腹侧被盖区，部分纤维经缰核脚间束至缰核、丘脑内侧核、束旁核和中线核群，还有大量纤维参与内侧前脑束，沿途终止于下丘脑外侧区、乳头体，此束至下丘脑前端即分散成大小不等的纤维束，有的向前投射，终止于视前核、隔核、嗅结节和额叶皮质；有的向外经脚襻—杏仁腹侧通路至斜角带、前梨状区、杏仁核和内嗅皮质前部；其他纤维则分布到尾状核和壳核的前部。此外，还有一条通路与睡眠、觉醒有关：此纤维束向背侧上升，进入扣带束，并随扣带纤维分布至额、顶、枕叶的新皮质，通过颈叶（旁）海马回，最后抵达海马。

中缝背核与中央上核还发出纤维到背侧被盖核和蓝斑。中缝大核与中缝背核发出背侧上行纤维分别终止于中央灰质和下丘脑后区。

（2）下行纤维。

以下三个核团接受来自大脑皮质和脊髓的纤维：中缝隐核、中缝苍白核与中缝大核。有的传入纤维是经网状结构中继后而来的，它们分别发出纤维，大部分下降至脊髓的侧索，脊髓前角、侧角和后角均有其末梢分布，另一部分中缝大核的纤维直接至下橄榄核（inferior nucleus olivaris）。另外，中缝脑桥核与中央上核发出纤维经脑桥臂（brachium pontis）进入小脑，终止于小脑皮质与小脑中央核群。

3. 生理功能

5－HT能够调节行为、睡眠、摄食、体温等植物性神经功能，并且与精神情感活动密切相关。

（1）5－HT与行为症候群。

大鼠、小鼠、兔、猫、狗等动物的行为症候群主要表现为摇头、前肢踏步样动作、后肢僵硬外展、竖尾、颤抖、肌紧张。与这些症候群对应的中枢部位在脑干和脊髓。其中，前肢踏步样动作和颤抖是通过5－HT_{1A}受体参与的，而颈部迅速抽动和抽搐主要通过5－HT_2受体参与。

（2）5－HT与睡眠。

电损毁中缝核喙部，脑内5－HT合成明显降低，动物NREM（非快动眼睡眠）明显减少，而对REM（快动眼睡眠）的影响并不显著；电损毁中缝核尾端，则对REM的影响显著。因此，Jouvet认为中缝核喙部与NREM的产生和维持有关，而中缝核尾部可能与 REM 的触发有关。

（3）5-HT 与摄食行为。

给大鼠注射5-羟色氨酸（5-HTP），可使大鼠减少摄食；激动中缝核5-HT_{1A}受体能增加摄食；外周注射5-HT，虽不能进入中枢，但也有抑制摄食的作用。这些均提示中枢和外周5-HT受体都参与了摄食行为的调控。

（4）5-HT 与痛觉。

脑内中缝背核、中缝中核、隔区的5-HT水平降低，机体对痛的敏感性增加。5-HT水平降低也会减弱吗啡的镇痛效应。P物质、脑啡肽或内啡肽与痛觉有直接关系。P物质直接介导疼痛感受，而脑啡肽或内啡肽有镇痛作用。5-HT、P物质、内啡肽广泛存在于杏仁核、中央灰质导水管、中缝核、黑质等脑区。此外，电刺激中缝大核（B_3）能激活5-HT下行到脊髓的通路，产生镇痛作用。5-HT和P物质还存在于某些中缝核中，说明单一神经元中可能存在一种以上的神经递质，它们对痛觉有交互作用。

（5）5-HT 与体温调节。

中枢神经递质在体温调节中发挥复杂的作用，其影响因素包括动物的种系、药物的剂量、室温等。目前普遍认为激动5-HT_{1A}受体可降低体温，激动5-HT_2受体则可升高体温。由于参与体温调节的5-HT受体还有很多，因此，目前对它们体温调节的复杂机制的认识尚不够全面和深入。

（6）5-HT 与精神活动。

5-HT神经递质功能异常可诱发抑郁症。这种功能异常一般可以分为代谢异常和受体功能异常两种情况。研究发现抑郁症患者的脑组织和脑脊液（CSF）中5-HT代谢物5-羟吲哚酸（5-HIAA）的浓度偏低，而脑脊液中5-HIAA浓度与抑郁严重程度呈负相关。用三环类抗抑郁药（TCAs）和单胺氧化酶抑制剂（MAOIs）等治疗后，发现选择性5-HT耗竭剂如对氯苯丙氨酸（PCPA）可逆转上述两类药物的抗抑郁效应。而对于5-HT受体的研究发现，长期的抗抑郁药治疗会降低5-HT_{1A}受体的敏感性，上调突触后5-HT_{1A}受体数量，即使主要作用于NE神经元的抗抑郁药如地昔帕明（desipramine）也会对5-HT_{1A}受体产生很大影响。抑郁症患者脑内的突触后5-HT_2受体数量也有所增加，可以推测是抑郁症患者突触前神经递质活动的功能性缺乏代偿性地引起突触后5-HT_2受体数量增加或功能上调。大多数抗抑郁药如MAOIs、TCAs、SSRIs（选择性5-HT重摄取抑制剂），均会下调突触后5-HT_2受体，减少低亲和力的5-HT_2受体数量。利用放射性配体结合法研究发现，大鼠脑中5-HT能神经元突触前膜有特异性高亲和力^3H-丙咪嗪结合位点，而自杀者的^3H-丙咪嗪结合位点密度减少，抑郁症患者的血小板^3H-丙咪嗪结合位点和5-HT摄取也比正常对照组低。多数学者因此认为，^3H-丙咪嗪结合位点减少，说明抑郁症患者的5-HT能神经元减少。综合以上各种研究，可以肯定抑郁症的发生与5-HT功能降低密切相关。

4. 受体分型

5-HT受体是一系列中枢和外周神经系统G蛋白偶联受体和配体门控离子通道（ligand-gated ion channels，LGICs）。它们能介导兴奋性和抑制性神经传导。5-HT受体由神经递质5-HT激活，5-HT作为天然配体行使功能。

5-HT受体调节许多神经递质的释放，包括谷氨酸、γ-氨基丁酸（GABA）、多巴胺、肾上腺素/去甲肾上腺素、乙酰胆碱，以及一些激素的释放，如催产素、催乳素、加压素、皮质醇、促皮质素和P物质等。5-HT受体的影响包括生物学方面和神经学方面，如攻击性、睡眠和体温调节、情绪体验、认知、学习、记忆等。5-HT受体是一系列治疗药物和违禁药物的作用靶点，包括抗抑郁药、抗精神病药、止吐药、抗偏头痛药、致幻药等。

5-HT受体除5-HT_3受体是配体门控离子通道外，其他受体均为G蛋白偶联受体，它们激活细胞内第二信使级联，产生兴奋或抑制作用。

表3-2 5-HT受体家族

家族	种类	机制	效能
5-HT_1	Gi/Go蛋白偶联	降低细胞cAMP水平	抑制
5-HT_2	Gq/G11蛋白偶联	升高细胞IP3和DAG水平	兴奋
5-HT_3	配体门控Na^+和K^+阳离子通道	质膜去极化	兴奋
5-HT_4	Gs蛋白偶联	升高细胞cAMP水平	兴奋
5-HT_5	Gi/Go蛋白偶联	降低细胞cAMP水平	抑制
5-HT_6	Gs蛋白偶联	升高细胞cAMP水平	兴奋
5-HT_7	Gs蛋白偶联	升高细胞cAMP水平	兴奋

5-HT受体亚型：5-HT_{1A}、5-HT_{1B}、5-HT_{1D}、5-HT_{1E}、5-HT_{1F}、5-HT_{2A}、5-HT_{2B}、5-HT_{2C}、5-HT_3、5-HT_4、5-HT_{5A}、5-HT_6、5-HT_7。值得注意的是，在克隆并进一步分析后发现，5-HT_{1C}与5-HT_2受体有诸多相近之处，因此把它归入5-HT_2受体家族。同时也应注意，5-HT_{5B}受体的名称被取消，因为它只存在于大、小鼠中，而在人类和猴中均未见此受体亚型。

5. 作用于5-HT能神经系统的药物

（1）5-HT合成抑制剂。

对氯苯丙氨酸（PCPA）能抑制5-HT的生物合成。PCPA可选择性地阻断TPH和5-HT的合成，是理想的工具药。PCPA对色氨酸羟化酶（TPH）有不可逆的亲和力，它首先抑制TPH活性，数小时内脑内的5-HT含量即可明显下降，抑制作用能持续数日之久。在药物作用时，所有TPH作废，只有当新的TPH从胞体合成，经轴浆运输到神经末梢才能发挥作用。

对氯苯丙胺（PCA）能快速而持久地释放5-HT，抑制5-HT重摄取，但不影响外周组织5-HT的生物合成。PCA的作用可维持4个月之久，其原因可能是它与摄取5-HT的膜泵有很高的亲和力，能反复循环地作用在膜泵上。由于PCA降低5-HT幅度较小，作用机制复杂，因此并非理想的工具药。

（2）5-羟色氨酸脱羧酶（5-HTPDC）抑制剂。

5-HTPDC的有效抑制剂是α-甲基多巴（α-methyldopa）和α-甲基-5-羟色氨酸（α-methyl-5-HTP），它们的作用环节在辅酶B6上。α-甲基多巴也作用于TH、TPH和苯丙氨酸羟化酶（phenylalanine hydroxylase，PAH），但专一性差，不能作为研究工具药使用。

（3）5－HT 囊泡贮库的排空剂。

此类药物有长效的利血平和短效的四苯嗪，它们对 5－HT 和 CA 类物质都有耗竭作用，并非专一的 5－HT 排空剂。

（4）5－HT 重摄取抑制剂。

5－HT 的重摄取机制通过 5－HT 转运体发挥作用，将细胞外的 5－HT 转运入细胞内。这类药物有三环类化合物、氟苯氧丙胺（fluoxetine）、芬氟拉明（fenfluramine）、可卡因等。最早发现三环类化合物具有抑制神经元膜摄取 5－HT 和 NA 的混合作用，加强它们在突触后受体的利用，有抗抑郁症的临床效能。后来进一步发现，含双甲基的三环化合物对阻滞 5－HT 摄取有较好的专一性。目前，专一的 5－HT 摄取阻滞剂有氯丙咪嗪（chlorimipramine）和氟氧苯丙胺，后者是高效的 5－HT 重摄取抑制剂，不影响 CA 类递质的重摄取，作用维持时间长，是一种理想的工具药。

（5）5－HT 释放剂。

此类药物有 PCA 和芬氟拉明。芬氟拉明的作用是多方面的，如增加 5－HT 的释放，抑制重摄取，减少末梢的 5－HT 含量，加快更新率，兴奋突触后 5－HT 受体等，并有镇痛和降低食欲的效应。值得注意的是，长期服用芬氟拉明会使脑内 5－HT 的储量降低，甚至导致中缝核群神经元受损，因此临床应用需谨慎。

（6）MAOI 有优降宁、氯吉宁、骆驼蓬碱等。

（7）作用于 5－HT 受体的药物见表 3－3。

表 3－3　5－HT 受体的激动剂和拮抗剂

受体类型	激动剂	拮抗剂
5－HT_{1A}	8－OH－DPAT 丁螺环酮（Buspirone） 5－CT	螺哌隆（Spiperone） Methiothepin
5－HT_{1B}	CP93129 TEMPP mCPP RU24969	LM21－009
5－HT_{1C}	α－methyl－5－HT	Mesulergin 安舍林（Mianserin）
5－HT_{1D}	舒马曲坦（Sumatriptan）	Metergolin
5－HT_2	α－methyl－5－HT DOB	利坦色林（Ritanserin） Ketaserin
5－HT_3	2－methyl－5－HT	ICS20930 昂丹司琼（Ondansetron） GR65630
5－HT_4	5－methoxytryptamine	SDZ205557

六、组胺

1. 组胺能神经递质的合成和代谢

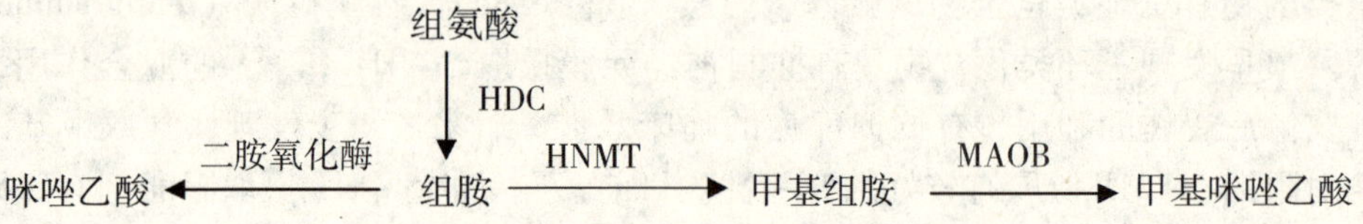

图3－2　组胺的合成和代谢

组胺的合成只有一步反应，即组氨酸在组氨酸脱羧酶（histidine decarboxylase，HDC）的作用下，脱羧生成组胺。小鼠的HDC已经克隆成功，以磷酸吡哆醛为辅酶，有两个相同的亚单位，每个亚单位由662个氨基酸残基组成，分子量为73 000。HDC对组氨酸有高度的底物特异性和专一性，对其他芳香族氨基酸几乎没有影响。

组胺在外周的分解主要有两条途径：①经二胺氧化酶（diamine oxidase）氧化脱胺基生成咪唑乙酸；②在组胺－N－甲基转移酶（histamine－N－methyl transferase，HNMT）的作用下，生成甲基组胺，然后经B型单胺氧化酶催化，氧化生成甲基咪唑乙酸。在脑内，组胺主要经过第二条途径代谢降解。

2. 神经通路

人脑的组胺能神经元约有64 000个，其胞体几乎全部位于下丘脑后部的结节乳头体核（tuberomammillary nucleus），分为5个细胞群（E_1～E_5）：E_1 和 E_2 细胞群位于腹侧结节乳头区，其中 E_1 位于尾端，E_2 位于头端；E_3 和 E_4 位于内侧结节乳头区，进一步分为腹侧和背侧两个细胞群，E_3 位于腹侧，E_4 位于背侧；E_5 位于结节乳头核的弥散部，位于 E_2 和 E_4 之间。组胺能神经元的数目虽然少，但其投射范围非常广泛，脑内组胺能神经元可投射到整个脑部和脊髓。组胺能神经纤维的广泛分布，提示它具有广泛的生理功能。

3. 生理功能

（1）参与神经内分泌的调节。

组胺能神经纤维投射到视上核和室旁核，视上核和室旁核与内分泌关系密切，提示组胺参与神经内分泌的调节。实验表明，组胺能兴奋这两个核团中的神经元，促进加压素的释放，有抗利尿功能，并对催乳素（PRL）、促黄体生成激素（LH）、促肾上腺皮质激素（ACTH）、生长激素（GH）和促甲状腺激素（TSH）等多种神经内分泌激素有调节作用。

（2）调节边缘系统的功能。

大脑的边缘系统，诸如海马、杏仁核、隔区等结构，有组胺受体的分布，受组胺能神经纤维支配。研究表明，组胺能可抑制摄食行为、改善学习记忆能力、降低体温等。

（3）调节觉醒和睡眠。

人们很早就发现组胺与睡眠关系密切，如临床上常用的 H_1 受体拮抗剂就有很好的镇静作用。近年来随着微透析和转基因技术的应用，人们进一步了解了组胺调节睡眠和觉醒的功能。微透析实验发现，脑内组胺释放呈明显的昼夜节律变化，释放量与觉醒时间呈正相关。解析受体基因剔除小鼠发现，H_1 受体控制慢波睡眠向觉醒的时相转换，参与觉醒维持。野生型小鼠使用 H_1 受体阻断剂后，入睡潜伏期缩短，慢波睡眠向觉醒的转换次数减少，睡眠深度增加，活化组胺能神经则增加觉醒量。以上研究为发现新型治疗睡眠的药物提供了可能，如能透过血脑屏障的 H_1 受体阻断剂，可用于治疗入睡难、中途觉醒多、睡眠深度浅的失眠症；选择性活化组胺能神经的 H_3 受体阻断剂，可用于对症治疗日间嗜睡症。

（4）参与痛觉调制。

与痛觉调制密切相关的中脑中央灰质和脊髓背角，都有组胺受体的分布，受组胺能神经纤维的支配。组胺微注射中缝背核或中脑中央灰质，可起到明显的镇痛作用。

4. 受体分型

通过药理学和分子生物学的方法，现已证实三种组胺受体 H_1、H_2、H_3 均是 G 蛋白偶联受体超家族成员。三者分别与 Gq、Gs、Gi 蛋白偶联。

5. 作用于组胺能神经系统的药物

（1）第一代组胺 H_1 受体拮抗剂可用于治疗感冒和变态反应，产生镇静作用，也可治疗恶心呕吐。常用的制剂包括苯海拉明（diphenhydramine）、茶苯海明（theohydramine）等，可透过血脑屏障，有头晕、嗜睡等中枢副作用。第二代药物如氯雷他定（loratadine）、特非那定（terfenadine）等，由于不能透过血脑屏障，因此无镇静、嗜睡等副作用。第三代组胺 H_1 受体拮抗剂包括非索非那定（fexofenadine）等，副作用较小。

表 3－4　H_1 受体拮抗剂的效应比较

药　物	镇静作用	止吐作用	抗胆碱受体作用	作用持续时间（h）
苯海拉明	+++	++	+++	4~6
异丙嗪	+++	++	+++	4~6
氯苯那敏	+	–	++	4~6
美克洛嗪	+	+++	+	12~24
布克力嗪	+	+++	+	16~18
阿司咪唑	–	–	–	10（d）
赛庚啶	+	/	+	6~8
特非那定	–	–	–	12~24

注："+++"为十分强烈，"++"为中等，"+"为微弱，"–"为无。

（2）选择性 H_2 受体拮抗剂包括西咪替丁（cimetidine）、雷尼替丁（ranitidine）等，可抑制胃酸分泌，常用于消化道溃疡等疾病的治疗。这一类药物不能透过血脑屏障，没有中枢副作用。

（3）H_3 受体拮抗剂正在研究之中，选择性的 H_3 受体拮抗剂可增强觉醒功能，对认知障碍和肥胖症有一定的治疗作用。H_3 受体激动剂可用于治疗失眠。

（王燕婷　张旗　梁建辉）

参考文献

1. 韩济生．神经科学纲要．北京：北京医科大学、中国协和医科大学联合出版社，1993.

2. 邹冈．基础神经药理学（第2版）．北京：科学出版社，1999.

3. 沈渔邨．精神病学（第5版）．北京：人民卫生出版社，2009.

4. Fadem B，Simring S. 精神病学．李占江等译．北京：中信出版社，2004.

5. Bear MF，Connors BW，Paradiso MA. *Neuroscience*：*Exloring the Brain.* 2nd ed.（影印版）．北京：高等教育出版社，2002.

6. Gelder M，Gath D，Mayou R. *Oxford Text Book of Psychiatry*. Oxford：Oxford Medical Publications，1983.

7. Bickel S，Javitt DC. Neurophysiological and neurochemical animal models of schizophrenia：Focus on glutamate. *Behavioural Brain Research*，2009，204（2）：352－362.

8. Keshavan MS，Tandon R，Boutros NN，et al. Schizophrenia，"just the facts" what we know in 2008. 3. neurobiology. *Schizophrenia Research*，2008，106（2－3）：89－107.

9. Tandon R，Keshavan MS，Nasrallah HA. Schizophrenia，"just the facts" what we know in 2008. 2. Epidemiology and etiology. *Schizophrenia Research*，2008，102（1－3）：1－18.

10. 库宝善．神经精神药理学．北京：北京大学医学出版社，2006.

11. 库宝善．药理学．北京：北京大学医学出版社，2004.

第四章 胆碱能神经及相关疾病与药物

胆碱能神经（cholinergic nerves）是指一类能够合成、释放乙酰胆碱（acetylcholine，ACh）为递质的神经元。它在体内分布广泛，能调节多种生理功能。胆碱能神经功能紊乱会导致组织器官功能异常，引发疾病。因此，了解胆碱能神经及相关疾病与药物具有重要的理论和实际意义。

一、胆碱能神经的分布

胆碱能神经元大多分布在脊髓前角发出的运动神经、丘脑后部腹侧的特异投射系统、脑干上行网状结构激动系统、大脑边缘系统、纹状体以及大脑皮质等不同部位。在外周，全部的交感神经和副交感神经的节前纤维、全部的运动神经、全部的副交感神经节后纤维和极少数交感神经节后纤维（如支配汗腺分泌的神经和骨骼肌的血管舒张神经）属于胆碱能神经。在中枢，胆碱能神经元主要集中在三个区域：①基底前脑（中隔核、斜角带核及 Meynert 基底核）和中脑（脚间/脑桥被盖核）；②纹状体；③脑干和脊髓的运动神经元。基底前脑的胆碱能神经元和运动神经元是投射神经元，其轴突构成向外投射的胆碱能通路；纹状体的胆碱能神经元属于内在神经元，与其他类型的神经元共同组成局部回路。

二、胆碱能神经的生理功能

1. 与学习记忆功能密切相关

中枢神经系统从中隔核及斜角带垂直核到海马的胆碱能投射通路都参与学习记忆过程。胆碱能神经功能减退可引起记忆障碍，学习能力下降，因此，增强中枢胆碱能神经功能的药物，可以改善学习和记忆能力。

2. 参与运动和感觉功能

脑干和脊髓发出的自主神经、运动神经都是胆碱能神经，参与运动功能活动。锥体外系运动的高级中枢在纹状体及纹状体—黑质通路上，ACh 与多巴胺及 γ - 氨基丁酸（GABA）相互制约，共同调节运动功能，三者比例失调可导致舞蹈病或帕金森症（Parkinson's disease，PD）等运动障碍性疾病。特异性感觉投射系统有三级神经元，第二、三级神经元为胆碱能神经元。

3. 调节觉醒和睡眠

上行网状结构激动系统中的胆碱能神经纤维可以激活大脑皮质，使机体保持觉醒状态。中枢胆碱能神经对睡眠有双重调节作用。中缝背核的 5 - 羟色胺（5 - HT）能神经元触发慢波睡眠，胆碱能神经抑制慢波睡眠。皮质和纹状体中的胆碱能神经促进快波睡眠。

4. 参与镇痛过程

中枢拟胆碱药物通过激动中枢胆碱受体而产生镇痛作用，但外周拟胆碱药无镇痛作用。针刺镇痛可以使部分脑区的 ACh 释放和更新率增高，中枢拟胆碱药可以增强针刺镇痛效果，而中枢抗胆碱药减弱针刺镇痛效果。

此外，胆碱能神经对体温、摄食、饮水及血压等方面也有调节作用。

三、胆碱能神经的递质——ACh

递质是完成神经元之间或神经元与效应器之间的信息传递的关键物质，是第一信使。胆碱能神经递质为 ACh。ACh 于 1867 年首次化学合成。1914 年，Henry Hallett Dale 首先注意到 ACh 有拟副交感神经样的兴奋作用；1921 年和 1924 年，Otto Loewi 和 Dale 分别发现刺激迷走神经、抑制心跳的物质就是 ACh；1936 年，Dale 等确定 ACh 是横纹肌神经肌肉接头的递质。由于 Dale 和 Loewi 在以上领域的突出贡献，他们共同荣获了 1936 年诺贝尔生理学或医学奖。因此，ACh 是最早被鉴定的神经递质。ACh 是胆碱与乙酸形成的酯，结构中含有季铵基团和酯基团，呈强碱性，极性较大，不易透过生物膜，在水溶液中极易水解失活。ACh 结构中带正电荷的季铵氮原子与带负电荷的氧原子相互吸引，使得 ACh 结晶呈平面环形构象。

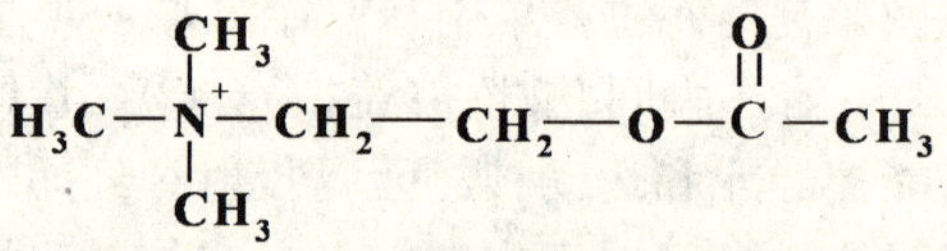

图 4－1　乙酰胆碱的化学结构

（一）生物合成

1. 合成途径

ACh 生物合成的原料是乙酰辅酶 A（acetyl CoA，AcCoA）和胆碱（choline，Ch），在乙酰胆碱能神经末梢胞浆中，通过胆碱乙酰转移酶（choline acetyltransferase，ChAT）的催化合成 ACh。

$$\underset{\text{胆碱}}{(CH_3)_3N^+CH_2CH_2OH} + AcCoA \xrightarrow{ChAT} \underset{\text{乙酰胆碱}}{(CH_3)_3N^+CH_2CH_2OCOCH_3} + CoA$$

图 4－2　乙酰胆碱的合成途径

乙酰辅酶 A 是活化的乙酸。乙酰基通过高能键硫酯键与辅酶 A 的半胱氨酸残基的巯基相连。乙酰辅酶 A 是丙酮酸氧化脱羧、脂肪酸 β 氧化的产物，也是脂肪酸合成、胆固醇合成和酮体生成的碳来源。三大营养物质的氧化殊途同归，均生成乙酰辅酶 A。乙酰辅酶 A 含有腺嘌呤核苷酸、泛酸等成分，巯基（－SH）是乙酰辅酶 A 的活性基团。乙酰辅酶 A 在线粒体内生成，但它不能透过线粒体膜，需要柠檬酸合成酶的催化，与草酰乙酸缩合成柠檬酸，再通过线粒体内膜上相应的载体转运进入胞浆，胞浆中柠檬酸裂解酶使柠檬酸分解产生乙酰辅酶 A 和草酰乙酸，胞浆中乙酰辅酶 A 即参与 ACh 的合成。

神经元不能合成胆碱，合成 ACh 所需的胆碱 50% ~85% 来自再利用。突触前膜释放的 ACh，在胆碱酯酶（acetylcholinesterase，AChE）的催化下水解成胆碱和乙酸，胆碱由细胞膜上的载体从细胞外转运到细胞内。转运胆碱载体有两种：一种是高亲和力载体，另一种是低亲和力载体。高亲和力载体钠依赖性转运胆碱，转运效率高，合成 ACh 所需的胆碱主要通过高亲和力载体转运，是生物合成 ACh 的限速环节。低亲和力载体参与高浓度胆碱的转运。胆碱的另一来源是磷脂酰胆碱，即卵磷脂（phosphatidyl choline）水解成胆碱。胆碱不易透过血脑屏障，而磷脂酰胆碱易转运进入脑内，水解生成胆碱。

ChAT 是 ACh 合成酶，也是胆碱能神经元的标志物，是一分子量为 66 ~ 70 kD 的球蛋白，在神经元胞体内合成，然后经轴浆运输到神经末梢。在各脑区中 ChAT 的浓度与神经元中 ACh 的含量平行。其中尾壳核中极其丰富，脊髓腹根部也很丰富，小脑几乎没有。其活性中心有咪唑基和巯基。乙酰辅酶 A 首先与 ChAT 的活性中心结合，使咪唑基乙酰化，然后胆碱与它的活性中心的阴离子部位结合，乙酰基即被转移到胆碱上并释放辅酶 A，生成 ACh。

2. 合成调节

胆碱能神经在静息状态下，只合成少量的 Ach；当神经连续兴奋时，ACh 合成大量增加。目前认为调节 ACh 合成的因素主要有：①胆碱水平。高亲和力载体转运胆碱的效率决定胆碱的供应，是 ACh 生物合成的限速因素，胞浆内 ACh 和胆碱浓度调节载体转运。②乙酰辅酶 A 水平。当神经冲动到达神经末梢引起 Ca^{2+} 内流，Ca^{2+} 激活丙酮酸脱羧氧化酶系，产生更多乙酰辅酶 A，促进 ACh 合成。③ACh 水平。ACh 负反馈调节 ACh 合成。总之，当底物（胆碱和乙酰辅酶 A）浓度增高时或当 ACh 浓度降低时，ACh 的合成加快；反之则合成减慢。这些调节因素之间互相联系，共同调节 ACh 的生物合成，维持体内的 ACh 水平的相对稳定。

（二）贮存

ACh 在神经元胞浆中合成后，一部分（约 50%）通过囊泡膜上的 ACh 转运蛋白转运进入囊泡（浓度约 150 mmol/L），另一部分（约 50%）以游离形式存在于胞浆中（浓度 20 ~ 30 mmol/L）。ACh 转运蛋白的转运 ACh 功能与囊泡内高浓度的 H^+ 有关，一般转运一个 ACh 分子，则有相应数量的 H^+ 流出。囊泡内 H^+ 是由囊泡膜上的质子泵逆浓度差泵入的。在囊泡内，ACh 通过静电引力与囊泡蛋白和 ATP 形成复合物。每个囊泡贮存的 ACh 分子数大约为 2 000 个。

（三）释放

突触前膜释放 ACh 机制有两种，即从胞浆中释放 ACh 和从囊泡释放 ACh。在静息状态下，胆碱能神经末梢可自发地从胞浆中释放少量的 ACh，在突触后膜产生电反应以维持效应器官的生理反应，如保持肌张力等。当神经受到刺激时，冲动到达神经末梢，神经末梢产生去极化，细胞膜上的电压依赖性钙通道开放，Ca^{2+} 内流，胞浆内 Ca^{2+} 升高，导致囊泡向突触前膜移动，继而与突触前膜融合形成裂孔，以胞裂外排（exocytosis）的方式将囊泡中的 ACh 等内容物倾囊排至突触间隙。囊泡释放 ACh 呈量子式，每一个囊泡所释放的 ACh 的量就是一个量子，一次神经冲动可致 200 ~ 300 个囊泡同时释放 ACh。

（四）失活

突触前膜释放的 ACh 进入突触间隙后，作用于突触后膜上的胆碱受体，引起下一级神经元或效应器兴奋。ACh 在完成兴奋传播后，随即被胆碱酯酶催化水解而失活。体内催化水解 ACh 的酶有两种，即乙酰胆碱酯酶（acetylcholinesterase，AChE）和丁酰胆碱酯酶（butyrylcholinesterase，BChE），它们为同一基因编码产物。AChE 又称为真性或专一性胆碱酯酶，广泛分布于胆碱能神经元的树突、轴突、突触，特别是神经肌肉接头处含量丰富，能特异性地水解 ACh。BChE 又称假性或非专一性胆碱酯酶，主要存在于神经胶质细胞、血浆和肝肾组织等处。BChE 水解 ACh 作用较弱，主要水解丙酰及丁酰胆碱。一般而言，神经组织中含 AChE 较多，非神经组织中含 BChE 较多。

$$\underset{\text{乙酰胆碱}}{(CH_3)_3N^+CH_2CH_2OCOCH_3} \xrightarrow{\text{AChE}} \underset{\text{胆碱}}{(CH_3)_3N^+CH_2CH_2OH} + \underset{\text{乙酸}}{CH_3COOH}$$

图 4－3　乙酰胆碱的失活

AChE 是一分子量为 8×10^4 kD 的糖蛋白，为 4 个相同的亚单位组成的四聚体，每个亚单位含有一个活性部位，活性部位有两个 ACh 结合位点，即带负电荷的阴离子部位和酯解部位。带负电荷的阴离子部位可能是由二羧基氨基酸组成，能通过静电引力与 ACh 季铵氮原子结合。酯解部位含有一个由丝氨酸羟基组成的酸性作用点和一个组氨酸咪唑环组成的碱性作用点，两者通过形成氢键增强前者的亲和性，使之易与 ACh 羰基碳原子结合。AChE 水解 ACh 的过程分为三步：①AChE 阴离子部位通过静电引力与 ACh 分子季铵阳离子结合，同时酯解部位丝氨酸羟基与 ACh 羰基通过共价键结合，形成 AChE－ACh 复合物；②ACh 酯键断裂，生成胆碱和 ACh 酯酶；③ACh 酯酶迅速水解，产生乙酸，并使胆碱酯酶活性恢复。AChE 催化效率极高，整个水解过程所需的时间不到 0.1 毫秒，1 个酶分子每秒可水解 1 000 个 ACh 分子，从突触前膜释放的 ACh 在 2 毫秒内即被水解，从而保证了突触传递的灵活性和高效性。ACh 水解产物乙酸和胆碱大约 50% 被神经末梢主动重摄回胞浆，用于 ACh 的合成。

（五）影响 ACh 的药物

1. 影响 ACh 合成的药物

密胆碱（hemicholinium，HC）是一类含有两个胆碱样结构的化合物，通过竞争性抑制神经末梢上的胆碱高亲和力载体，阻断胆碱转运进入胞浆，从而抑制 ACh 的生物合成。密胆碱－3 对胆碱高亲和力载体抑制作用最强，但起效缓慢。这类化合物对胆碱低亲和力载体抑制作用较弱。密胆碱结构中含有两个季氮原子，极性大，不易透过血脑屏障，须经脑室或脑组织内注射给药才能在中枢产生作用。大量补充胆碱可以对抗或取消密胆碱的作用。三乙基胆碱（triethylcholine，TEC）可以替代胆碱合成伪递质，从而干扰 ACh 正常生理功能。4－（1－萘乙烯基）吡啶［4－（1－naphthylvinyl）pyridine，NVP］为一 ChAT 特异性抑制剂，通过抑制脑内 ChAT 的活性而减少 ACh 的生物合成。以上这些影响 ACh 合成的药物目前尚无临床应用价值，仅作为科研工具药使用。

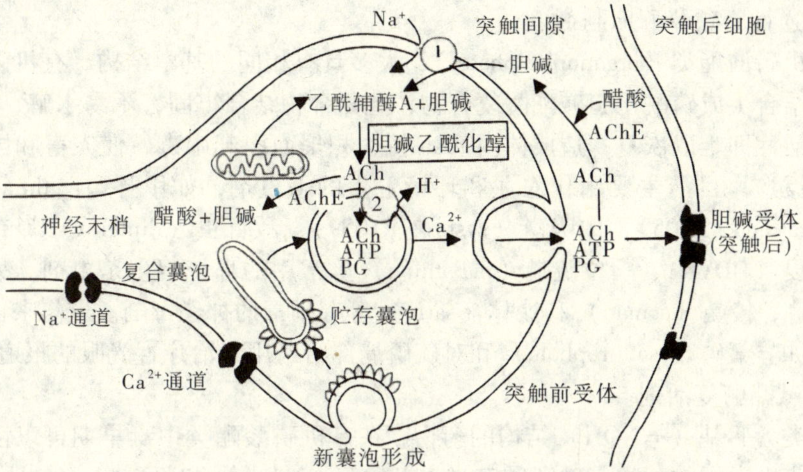

图 4-4　ACh 的合成、贮存、释放和灭活过程示意图

① 胆碱利用以 Na^+ 梯度为能量的载体转入神经末梢；②ACh 借助以 H^+ 外流为能量的载体转入囊泡。(引自杨宝峰，娄建石．药理学．北京：北京大学医学出版社，2003)

2. 影响 ACh 释放的药物

氨甲酰胆碱（卡巴胆碱，carbamylcholine）能促进胆碱能神经末梢释放 ACh 而间接发挥拟胆碱作用。黑寡妇蜘蛛毒素（black widow spider venom）也能促进 ACh 的释放，其中的蛛毒素（latrotoxin）与钙离子通道结合，使钙通道持续开放，大量钙离子在浓度梯度的驱动下进入神经细胞，触发囊泡释放 ACh，引起肌肉的持续收缩。肉毒杆菌毒素（botulinum toxin）是肉毒杆菌产生的外毒素，目前已分离出 8 种具有不同免疫活性的肉毒杆菌毒素，其中 7 种可产生肌肉麻痹，以肉毒杆菌毒素 A 最为常用。肉毒杆菌毒素能固定在突触前膜的外侧面，阻止 ACh 的释放，临床上常用于斜颈和脑瘫等疾病的治疗。

3. 影响 ACh 失活的药物

影响 ACh 失活的药物主要是胆碱酯酶抑制剂及胆碱酯酶复活剂。胆碱酯酶抑制剂是一类能与胆碱酯酶结合，并抑制其活性的药物。根据胆碱酯酶抑制剂与胆碱酯酶结合形成复合物后水解的难易程度，将胆碱酯酶抑制剂分为易逆性胆碱酯酶抑制剂和难逆性胆碱酯酶抑制剂。胆碱酯酶复活剂是一类能使失活的胆碱酯酶恢复活性的药物。

（1）易逆性胆碱酯酶抑制剂。

此类药与 AChE 亲和力较大，酶被抑制时间长，当药物—酶复合物解离后，酶活性仍能恢复。中枢胆碱酯酶抑制剂主要有他克林（tacrine）、多奈哌齐（donepezil）、利斯的明（rivastigmine）和石杉碱甲（huperzine A）等，它们易透过血脑屏障，通过抑制中枢 AChE，增加 ACh 浓度，以提高胆碱能神经系统的功能，改善学习记忆能力。中枢胆碱酯酶抑制剂主要用于阿尔茨海默症（Alzheimer's disease，AD）的治疗。外周胆碱酯酶抑制剂主要有季铵类化合物如新斯的明（neostigmine）、依酚氯胺（edrophonium）等，这些药物难透过血脑屏障，无中枢作用；叔胺类化合物如吡斯的明（pyridostigmine）、毒扁豆碱（physostigmine）、加兰他敏（galanthamine）等，这些药物可以透过血脑屏障，有中枢作用。外周胆碱酯酶抑制剂在临床上主要用于重症肌无力、腹气胀、尿潴留、阵发性室上性心动过速以及肌松药过量中毒的解救。一些药物可局部外用治疗青光眼。

（2）难逆性胆碱酯酶抑制剂。

此为有机磷酸酯类（organophosphates），大多具有相同的基本结构。有机磷酸酯类能与胆碱酯酶结合生成磷酰化胆碱酯酶复合物，此复合物结合牢固，不易水解，时间稍久，胆碱酯酶的活性即难以恢复，造成体内 ACh 持久积聚而引起中毒，使人畜和昆虫都产生强烈的毒性反应。目前主要用作农业和环境卫生的杀虫剂，如甲拌磷（thimet，3911）、对硫磷（parathion，E605）、内吸磷（systox，E1059）、敌百虫（dipterex）等有机磷杀虫剂以及敌敌畏（DDVP）、马拉硫磷（maiathion）等常用的环境卫生杀虫剂。另外，还有塔朋（tabun）、梭曼（soman）和沙林（sarin）等有剧毒的神经毒剂。近年来也有少数有机磷酸酯类如异氟磷（isoflurophate）和对硫磷局部给药用于治疗青光眼的报道。

（3）胆碱酯酶复活剂。

这是一类含肟基（=NOH）结构的药物，在有机磷酸酯类中毒早期可以恢复胆碱酯酶活性。临床上常用的药物有碘解磷定（pralidoxime iodide）和氯磷定（pyraloxime methylchloride）等。这类药物结构中含有肟基和季铵两个功能基团。带正电荷季铵阳离子与磷酰化胆碱酯酶的阴离子部位以静电引力结合，肟基部分与磷酰化胆碱酯酶的磷酰基团的磷原子以共价键结合。形成肟类—磷酰化胆碱酯酶复合物，继而裂解生成磷酰化肟类化合物，并使胆碱酯酶游离出来，恢复活性。此外，胆碱酯酶复活剂也可以在体内直接与有机磷酸酯类结合，形成无毒磷酰化肟类化合物，通过肾脏排出体外。由于胆碱酯酶复活剂对中毒已久的酶复活效果较差，因此，临床上应尽早使用。

四、胆碱能神经的受体——ACh 受体

胆碱能神经的受体为 ACh 受体（ACh receptor），简称为胆碱受体。根据胆碱受体对激动剂的选择性不同，分为 M 受体（muscarinic acetylcholine receptor，mAChR）和 N 受体（nicotinic acetylcholine receptor，nAChR），前者可被毒蕈碱（muscarine）选择性激活，后者可被烟碱（nicotine）选择性激活。M 受体和 N 受体均存在不同的亚型。

（一）M 受体

M 受体为 G 蛋白偶联受体（G protein - coupled receptor），含 7 个疏水跨膜区、N 端胞外区和 C 端胞内区，含 460～490 个氨基酸，分子量为 52～70 kD。各亚型的跨膜区段氨基酸序列相似程度较高，各亚型的差别主要是细胞外氨基端、细胞内羧基端和细胞内第三区段中的氨基酸序列不同。N 端胞外区中的三个天冬酰胺基是糖基化部位，C 端胞内区中的苏氨酸残基是磷酰化部位。G 蛋白与 C 端胞内区特定的位点结合。配体结合部位可能位于第三跨膜区段胞外的天冬氨酸残基上。M 受体位于周围组织、自主神经系统和中枢神经系统。M_1、M_3、M_5 受体是突触后受体，介导突触后兴奋，每个受体都具有显著不同的生理作用。M_2 受体在突触前膜和突触后膜均有分布，介导突触前和突触后抑制。M_4 受体是突触前受体，介导突触前抑制，调节递质的释放。M 受体与学习记忆、痛觉、运动和多巴胺释放等功能有关。由于 5 种 M 受体的 ACh 结合位点具有高度同源性，因此，寻找这类受体选择性激动剂异常困难。

1. M_1 受体

M_1 受体是由 $CHRM_1$ 基因（11q12～q13）编码的 460 个氨基酸组成的跨膜蛋白。主

要分布于胃壁细胞、神经节和中枢神经系统（皮层、海马和纹状体等），与胃酸分泌、学习记忆等功能有关。M_1 受体与 Gq/11 蛋白偶联，通过激活磷脂酶 C（phospholipase C，PLC），催化水解磷脂酰肌醇（PIP_2）产生二酰甘油（DG）和三磷酸肌醇（PI_3），DG 可以激活蛋白激酶 C（PKC），使许多靶蛋白磷酸化而产生效应。PI_3 与内质网膜上受体结合,促进内钙释放，激发多种细胞功能。PIP_2 浓度下降使 K^+ 通道（$K_V7.2$ 和 $K_V7.3$）关闭。

2. M_2 受体

M_2 受体是由 $CHRM_2$ 基因（7q35～q36）编码的 466 个氨基酸组成的跨膜蛋白。主要分布于心肌和中枢神经系统（丘脑、下丘脑、脑桥、延髓等）。突触后 M_2 受体与 Gi 蛋白偶联，通过抑制腺苷酸环化酶减少细胞内环磷酸腺苷（cAMP）浓度，激活内向整流 K^+ 通道（$K_{ir}3.1$ 和 $K_{ir}3.2$），抑制电压门控性 Ca^{2+} 通道，进而产生抑制性效应，如心率减慢、收缩力下降等。突触前 M_2 受体与 Go 蛋白偶联，抑制电压依赖性 Ca^{2+} 通道（$Ca_V2.2$ 和 $Ca_V2.1$），产生突触前抑制。

3. M_3 受体

M_3 受体是由 $CHRM_3$ 基因（1q41～q44）编码的 459 个氨基酸组成的跨膜蛋白。主要分布于外分泌腺、平滑肌、血管内皮等。脑内分布广泛，但密度较低。M_3 受体与 Gq/11 蛋白偶联，被激活后的信号转导途径同 M_1 受体，即通过磷脂酰肌醇通路产生生物学效应，如腺体分泌、平滑肌收缩等。

4. M_4 受体

M_4 受体是由 $CHRM_4$ 基因（11p12～p11.2）编码的 476 个氨基酸组成的跨膜蛋白。主要分布于眼部、黑质、海马和纹状体等。突触前 M_4 受体与 Go 蛋白偶联，通过抑制 Ca^{2+} 通道产生抑制效应。

5. M_5 受体

M_5 受体是由 $CHRM_5$ 基因（15q26）编码的 532 个氨基酸组成的跨膜蛋白。主要分布于黑质、纹状体、海马、间脑、脑桥和小脑等。M_5 受体与 Gq/11 蛋白偶联，通过磷脂酰肌醇通路产生生物学效应。M_5 受体参与脑血管和认知功能的调节，有望成为抗 PD、精神分裂症和脑缺血等疾病药物作用的新靶点。

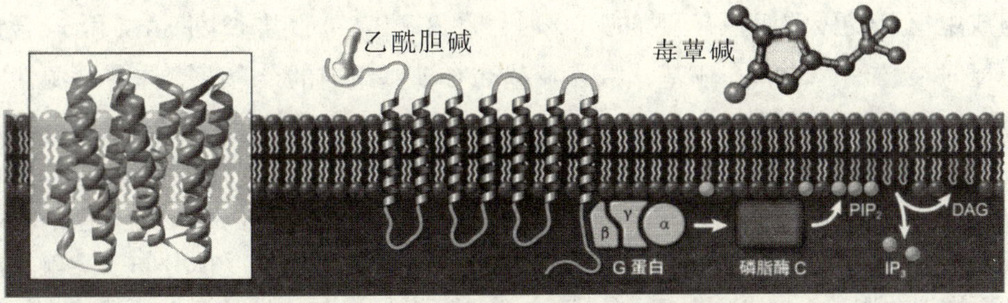

图 4-5　M_1、M_3 和 M_5 受体结构与信号转导示意图

（引自 Raffa RB，Rawls SM，Beyzarov EP. 奈特药理学彩色图谱. 杜冠华主译. 北京：人民卫生出版社，2006）

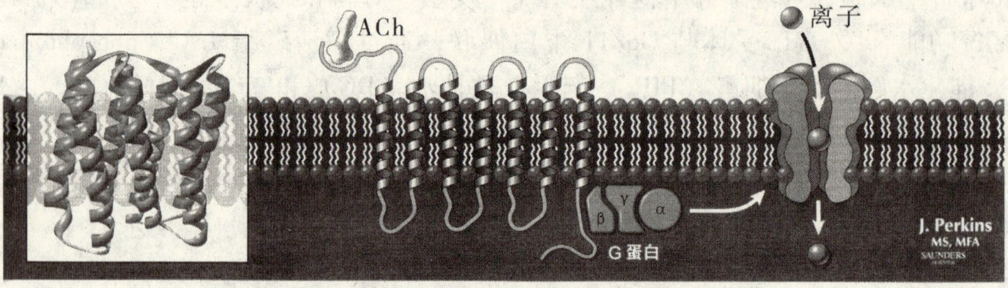

图4-6　M_2 和 M_4 受体结构与信号转导示意图

（引自 Raffa RB，Rawls SM，Beyzarov EP. 奈特药理学彩色图谱. 杜冠华主译. 北京：人民卫生出版社，2006）

（二）N受体

N受体为配体门控离子通道受体，广泛分布于不同组织中。按照N受体的分布可以分为两类，即周围N受体和中枢N受体。周围N受体又分为神经节N受体（N_1 受体）及骨骼肌N受体（N_2 受体）两种亚型。中枢N受体至少有两种亚型：一种与烟碱亲和力高，与α-银环蛇毒素（α-bungarotoxin，α-BGT）亲和力低；另一种与烟碱亲和力低，与α-银环蛇毒素亲和力高。中枢N受体与认知功能密切相关。

1. 周围N受体

周围N受体是一种膜结合糖蛋白，是由α、β、γ、δ 4种亚基组成的杂合五聚体，其中含α亚基两个。每种亚基均为由18种氨基酸组成的多肽，与配体门控离子通道受体家族的其他成员一样，每一亚基有4个疏水性很强跨膜片段，亲水一侧面向孔道，疏水一侧面向细胞膜。配体结合的位点位于α亚基192和193位半胱氨酸所在的区域，糖基在受体识别和合成过程中起重要的作用。N_1 和 N_2 受体均是配体门控阳离子通道受体，依次由α、γ、α、β、δ围成桶状，中央是离子通道。但配体ACh与α亚基结合，N受体空间构象发生改变，离子通道开放，Na^+ 进入细胞内，诱发动作电位，产生生物学效应。神经节突触后膜上 N_1 受体被激活，兴奋继续传递到下一级神经元；骨骼肌细胞膜上 N_2 受体被激活后肌肉兴奋收缩。

2. 中枢N受体

组成中枢N受体的亚基有两类α（$\alpha_{2\sim9}$）和β（$\beta_{2\sim5}$），共12种，α_4 和 α_7 含量最丰富。中枢N受体不含γ和δ亚基，由α亚基和β亚基组成的杂合五聚体有同源性五聚体（$\alpha_7\sim\alpha_{10}$）和异源性五聚体（$\alpha_2\sim\alpha_6/\beta_2\sim\beta_4$；$\alpha_7/\alpha_9/\alpha_{10}$）之分。同源性N受体有一个结合位点，而异源性受体有两个结合位点。皮层、海马和边缘区域中的N受体主要由 $\alpha_7\sim\alpha_{10}$ 组成，丘脑和基底神经节中的N受体主要由 α_7 组成，纹状体中的N受体主要由 $\alpha_4\beta_2$ 亚基组成。N受体主要分布于突触前膜，调节递质的释放。有些N受体分布于突触后膜，具有多种生物学功能。中枢N受体为配体门控 Ca^{2+} 通道，参与中枢神经系统网络调控，与认知、焦虑、觉醒、睡眠和疲劳等有关。蛙皮素（epibatidine）能与含有α和β亚基的受体结合，α-BGT能与含有 $\alpha_{7\sim10}$ 亚基的受体结合。

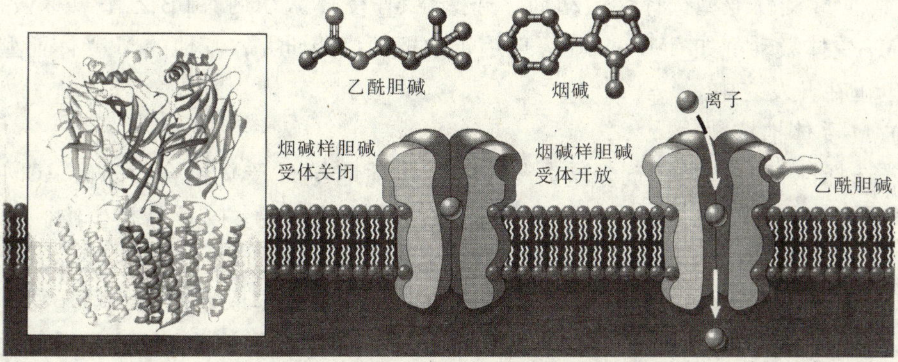

图 4－7　N 受体结构与信号转导示意图

（引自 Raffa RB，Rawls SM，Beyzarov EP. 奈特药理学彩色图谱. 杜冠华主译. 北京：人民卫生出版社，2006）

（三）作用于 ACh 受体的药物

1. 作用于 M 受体和 N 受体的药物

乙酰甲胆碱（methacholine，醋甲胆碱）、氨甲酰胆碱（carbamylcholine）、卡巴胆碱（carbachol）等为 M、N 胆碱受体激动剂，它们既作用于节后胆碱能神经所支配效应器的 M 胆碱受体，又作用于神经节的 N_1 受体和骨骼肌的 N_2 受体，产生与递质 ACh 相似的作用，这类药物是在 ACh 结构的基础上改造而成的，增加了酯键的稳定性，不易被胆碱酯酶破坏，作用时间延长。但仍含季铵基团，不易透过血脑屏障。药物不良反应较多，应用较少，临床上可局部给药治疗青光眼。

2. 作用于 M 受体的药物

（1）M 受体激动剂。

这是一类选择性激动 M 受体的药物。毒蕈碱（muscarine）、毛果芸香碱（匹罗卡品，pilocarpine）、氨甲酰甲胆碱（bethanechol，贝胆碱）、丁公藤碱（erycib alkaloid）、槟榔碱（arecoline）和氧化震颤素（oxotremorine）等都是选择性 M 胆碱受体激动剂，但对 M 受体亚型无选择性，对 N 受体无作用。因此，一些批准上市的药物如匹罗卡品和氨甲酰甲胆碱能选择性地作用于眼睛、腺体、胃肠道及膀胱平滑肌，临床上主要用于术后腹气胀、尿潴留、口腔干燥症、青光眼等疾病。毒蕈碱是蘑菇类植物提取物，毒性大，是重要的药理工具药，症状有流泪、流涎、出汗、瞳孔缩小、腹痛和腹泻、虚脱、昏迷、惊厥以致死亡。槟榔碱从槟榔果实中提取，能透过血脑屏障，作用似毛果芸香碱。氧化震颤素是合成的 M 受体激动剂，作用似槟榔碱，它使动物出汗和颤抖的症状极明显，是有用的实验工具药。还有包公藤甲素（BBA），其结构母核类似阿托品，是我国发现的新化学类型 M 受体激动剂，作用比毛果芸香碱强 40 倍，已用于眼科。

① M_1 受体激动剂。占诺美林（xanomeline）是 M_1 受体选择性激动剂，对 M_2、M_3、M_4、M_5 受体作用很弱，易透过血脑屏障，且皮质和纹状体的摄取率较高，是目前发现的选择性最高的 M_1 受体激动剂之一。对 AD 患者的认知功能有明显改善。但因胃肠道及心血管方面的不良反应而限制其应用。阿伐美林（alvameline）能选择性激动 M_1 受体，而对 M_2/M_3 受体有阻断作用，临床研究中对 AD 未产生明显的治疗效果。

② 其他 M 受体亚型选择性激动剂。选择性 M_2 受体激动剂有 6β 乙酰氧基去托甲烷。选择性 M_4 受体激动剂如 CMI－936 等现用于中枢镇痛药研究，其他的 M 受体亚型选择性激动剂也正在开发之中。

（2）M 受体拮抗剂。

①非选择性 M 受体拮抗剂。这类药物能竞争性地与 M 受体结合，阻碍 ACh 或 M 受体激动药与 M 受体结合，拮抗 ACh 或 M 受体激动药的作用。阿托品类生物碱如阿托品（atropine）、东莨菪碱（scopolamine）、山莨菪碱（anisodamine，654－2）以及樟柳碱（anisodine）等是从茄科植物颠茄、曼陀罗和莨菪等植物中提取获得的。阿托品类生物碱能阻断外周组织器官的 M 受体，临床上主要用于解除平滑肌痉挛、扩瞳、晕动病等。阿托品能竞争性阻断 M_1、M_2、M_3 受体，治疗量对 N 受体无影响，较大剂量或中毒剂量时能阻断 N_1 受体。一般剂量下可引起腺体分泌减少、瞳孔散大、胃肠膀胱平滑肌抑制、心率加快等。大剂量时可致中枢不良反应。山莨菪碱与阿托品作用相似，解除胃肠平滑肌痉挛、心血管抑制作用、扩瞳作用及抑制腺体分泌作用比阿托品弱。不易透过血脑屏障，不良反应较少，可以替代阿托品用于胃肠痉挛和感染性休克。东莨菪碱能透过血脑屏障，作用于中枢 M 受体产生较强的抑制作用，小剂量镇静，大剂量催眠，甚至引起意识消失，还能产生欣快感，可成瘾。樟柳碱中枢抑制作用仅次于东莨菪碱，外周抗胆碱作用与山莨菪碱近似，但弱于阿托品，毒性较低，可用于血管神经性头痛以及脑血管疾病引起的急性瘫痪、PD 等。后马托品（homatropine）、托吡卡胺（tropicamide）、环喷托酯（cyclopentolate）、尤卡托品（eucatropine）等为人工合成的短效 M 受体阻断药，用于眼科扩瞳。溴丙胺太林（propantheline bromide，普鲁本新）、曲美布汀（trimebutine）、奥芬溴铵（oxyphenonium bromide）、贝拉替秦（benactyzine）、双环维林（dicyclomine，双环胺）、羟苄利明（oxyphencyclimin）等为人工合成的 M 受体阻断药，主要用于胃肠痉挛。苯海索（benzhexol，安坦）、苯扎托品（benzatropine）、丙环定（procyclidine）、比哌立登（biperiden）等为中枢 M 受体阻断药，临床上用于治疗 PD。

② 选择性 M 受体拮抗剂。哌仑西平（pirenzepine）、替仑西平（telenzepine）和奴基西平（nuvenzepine）为合成的选择性 M_1 受体拮抗剂，可选择性阻断胃黏膜壁细胞 M_1 受体，抑制胃酸和胃蛋白酶分泌，主要用于治疗胃及十二指肠溃疡。哌啶类生物碱喜巴辛（himbacine）为一选择性 M_2 受体阻断剂。阻断中枢胆碱能神经突触前膜 M_2 受体可以促进 ACh 释放，可能对 AD 有效。拮抗外周 M_2 受体（如 AF－DX 116）对治疗心动过缓有效。M_3 受体也可以调节胃黏膜壁细胞分泌，是否可用 M_3 受体拮抗剂治疗消化性溃疡尚有争议。达非那新（darifenacin，Enablex）通过阻断 M_3 受体治疗伴有急性尿失禁、尿急、尿频症状的膀胱过动症。

3. 作用于 N 受体的药物

（1）N 受体激动药。

烟碱是 N 受体激动药的代表，对周围 N_1 和 N_2 受体以及中枢 N 受体均有作用。小剂量激动受体，大剂量则阻断受体。烟碱可以透过血脑屏障进入中枢，兴奋胆碱能神经，提高警觉，改善学习记忆，产生镇痛等。此外，氨甲酰胆碱、洛贝林（lobeline）等也是 N 受体激动药。洛贝林通过刺激颈动脉窦和主动脉体的化学感受器（N_1 受体）兴奋呼吸中枢和迷走中枢，临床上用作呼吸兴奋剂。

（2）N 受体阻断药。

N 受体阻断药能竞争性地阻断 ACh 与 N 受体结合，包括 N_1 和 N_2 受体阻断药。

① N_1 受体阻断药。如六甲双铵（六烃季铵）（hexamethonium）、美加明（mecamylamine）和咪噻芬（arfonad）等，能选择性地与神经节突触后膜 N_1 受体结合，竞争性地阻碍 ACh 与 N_1 受体结合，使 ACh 不能引起下一级神经细胞去极化，阻断冲动在神经节内正常传递。由于这类药物可同时阻断交感神经和副交感神经节，因此，作用广，副作用多，作用强度不易控制，现已较少使用。

② N_2 受体阻断药。又称骨骼肌松弛药，能选择性地与骨骼肌运动终板上的 N_2 受体结合，阻止神经冲动向骨骼肌的正常传递，致使肌张力下降，肌肉松弛，主要用作全身麻醉。主要药物有筒箭毒碱（tubocurarine）、泮库溴铵（pancuronium bromide）、加拉碘铵（三碘季铵酚）（gallamine triethiodide）和琥珀胆碱（succinylcholine）等。

筒箭毒碱为季铵类化合物，是从南美洲防已科植物和番木科植物箭毒中提取的生物碱。它能阻断神经肌肉接头 N_2 受体，有肌松作用、阻断神经节作用及释放组胺作用，可以作为全身麻醉的辅助用药。过量时能被新斯的明逆转。筒箭毒碱及其类似物不易透过血脑屏障，对中枢神经系统影响较小。合成的 N_2 受体竞争性拮抗剂有三碘季铵酚和巴夫龙或称溴化双哌雄酯（pavulon，parcuronium bromide）。巴夫龙比筒箭毒碱强 5 倍，多用于腹部手术。十烃季铵（decamethonium）和琥珀胆碱为 N_2 受体的去极化型拮抗剂。它们能被假性胆碱酯酶所水解，作用时程短，对 N_1 受体（神经节）几乎无影响。

泮库溴铵是一种新的非去极化型肌松药，安全性高。肌松作用较箭毒作用强 5～10 倍，但维持时间相近，常用量无组胺释放作用，主要不良反应为腺体分泌增加。

琥珀胆碱是常用的去极化型肌松药，与运动终板后膜上的 N_2 受体结合后，使终板膜产生与 ACh 相似而较为持久的去极化作用，导致终板对 ACh 反应降低，引起骨骼肌松弛。作用起效快，维持时间短。进入体内后迅速被血浆中和肝脏中的假性胆碱酯酶水解成琥珀酸和胆碱，肌松作用消失。由于新斯的明能抑制假性胆碱酯酶，使该酶水解琥珀胆碱的作用减弱，因而导致琥珀胆碱的肌松作用延长，甚至有中毒的危险，故琥珀胆碱过量时禁用新斯的明抢救。其过量可引起呼吸肌麻痹、心脏停搏和窒息等。高血钾和青光眼病人应禁用。

五、胆碱能神经系统相关疾病

（一）阿尔茨海默症

阿尔茨海默症（AD）又称早老性痴呆，是一种以进行性认知、记忆、语言、行为损害及人格改变为主要临床表现的神经退行性疾病。其病理变化主要表现为：细胞外聚集的 β 淀粉样蛋白（β－amyloid protein，Aβ）沉积形成的老年斑块（SP）、细胞内高度磷酸化 tau 蛋白所致的神经原纤维缠结（NFT），以及基底前脑胆碱能神经元的显著丢失。关于 AD 发生机制目前有多种假说，如胆碱能假说、Aβ 假说、tau 蛋白假说、神经血管学说、氧化应激等。胆碱能假说已被临床实践所证实，为目前大多数学者所公认的 AD 发生机制。

1. **胆碱能假说**

基底前脑（基底核、斜角带核和内侧隔核）胆碱能神经纤维投射到大脑皮质和海马，与学习记忆功能密切相关。脑内 ACh 是调节学习记忆活动最重要的神经递质，维持脑内 ACh 水平稳定对学习记忆功能十分重要。ChAT 和 AChE 分别是 ACh 的合成酶和水解酶，其活性高低直接关系着脑内 ACh 水平。在整个 AD 病程中，胆碱能神经元进行性丧失。临床研究显示，基底前脑胆碱能神经元数量减少，ChAT 活性低，ACh 合成不足，ACh 受体密度和亲和力下降。中枢胆碱能神经元功能低下可能是 AD 早期最重要的病理生理改变，提高中枢胆碱能神经系统的功能是目前治疗 AD 的主要策略。

2. **提高中枢胆碱能神经功能的抗 AD 药物**

多年来，人们试图寻找能逆转 AD 病理进程（如 Aβ 和 tau 蛋白过度磷酸化等）的抗 AD 药物，但目前仍停留在临床前研究阶段。通过不同环节提高中枢胆碱能神经系统功能，可以有效地改善 AD 患者的认知和记忆功能障碍。从理论上来说，胆碱酯酶抑制剂、胆碱乙酰转移酶激活剂和 ACh 受体激动剂均可以开发用于 AD 的治疗，但到目前为止临床上使用的抗 AD 药物主要是胆碱酯酶抑制剂。

（1）胆碱酯酶抑制剂。

胆碱酯酶抑制剂（cholinesterase inhibitors，ChEI）能减少 ACh 的降解，是目前最为成功的胆碱能神经功能增强剂。美国 FDA 已批准多奈哌齐（donepezil，安理申）、利斯的明（rivastiminern，卡巴拉汀）、他克林（tacrine，四氢氨基丫啶）、加兰他敏（galanthamine）4 种胆碱酯酶抑制剂用于治疗 AD。我国也成功开发了胆碱酯酶抑制剂石杉碱甲（huperzine A）用于治疗 AD。

①多奈哌齐：为哌啶衍生物，是全球应用最广的抗 AD 药物。此药对 AChE 的抑制作用强，而对丁酰胆碱酯酶的抑制作用弱，具有高度选择性和可逆性，血浆消除半衰期长（约 70 小时），明显抑制脑组织中的 AChE，提高脑内 ACh 水平，但对心脏（心肌）或小肠（平滑肌）中的 AChE 无抑制作用。此药用于轻、中度 AD 的治疗，可改善 AD 患者认知和记忆功能。常见的副作用是恶心、呕吐、腹泻、肌痉挛、疲乏、厌食和失眠等，无明显肝毒性。

②利斯的明：为毒扁豆碱的氨基甲酸衍生物，口服吸收迅速完全，主要通过 AChE 水解代谢，90% 以上的代谢产物经肾脏排泄。此药易透过血脑屏障，血浆半衰期短（约 1 小时），能选择性地抑制皮层和海马 AChE，对纹状体、脑桥及周围组织 AChE 抑制作用较弱。对轻、中度 AD 的认知功能损害有显著改善作用。不良反应小，无明显肝毒性。

③他克林：这是美国 FDA 批准的第一个用于治疗 AD 的药物，是一种可逆性的中枢胆碱酯酶抑制剂，作用持续时间长。脂溶性高，极易透过血脑屏障。另外，他克林还可直接作用于 M 受体及 N 受体，且对 M 受体的亲和力是对 N 受体亲和力的 100 倍，并能促进 ACh 的释放。他克林的主要不良反应是肝毒性和胃肠道反应，尤其是引起转氨酶（ALT 和 AST）水平升高，多数患者停药后可恢复。消化系统症状包括恶心、呕吐、腹泻、消化不良、厌食和体重下降等。

④加兰他敏：是一种可逆性的脑胆碱酯酶抑制剂。其疗效与他克林相似，但无肝毒性。其对神经元的 AChE 有高度选择性，抑制神经元及红细胞 AChE 的能力要比抑制血液中丁酰胆碱酯酶的能力强 50 倍，是 AChE 竞争性抑制剂。加兰他敏片的生物利用度高，

耐受性好，毒副作用低，可长期服用。

⑤石杉碱甲：是我国研制成功的一种天然、可逆性、高选择性胆碱酯酶抑制剂，具有显著改善记忆和认知功能的作用，临床上用于治疗 AD 和单纯性记忆障碍。副作用少，但有严重心动过缓及低血压者不宜使用。

⑥美曲磷酯（metrifonate，敌百虫）：是一种有机磷化合物，20 世纪 80 年代被用来治疗 AD，是目前用于治疗 AD 的唯一以无活性前药形式存在的 AChE 抑制药，服用数小时后转化为敌敌畏（DDVP）。敌敌畏能不可逆性地抑制 AChE，减少脑内 ACh 水解，特别是使海马中 ACh 含量明显升高，可使记忆力显著改善。

⑦庚烯毒扁豆碱（heptylstigmine MF201，L－693487，eptastigmine）：是一种毒扁豆碱的衍生物，抑制胆碱酯酶作用强而持久。对啮齿类和灵长类动物的认知能力均有改善作用。

（2）促进 ACh 合成和释放的药物。

① 胆碱和卵磷脂：为合成 ACh 的原料。补充胆碱和卵磷脂的目的是为了增加 ACh 的合成，但到目前为止众多的临床试验结果并不令人满意。

② 促 ACh 释放的药物：恩丹西酮（ondansetron）是选择性 $5-HT_3$ 受体阻断剂，能增加大脑皮层突触前膜释放 ACh，但临床研究结果未显示有抗 AD 作用。其他还有一些促 ACh 释放的药物，如扎考比利（zacopride）、利诺吡啶（linopirdine）、S－8510 等正处在临床前或临床研究阶段。

（3）ACh 受体激动剂。

① M_1 受体激动剂。占诺美林（xanomeline）为甲基哌啶类化合物的衍生物。口服易透过血脑屏障，作用时间适中，对 $M_2 \sim M_5$ 受体作用很弱，而与海马、纹状体等部位的 M_1 受体有很高亲和力，对脑干 M_2 受体和外周 M_3 受体影响很少，是目前发现的选择性最高的 M_1 受体激动剂之一，对 AD 患者的认知能力和动作行为有明显改善。

Sabcomedine 为高选择性 M_1 受体激动剂，对 M_1 受体的选择性比对 M_2 受体的选择性高 100 倍以上。能逆转多巴胺诱导的认知缺陷，提高认知能力。其安全性高、耐受性好。患者服用 4 周后即见效。常见不良反应为出汗。SR－46659A 为正在开发的苯达吗啉的衍生物，对 M_1 受体选择性高，对心脏组织 M_2 受体的亲和力仅为 M_1 受体的 1/6。此外，还有多种 M_1 胆碱受体激动剂正处于临床研究阶段。

② M_2 受体拮抗剂。胆碱能神经突触前膜 M_2 受体负反馈调节 ACh 释放。选择性阻断胆碱能神经突触前膜 M_2 受体可以促进 ACh 的释放，发挥抗 AD 作用。

③ 中枢 N 受体激动剂。AD 病人皮层额叶、海马和尾状核等脑区的 N 受体数量降低。动物实验研究显示，烟碱能改善记忆障碍和预防神经细胞缺失。但 N 受体激动剂的选择性低，有严重的外周副作用，极易引起消化和心血管系统的不良反应。目前一些中枢 N 受体激动剂正在研究之中。

（二）帕金森症

帕金森症（Parkinson's disease，PD），又称震颤麻痹（paralysis agitans），是神经系统常见的一种慢性进行性运动障碍性疾病，临床症状主要为肌肉震颤、僵硬、运动困难、姿势和运动平衡失调，少数患者有记忆障碍和痴呆。

1. 发病机制

PD 的发病原因除少数与基因突变有关外，大部分原因不明。PD 的病理生理机制目前比较公认的是黑质—纹状体多巴胺（dopamine，DA）能神经与胆碱能神经功能失衡学说。黑质中多巴胺能神经元发出上行纤维投射到纹状体（尾核和壳核），其末梢与尾核—壳核神经元形成突触，以 DA 为神经递质，对纹状体 GABA 能投射性神经元起抑制作用。纹状体内的胆碱能神经元，与尾核—壳核神经元形成的突触，以 ACh 为递质，对纹状体 GABA 能投射性神经元起兴奋作用。正常时两种递质的作用互相对抗，处于平衡状态，共同调节纹状体 GABA 能投射性神经元的活动，从而调节机体的运动功能。PD 患者因黑质病变，DA 合成减少，使纹状体内 DA 含量降低，造成黑质—纹状体通路多巴胺能神经功能减弱，胆碱能神经功能相对增强，致使锥体外系功能失调，发生震颤麻痹症。

2. 降低中枢胆碱能神经功能的抗 PD 药物

经典的抗 PD 策略主要有：①补充脑内 DA 含量或激动 DA 受体；②使用中枢抗胆碱药物。其总体目标是恢复多巴胺能和胆碱能神经系统功能的平衡。目前治疗 PD 的药物有抗胆碱药物、拟多巴胺类药物、多巴胺受体激动剂、单胺氧化酶抑制剂、儿茶酚—氧位—甲基转移酶抑制剂。其中抗胆碱药物是最早发现的治疗 PD 的有效药物，已有 100 多年的应用历史。其作用机制如下：①通过阻断中枢 M 受体而降低胆碱能突触传递，其抗中枢 ACh 的作用较强，而抗外周 ACh 的作用较弱。②能减少突触前膜对多巴胺的重摄取，并促进多巴胺能神经传递，从而起到调节纹状体内多巴胺与 ACh 平衡的作用，发挥抗 PD 作用。临床实践证明，抗胆碱药物对轻症病人，或因毒副作用、禁忌症而不能应用左旋多巴（L-dopa）的患者以及左旋多巴治疗无效的患者是首选药，而且对控制 PD 的震颤特别有效。在用左旋多巴治疗有效的患者中，有半数以上的患者在加用抗胆碱药物后，症状可进一步改善。抗胆碱药物对缓解抗精神病药物引起的帕金森症也有一定的疗效。天然的 M 受体阻断剂（如阿托品、东莨菪碱等）都有抗 PD 作用，但因其外周副反应较大，已不常用。目前临床上主要应用人工合成的产品，如安坦（artane）、卡马特灵（kemadrin）、安克痉（akineton）等。它们的优点是提高中枢 M 受体阻断作用，而对外周组织中的 M 受体阻断作用减弱，因此，抗 PD 作用更强，毒、副作用更小。最近动物实验研究显示，选择性中枢 N 受体激动剂（如 SIB21508Y）与小剂量左旋多巴合用可以提高动物的认知和运动功能，单独应用则没有明显的抗 PD 作用。

（三）重症肌无力

重症肌无力（myasthenia gravis）是一种慢性自身免疫性疾病，因神经肌肉接头间传递功能障碍引起骨骼肌进行性肌收缩无力，表现为眼睑下垂，肢体无力，咀嚼和吞咽困难，休息后可以恢复，严重时可致呼吸困难。约 85% 的患者血清中存在抗 N_2 受体抗体，这种抗体是在机体发生自身免疫反应过程中形成的，通过封闭 N_2 受体而阻碍 ACh 与 N_2 受体结合，抑制骨骼肌兴奋，出现肌无力症状。临床上主要采用抗胆碱酯酶药物提高局部 ACh 浓度以治疗重症肌无力。新斯的明为可逆性胆碱酯酶抑制剂，能减少 ACh 灭活而表现出 M 样和 N 样作用，其中对骨骼肌的兴奋作用最强，是目前治疗重症肌无力最有效的药物。新斯的明除了通过抑制胆碱酯酶提高突触间隙 ACh 浓度外，还可以促进运动神经末梢释放 ACh。对骨骼肌运动终板上的 N_2 受体也有直接兴奋作用。临床上使用时应注意掌握剂量，以防用药剂量过大，引起“胆碱能危象”（cholinergic crisis），表现出 M 样和 N 样症状，并加重肌无力。

（四）精神分裂症

精神分裂症（schizophrenia）是一类以思维、情感、行为活动紊乱，精神活动与环境不协调为特征的精神性疾病，多发于青壮年。精神分裂症除阳性症状（幻觉、妄想等）和阴性症状（情感淡漠、主动性缺乏等）外，还存在第三类症状，即认知功能损害。至少 85% 的精神分裂症患者存在持久而严重的认知损害，特别是在注意、言语记忆和执行功能方面。近年来，胆碱能神经在精神分裂症发生发展中的作用备受关注。有人认为精神分裂症是由于脑干嘴部胆碱能神经过度活化，导致腹侧被盖区和黑质区多巴胺能神经元的过度活化，进而阻碍皮质—纹状体—丘脑反馈回路，引发精神活动异常。精神分裂症患者的躯体症状以及关于胆碱受体的神经影像检查、神经药理研究和尸解分析都支持 ACh 参与精神分裂症的病理生理过程。特别是患者中枢胆碱受体的变化更有力地说明了胆碱能神经功能改变对于精神分裂症的病理生理进程起着重要的作用。目前，关于含 α_7 的 N 受体（α_7 受体）与精神分裂症的关系研究报道较多，但尚未形成定论。临床研究显示，α_7 受体部分激动剂 DMXB - A 对精神分裂症患者认知功能无明显改善作用，但高剂量可显著改善患者的阴性症状。还有烟碱贴片能显著改善精神分裂症患者的注意力。关于不含 α_7 的 N 受体与精神分裂症的关系研究报道较少。提高突触内 ACh 水平以及激活 α_7 或 $\alpha_4\beta_2$ 受体可能有益于精神分裂症的治疗。临床研究还显示，精神分裂症患者皮层 M_1 受体减少，且具有诊断特异性，而海马区 M_4 受体减少。临床上采用 M_1/M_4 受体激动剂占诺美林治疗精神分裂症取得满意疗效，但长期应用时，患者的耐受性还有待进一步确认。其他的 M_1 和 M_4 受体激动剂的抗精神分裂症作用也在研究之中。精神分裂症患者脑内胆碱酯酶未发现有特异性改变，但临床上一些胆碱酯酶抑制剂如加兰他敏、利斯的明、多奈哌齐等常作为精神分裂症的辅助治疗药物。小规模临床研究证实，利斯的明辅助性的治疗可以显著提高精神分裂症患者的生活质量和认知功能。

（洪浩）

参考文献

1. 李云庆．神经解剖学．西安：第四军医大学出版社，2006.

2. 韩济生．神经科学原理（第 3 版）．北京：北京大学医学出版社，2009.

3. 张庆柱．基础神经药理学．北京：人民卫生出版社，2009.

4. Brown DA, Brown DA. Muscarinic acetylcholine receptors (mAChRs) in the nervous system: Some functions and mechanisms. *Journal of Molecular Neuroscience*, 2010, 41 (3): 340 – 346.

5. Mufson EJ, Counts SE, Perez SE, et al. Cholinergic system during the progression of Alzheimer's disease: Therapeutic implications. *Expert Review of Neurotherapeutics*, 2008, 8 (11): 1703 – 1718.

6. Francis PT, Perry EK. Cholinergic and other neurotransmitter mechanisms in Parkinson's

disease, Parkinson's disease dementia, and dementia with Lewy bodies. *Movement Disorders*, 2007, 22 (Suppl 17): S351 -357.

7. Brenner T, Nizri E, Irony - Tur - Sinai M, et al. Acetylcholinesterase inhibitors and cholinergic modulation in myasthenia gravis and neuroinflammation. *Journal of Neuroimmunology*, 2008, 201 -202: 121 -127.

8. Scarr E, Dean B. Role of the cholinergic system in the pathology and treatment of schizophrenia. *Expert Review of Neurotherapeutics*, 2009, 9 (1): 73 -86.

第五章　氨基酸类递质

中枢神经系统经典的小分子神经递质如乙酰胆碱和单胺类只占脑类细胞间信使中的一小部分，除乙酰胆碱外对神经元大都起抑制作用，因此必然有其他兴奋性递质。有学者注意到某些氨基酸，如谷氨酸（glutamate，Glu）、γ-氨基丁酸（γ-aminobutyric acid，GABA）、甘氨酸（glycine，Gly）等在中枢的突触传递中起着神经递质的作用。由于这些氨基酸都参与生化代谢，如 Glu 参与蛋白质的合成，它既是 GABA 的前体，也是三羧酸循环的有关部分，因而很难确定它们在神经元中是神经递质还是代谢产物。直至 1971 年，Wofsey 等发现脑组织具有高亲和性 Glu 摄取机制，能够破坏脑内某些神经通路，不仅使这些氨基酸含量减少，高亲和力摄取能力也逐渐丧失，从而对 Glu 的研究有了重大突破。随着选择性激动剂和兴奋剂的发现，以及电生理、分子生物学等新技术的应用，GABA 和 Glu 在 20 世纪 70 年代后分别被确立为中枢神经系统最主要的抑制性神经递质和兴奋性神经递质。

哺乳动物中枢神经系统内的氨基酸根据其作用分为两大类：一类为兴奋性氨基酸，如 Glu、天冬氨酸（aspartate）、半胱氨酸（cysteine）等,使突触后膜产生兴奋性突触后电位，神经元去极化；另一类为抑制性氨基酸，如 GABA、Gly、牛磺酸（taurine）、β-丙氨酸（β-alanine）等，使突触后膜产生抑制性突触后电位，神经元超级化。

一、兴奋性氨基酸——Glu

（一）分布

Glu 和天冬氨酸是中枢神经系统中重要的兴奋性神经递质，主要分布于大脑皮质、海马、小脑和纹状体，但是各脑区之间的差别很少超过两倍（表 5-1）。这可能一方面是因为利用这些氨基酸作递质的神经元分布广泛，另一方面是它们的含量中大部分是代谢物的缘故。在脊髓上看到这两种氨基酸的分布有较大区别：Glu 背根多于腹根，背部灰质多于腹部灰质；而天冬氨酸腹部灰质多于背部灰质。因此有人认为 Glu 是初级传入纤维的兴奋性递质，而天冬氨酸是中间神经元的兴奋性递质。阻断主动脉血流导致脊髓中间神经元死亡，引起天冬氨酸含量下降而 Glu 含量不变也支持了这一观点。根据高亲和性摄取放射自显影和神经通路损毁及电刺激氨基酸释放等研究，现在已经基本可以确定哪些通路是 Glu 能或天冬氨酸能的通路，哪些是两种可能都有的通路。

表5-1 人脑各区 Glu、谷氨酰胺和天冬氨酸的浓度（μmol/g 湿重）

区域	Glu	谷氨酰胺	天冬氨酸
额叶	8.93	3.84	1.92
颞叶	10.78	4.41	1.89
枕叶	8.64	3.75	2.56
小脑	9.64	5.17	2.29
胼胝体	5.54	2.56	1.16
丘脑	8.37	3.70	2.48
壳/苍白球	10.54	3.72	1.84
尾核	10.48	3.18	1.30
杏仁	9.36	4.65	1.73
黑质	5.08	2.65	2.59
红核	4.95	2.38	1.96
下丘脑	5.77	3.23	2.26

（二）生物合成与代谢

1. 生物合成

Glu 不能透过血脑屏障，脑内有合成 Glu 的酶系统。目前已知 Glu 在脑内合成主要有以下两条途径：①经三羧酸循环由 α-酮戊二酸在转氨酶的作用下生成，需维生素 B_6 作为催化剂。该途径合成所需的时间较长，而且由于三羧酸循环在线粒体内进行，合成的 Glu 需要进行运输，因此主要与代谢作用有关（图5-1）。②神经胶质细胞具有很强的氨基酸摄取能力，由于它含有谷氨酰胺合成酶，能将摄取的 Glu 转化为谷氨酰胺。后者再转运到神经末梢中经谷氨酰胺酶脱氨成 Glu。该途径称为神经元和胶质细胞之间的“谷氨酸—谷氨酰胺循环”（glutamate-glutamine cycle）。用［^{14}C］谷氨酰胺或［^{14}C］葡萄糖与脑薄片培育，发现海马穿通通路纤维中80%的 Glu 来自谷氨酰胺，因此有人认为谷氨酰胺是神经末梢 Glu 递质的主要来源（图5-2）。

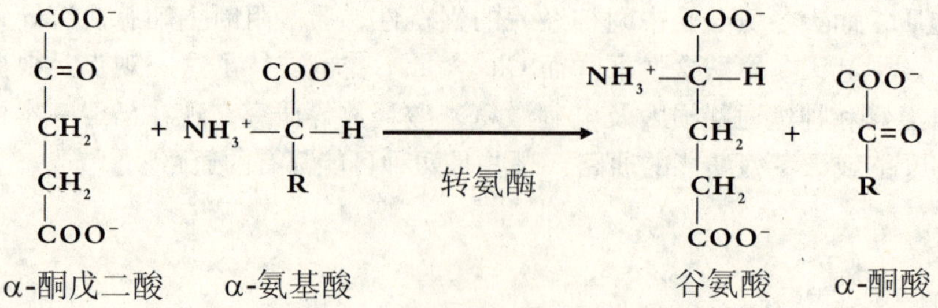

图5-1 α-酮戊二酸形成谷氨酸

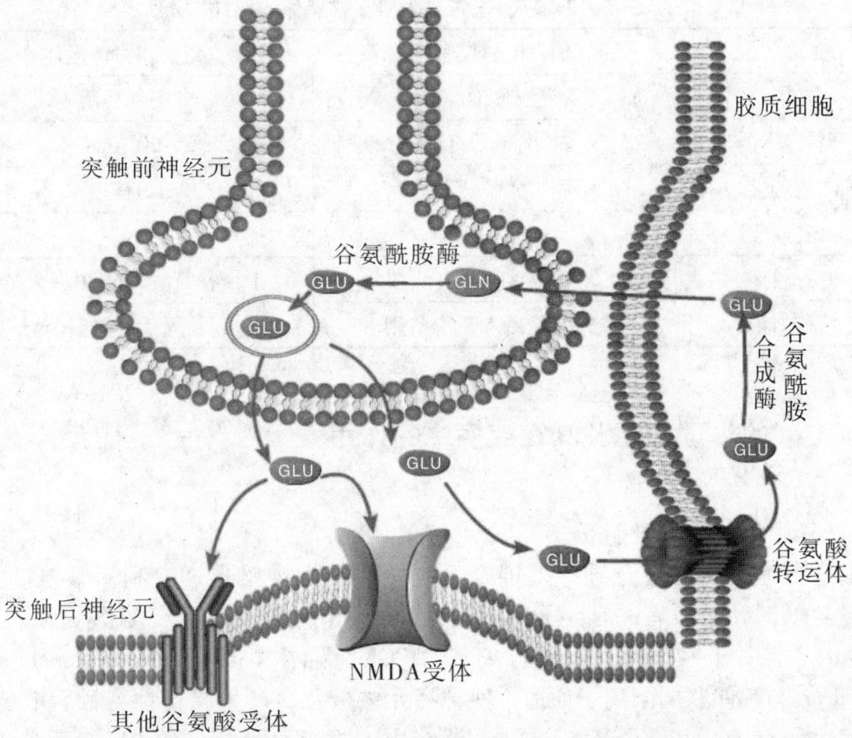

图 5-2　谷氨酰胺形成谷氨酸及谷氨酸—谷氨酰胺循环

GLU：Glu；GLN：谷氨酰胺。（引自 Rodrigo R & Felipo V. *Frontiers Bioscience*，2007）

2. 贮存、释放和灭活

Glu 贮存于神经末梢囊泡中。当神经冲动传至 Glu 能神经末梢时，囊泡贮存的 Glu 以胞吐的方式释放。

神经末梢、突触后神经元及神经胶质细胞都有高、低亲和性的两种摄取。Glu 递质灭活的机制是重摄取，主要依赖于高亲和力 Glu 转运体（glutamate transporters，GluTs），亦即依赖于兴奋性氨基酸转运体（excitatory amino acid transporters，EAATs）来实现。该转运体是生电性的，以细胞外 Na^+ 和 K^+ 的浓度梯度为能源，在摄取 1 分子 Glu 和 3 个 Na^+ 时，向胞外排出 1 个 K^+。EAATs 有 5 种亚基（$EAAT_{1\sim5}$），$EAAT_1$ 和 $EAAT_2$ 分布于星形胶质细胞，$EAAT_3$ 分布于神经元，$EAAT_4$ 分布于小脑 Purkinje 细胞，而 $EAAT_5$ 则分布于视网膜。$EAAT_1$ 和 $EAAT_3$ 调节并维持细胞外液中 Glu 浓度的恒定，$EAAT_2$ 在 Glu 灭活机制中起主要作用。

低亲和力的摄取是由突触末梢囊泡膜上的 Glu 转运体（vesicular glutamate transporters，VGluTs）来完成的，防止释放出来的氨基酸弥散到其他神经元。目前还没有找到兴奋性氨基酸的摄取阻断剂。

高、低亲和力 Glu 转运体的比较见表 5-2。

表5-2 高、低亲和力Glu转运体的比较

	低亲和力转运体	高亲和力转运体
分布	突触囊泡膜	突触质膜
亲和性（K_m）	1.6 mmol/L	2~20 μmol/L
Na^+依赖性	无	有
Cl^-依赖性	有	无
专一性	L-谷氨酸	L，D-谷氨酸、L，D-天冬氨酸
生理功能	将谷氨酸摄入囊泡备用	灭活谷氨酸

（三）Glu的生理功能及其在疾病中的作用

1. 生理功能

（1）介导中枢兴奋性突触传递。

Glu的主要生理功能是介导中枢神经系统的兴奋性突触传递。利用微电泳技术发现Glu或天冬氨酸对几乎所有的神经元有兴奋作用，Glu的作用比天冬氨酸更强。神经末梢释放的Glu，作用于突触后膜上的离子型Glu受体（ionotropic glutamate receptors，iGluRs），开放与其偶联的阳离子通道，使神经元去极化，产生兴奋性突触后电位（excitatory postsynaptic potential，EPSP）。这种兴奋作用的特点是作用强（10^{-5} mol/L即有效）、作用开始快消失也快（整个时程仅数十毫秒）、河豚毒不能阻断。细胞内记录证明膜电阻下降，Na^+通透性增加。

Glu还作用于代谢型Glu受体（metabotropic glutamate receptors，mGluRs），通过胞内信号转导途径（G蛋白→胞内第二信使→蛋白磷酸化），调节突触前递质的释放和突触后神经元的兴奋性。

（2）诱导神经元可塑性。

在发育、脑损伤和学习记忆过程中，神经元能够不断地重新成形，这种改变能力称为可塑性。其中最重要的是突触的可塑性。它以突触的长时程变化为特征，包括长时程增强（long-term potentiation，LTP）和长时程抑制（long-term depression，LTD）。Glu及其受体在LTP和LTD的诱导和维持中起着关键作用，如海马LTP的诱导在CA1区和齿状回依赖于iGluRs中的N-甲基-D-天冬氨酸（N-methyl-D-aspartic acid，NMDA）受体，而在CA3区则依赖于mGluRs受体。

2. Glu的神经毒性

突触间隙中Glu浓度过高时可对神经元产生明显的毒性反应，导致神经元的退化、衰老及死亡。主要机制是由于过多的Glu导致Glu受体（尤其是NMDA受体）的功能过度活跃，Na^+和Ca^{2+}内流过多而引起膜内外离子失衡，激活神经毒性信号转导途径，最终引起神经元坏死或凋亡。如脑缺血性疾病，缺血/缺氧以及低血糖使神经元能量代谢障碍，抑制Na^+/K^+/ATP酶，神经元去极化引起Glu囊泡释放；且胞外高K^+逆转EAATs的运转，将Glu自胞浆运至胞外，造成神经元过度兴奋而死亡。

（四）Glu受体及其信号转导机制

Glu受体分为两类：①离子型受体（ionotropic glutamate receptors，iGluRs），包括

N－甲基－D－天冬氨酸受体（N－methyl－D－aspartic acid receptors，NMDAR）、海人藻酸受体（kainic acid receptor，KAR）和α－氨基－3－羟基－5－甲基－4－噁唑丙酸受体（α－amino－3－hydroxy－5－methyl－4－isoxazolepropionic acid receptor，AMPAR），它们与阳离子通道偶联，形成受体通道复合物，介导快信号传递。KAR 和 AMPAR 合称非 NMDAR；②代谢型受体（metabotropic glutamate receptors，mGluRs），它与膜内 G 蛋白偶联，这些受体被激活后通过 G 蛋白效应酶、胞内第二信使等组成的信号转导系统起作用，产生较缓慢的生理反应。Glu 受体分类如图 5－3 所示。

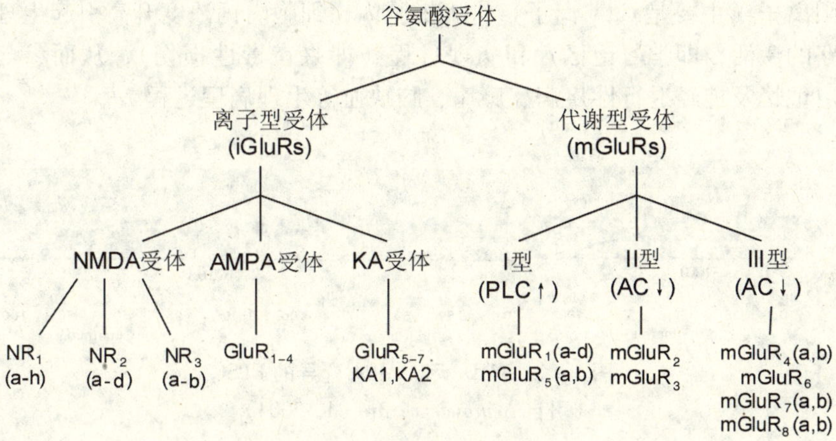

图 5－3　谷氨酸受体分类

（仿自 Watkins JC，Jane DE. *British Journal of Pharmaeology*，2006）

1. 离子型受体

（1）NMDA 受体（NRs）。

① 分子结构。

NMDA 受体是目前已知的 Glu 受体类型中研究最为深入的一种，根据其选择性激动剂 NMDA 而命名。NMDA 受体结构包含由不同亚基构成的异四聚体（heterotetramers），其组成亚基有 NR_1、NR_2 和 NR_3 3 种。NR_1 有 8 种亚单位［NR_1（a－h）］，NR_2 有 4 种亚单位 NR_2（a－d），NR_3 有两种亚单位 NR_3（a，b）。不同的亚单位来源于同一基因，只是由于剪切部位的不同而生成。中枢神经系统内 NMDA 受体由两个 NR_1 和两个 NR_2 亚基，或由两个 NR_1、一个 NR_2 和一个 NR_3 亚基构成。

②NRs 信号转导及其功能。

NMDA 受体是一种独特的双重门控通道（doubly gated channel）。NMDA 受体激活引起 Ca^{2+}、Na^+ 内流，K^+ 外流，形成兴奋性突触后电流（excitatory postsynaptic current，EPSC）慢成分。该慢成分的特点是：10 毫秒内达到峰值，衰减过程用二次指数曲线拟合，时间常数为 50 毫秒和 250 毫秒。EPSC 包含两种成分：AMPA 受体介导的快成分（见 AMPA 受体部分）及 NMDA 介导的慢成分（图 5－4）。

NMDA 受体具有以下生理特性：a. 受配体和膜电位的双重调节。与 NMDA 受体偶联的离子通道被 Mg^{2+} 以电压依赖性的方式阻断，因此 NMDA 受体—通道只在结合 Glu，并伴随突触后神经元去极化的条件下开放。这一特性使 NMDA 受体成为检测突触前 Glu 释放与突触后神经元去极化是否有联系的“重合检测器”（coincidence detector），能对两种输入信号进行整合，改变突触传递效能。b. NMDA 受体介导 EPSC 慢成分，有利于突触后神经元进行时间整合。c. NMDA 受体激活时大量 Ca^{2+} 内流，Ca^{2+} 是哺乳动物胞内重要的第二信使，可激活多种 Ca^{2+} 依赖性酶和离子通道，从而通过不同的信号转导系统产生复杂的生理效应。d. NMDA 受体的激活条件比较特殊，需要同时结合 Glu 和 Gly（或 D－丝氨酸），每个 NMDA 受体上含有两个 Glu 和两个 Gly 结合识别位点，Glu 和 Gly 均是受体的特异性激活剂（图 5－5）。以上这些特性使得 NMDA 受体具备重要的整合能力，在许多复杂的生理反应和中枢神经系统疾病的发病机制中起关键性作用。NMDA 受体被激活时，阳离子（主要是 Ca^{2+} 离子）进入细胞内，细胞内钙浓度升高引起生理效应（胞内信号通路的激活，即学习记忆）和病理过程（即兴奋毒性损伤），从而参与突触的可塑性、学习记忆及神经退行性疾病、癫痫、脑缺血等生理病理过程。

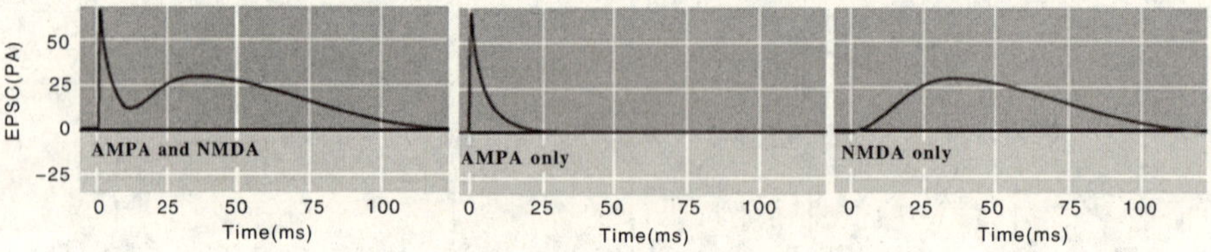

图 5－4　NMDA 和 AMPA 介导的 EPSC

（引自 *Neuroscience*. 3rd ed，2004）

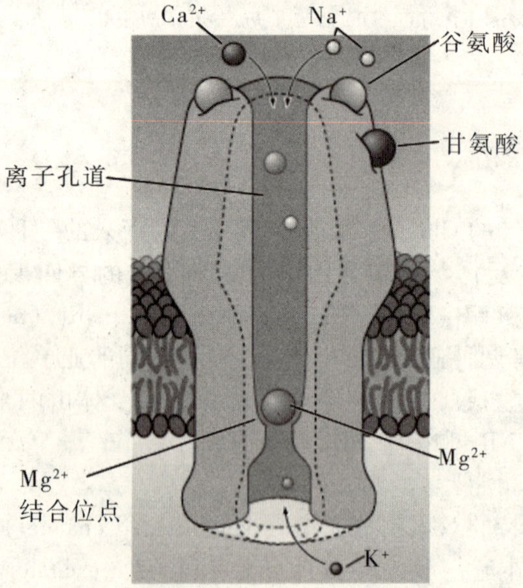

图 5－5　NMDA 受体结构及药物结合位点

（引自 *Neuroscience*. 3rd ed，2004）

（2）AMPA 受体。

①分子结构。

AMPA 受体最初被称为使君子氨酸受体（quisqualic acid receptor），后根据其选择性激动剂 α－氨基－3－羟基－5－甲基－4－噁唑丙酸（α－amino－3－hydroxy－5－methyl－4－isoxazolepropionic acid，AMPA）而命名。AMPA 受体家族包括 4 个结构极为相似的亚基（$GluR_{1\sim4}$），每种亚基约含 900 个氨基酸残基，各亚基的氨基酸序列的同源性高达 70%。由于氨基酸残基的疏水性分布，在靠近羧基端的部分构成 4 个跨膜区。脑内 AMPA 受体是由 4 种亚基形成的五聚体，各亚基的 DNA 编码在翻译后要经过如磷酸化、糖基化等的修饰。这些修饰是通道功能的重要调节方式，通过不同亚基间的组装、选择性基因的结合和转录前 mRNA 的编辑等方式来实现受体功能的多样性。

②AMPA 受体信号转导及其功能。

AMPA 受体介导 EPSC 快成分（上升时程 200 微秒，衰减时间常数为 1～3 毫秒），在中枢神经元之间传递“点对点”的快速兴奋性信号（图 5－4）。根据对 Ca^{2+} 是否有通透性，AMPA 受体分为：a. 仅对 Na^{+} 和 K^{+} 有通透性，单通道电导值小，脑内大多数 AMPA 受体属于此类；b. 通透 $Na^{+}/K^{+}/Ca^{2+}$，单通道电导值较大，分布于运动神经元、海马和杏仁核的中间神经元。通透 Ca^{2+} 的 AMPA 受体在神经元发育及突触可塑性过程中起重要作用，也参与中风、癫痫、毒品成瘾等的发病机制。

NMDA 受体在后膜上相对稳定，而 AMPA 受体在膜上的含量可变，甚至有部分突触后膜不含 AMPA 受体，且 AMPA 受体的变化也与突触的活性有关。以往的研究发现对突触后膜上的 AMPA 受体数目进行调控是进行突触可塑性改变的有效途径，改变的时程可以维持一段时间，因此可能与大脑的认知功能有关。因为受体本身太小，用显微镜难以观测，制约了 AMPA 受体在细胞膜上的分布及功能的研究。Borgdorff 和 Choquet 将抗体用乳胶颗粒交联在受体上，从而可以在显微镜下直接观察受体的活动。用这种方法发现 AMPA 受体的活动在随意移动和限制位置移动之间变化，当受体靠近突触时往往限制位置移动；更令人感兴趣的是，这种 AMPA 受体侧向移动活性受调控突触强度的信号所调节，局部的 Ca^{2+} 浓度增加则突触活性增强，同时 AMPA 也在此位置聚集增加。Helmut Kessels 等也发现，AMPA 受体功能的发挥与细胞内 AMPA 受体的数量无关，而与该受体在细胞膜表面上的位置有关。以上研究发现了 AMPA 受体在到达突触之前的行为，为 AMPA 受体活性的研究开辟了新的途径。

（3）KA 受体。

①分子结构。

KA 受体是根据激动剂海人藻酸（kainic acid，KA）命名的，分布于各类神经元的突触前末梢、突触后膜及突触外区域。在大鼠中通过分子克隆技术，已发现 5 种 KA 受体亚型（$GluR_{5\sim7}$、KA－1、KA－2）。利用逆转录 PCR 及膜片钳技术揭示 KA 受体是由同类的不同亚基组成的异质组合体，亚基的组成影响着受体的功能和药理学特性。研究表明，$GluR_{5\sim7}$ 和 KA－1 或 KA－2 亚基形成的异聚性受体有功能，并具有不同的药理学特性。而 KA－1 和 KA－2 亚基单独表达产生高亲和性 KA 结合蛋白，但无受体功能。

②KA 受体信号转导及其功能。

KA 受体的经典信号转导途径是诱发由 $Na^{+}/K^{+}/Ca^{2+}$ 介导的内向电流，使神经元去极化。KA 受体亦可通过 G 蛋白—磷脂酶 C（phospholipase C，PLC）—蛋白激酶 C（protein kinase C，PKC）信号转导途径产生效应，但其中间环节尚待确定。KA 受体主要功能是抑制神经递质释放（抑制 Glu 释放使突触后膜神经元兴奋性降低，而抑制 GABA 释放则致突触后膜神经元兴奋）。

2. 代谢型受体

代谢型 Glu 受体（mGLuRs）主要分布于突触前末梢和突触周围，通过 G 蛋白偶联，调节细胞内第二信使的产生而导致代谢改变，从而调节兴奋性突触传递及神经元可塑性。

（1）mGLuRs 分类与分子结构。

mGLuRs 有 8 种不同的亚基（$mGluR_{1\sim8}$），根据氨基酸序列的同源性、药理学特征和信号转导机制的不同将其分为 3 种类型：Ⅰ型包括 $mGluR_1$ 和 $mGluR_5$；Ⅱ型包括 $mGluR_2$ 和 $mGluR_3$；Ⅲ型包括 $mGluR_4$、$mGluR_6$、$mGluR_7$ 和 $mGluR_8$。一些受体亚型由于剪接变体的存在又分为几种亚亚型，如 $mGluR_1$ 可以分为 a、b、c 和 d 等（图 5－3）。

脑内 mGLuRs 是由两个相同亚基构成的二聚体，可以分为 3 部分：细胞外区域、7 次跨膜区和细胞内部分。细胞外区域还可以进一步分为配体结合区和半胱氨酸丰富区（图 5－6）。此外，在 CA1 区的突触后膜上，Ⅰ型 mGluRs 排列于靠近 NMDA 受体的部位，且两部分是通过一分子骨架交联在一起的。这种结构分布在突触的传递和可塑性中有重要作用。

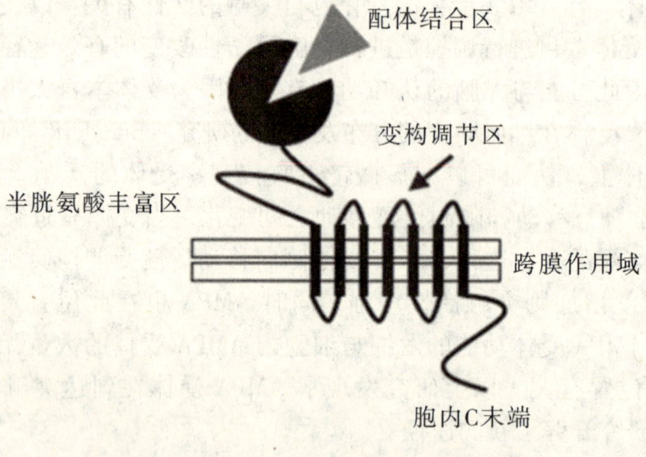

图 5－6　代谢型 Glu 受体结构及药物作用位点

（仿自 Kew JNC，Kemp JA. *Psychopharmacology*，2005）

（2）mGLuRs 信号转导及其功能。

Ⅰ型 mGluRs 主要通过 Gq/G11 活化磷脂酶 C（PLC），水解磷脂酰肌醇（PI）为三磷酸肌醇（IP3）和二酰甘油（DAG），动员胞内钙库的释放，并激活蛋白激酶 C（PKC）。此外，$mGluR_1$ 可刺激 cAMP 生成和花生四烯酸释放，而 $mGluR_5$ 无此作用；Ⅱ、Ⅲ型则通过 Gi/Go 蛋白抑制腺苷酸环化酶系统（AC），减少胞内 cAMP 从而起到抑制作用。不同类型的 mGluRs 可产生多样的电生理效应，包括抑制 K^+、Ca^{2+} 电流；激活 K^+、Ca^{2+} 电流和非选择性阳离子电流，介导兴奋性慢突触后电流等。

（五）以 Glu 受体为作用靶点的药物

1. 作用于离子型 Glu 受体的药物

（1）NMDA 受体的调节剂。

①激动剂：多种内源性物质，如 Glu、天冬氨酸、半胱氨酸、Gly、D－丝氨酸、喹啉酸和高磺基丙氨酸等均可增强 NMDA 受体的作用，这些激动剂对 NMDA 受体亚型无选择性。其中 Glu 是哺乳动物脑内最强有力的激动剂，较人工合成的选择性激动剂 NMDA 作用强 30 倍左右。NMDA 不能被 EAATs 摄取。

②拮抗剂：分为竞争性拮抗剂和非竞争性拮抗剂。其中竞争性拮抗剂是通过与 Glu 竞争结合位点而阻断其作用，如 D－2－氨基－5－膦酸基戊酸（D－2－amino－5－phosphonopentanoate，D－AP5，APⅤ）和 CGS19755 对 NMDA 受体有选择性，而 PEAQX 和 PPDA 对 NMDA 受体的亚型具有选择性。非竞争性拮抗剂通过阻塞通道而抑制离子流，其中作用最强的是 MK－801（dizolocipine）。此外还有 phencyclidine（PCP）、氯胺酮、美金刚等。

（2）AMPA 受体的调节剂。

①激动剂：如使君子氨酸、AMPA、ACPA 等。后两者是使君子氨酸的结构修饰产物，更具有选择性，主要用于实验研究。

②拮抗剂：竞争性拮抗剂有 NBQX、YM872、ZK200775，对 AMPA 受体有较高的选择性；CNQX、DNQX 选择性低，对 AMPA 受体和 KA 受体均有作用。非竞争性拮抗剂包括 2，3－苯二氮䓬类化合物（GYKI52466、GYKI53784、GYKI53773）和喹唑啉酮衍生物（CP－465022、CP－526427）两类，主要作用于 Glu 结合位点和跨膜区的链接部，对 AMPA 受体有高选择性。

（3）KA 受体的调节剂。

①激动剂：早在 1974 年就有人发现海人藻酸全身或脑室内及脑组织内注射都可引起惊厥。组织学检查证明注射部位神经元都死亡退化而穿越该部位的神经纤维不受影响，证明这种损毁作用是海人藻酸引起神经元持久去极化所致，因此被用作选择性损毁神经细胞的工具药。ATPA 和 LY339434 对含 GluR5 亚基的 KA 受体选择性高，SYM2081 对含 GluR5 和 GluR6 亚基的 KA 受体有选择性。

②拮抗剂：竞争性拮抗剂 CNQX 和 NBQX 选择性低；非竞争性拮抗剂 LY382884、UBP296、NS3763 等对含 GluR5 亚基的 KA 受体选择性高。

上述的外源性离子型 Glu 受体的兴奋剂和拮抗剂为研究氨基酸递质的功能提供了方便，是兴奋性氨基酸研究中的一大进展，新的调节剂仍在不断发现之中。

2. 作用于代谢型 Glu 受体的药物

（1）激动剂：Ⅰ型 mGluR 受体的激动剂有（S）－DHPG 和 CHPG；DCG－IV、LY354740 和 LY404039 可激动Ⅱ型 mGluR 受体；（S）－AP4、（R，S）－PPG 和 S－DCPG 是Ⅲ型 mGluR 受体的激动剂。

（2）拮抗剂：Ⅰ型 mGluR 受体的拮抗剂有（S）－4CPG、LY367385 和 AIDA；LY341495 对Ⅱ型 mGluR 受体具有强效的拮抗作用；Ⅲ型 mGluR 受体无选择性拮抗剂。

二、抑制性氨基酸——GABA

GABA 的发现已有百余年的历史。1950 年，Roberts 和 Awapara 分别在脑内发现 GABA。1953 年，Florey 从哺乳动物脑组织中提取到一种抑制甲壳类神经肌肉传递的物质，称为 1 因子（factor 1），后证明主要是 GABA。1963 年，Kravitz 等发现甲壳类抑制性神经中 GABA 含量为兴奋性神经的 12 倍。1966 年，Otsuka 等刺激甲壳类抑制性神经导致 GABA 释放，由此确定 GABA 为甲壳类的抑制性递质。哺乳动物方面，1966 年，Krnjevic 证明 GABA 引起猫皮质神经元超极化，其平衡电位与抑制性突触后电位（inhibitory postsynaptic potential，IPSP）相同，都是氯离子通道开放所致。1969 年，Obata 刺激小脑 Purkinje 细胞，从第四脑室灌流液中找到释放的 GABA。1970 年，Curtis 报道荷包牡丹碱（bicuculline）可以阻断 GABA 及 IPSP。1970 年，Fonnum 切断 Purkinje 细胞轴索使末梢 GABA 及 Glu 脱羧酶（glutamic acid decarboxylase，GAD）减少。1974 年，Roberts 提纯了 GAD，制成 GAD 抗体并进行免疫组织化学研究，能精确显示 GABA 神经元的分布。GABA 作为哺乳动物中枢神经系统的抑制性递质至此确立。

（一）分布

GABA 主要存在于脑内，体内其他组织中很少。脑内不同区域含量上的差别不如单胺类明显。GABA 含量、GABA 特异性摄取及 GAD 活力的分布大致平行（表 5－3）。黑质—纹状体系统含量最高，动物死后 5 分钟由于 GAD 活力上升而使 GABA 含量增加 30%。

表 5－3　GABA 及 GAD 在猴脑各区的分布

脑区	GABA 浓度（μmol/g 组织）	^{3}H－GABA 结合（fmol/mg 蛋白）	^{3}H－GABA 摄取（fmol/mg 蛋白）	GAD 活力（nmol/min·mg 蛋白）
黑质	9.7	1.14	587	6.06
苍白球	9.5	2.00	852	
下丘脑	6.2	0.41	787	6.20
壳核	3.6	2.37	299	4.25
脑桥底	3.3	0.20	158	2.52
尾核	3.2	2.52	339	4.25
枕叶	2.7	0.66		
颞叶	2.3	0.06	270	2.52
额叶	2.1	1.53		3.52
小脑皮质	2.0	1.72	229	
脊髓		0.08	150	
嗅球		0.04	232	3.25

脑内含有 GABA 的神经元称为 GABA 能神经元，约占脑内神经元总数的 20%，多数为中间神经元，穿插在 Glu 能神经元构成的回路中，构成前馈性或反馈性抑制，调节回路的兴奋水平。此外，在皮层、海马、下丘脑等脑区的 GABA 能神经元中，GABA 与其他经典递质如多巴胺、Glu、ACh、5-HT 等共存，并一起释放。这种方式可精确调节突触传递的效能，在生理活动或病理过程中有重要意义。

（二）生物合成与代谢

1. 生物合成与降解

GABA 不能透过血脑屏障，只能在中枢合成由 Glu 经谷氨酸脱羧酶（GAD）催化脱羧成 GABA。Glu 来自"谷氨酸—谷氨酰胺循环"。GAD 存在于突触体中，分子量 14 万，由两个亚基组成，以 Vitamin B_6（磷酸吡哆醛，VitB_6）为辅基。该生物合成过程使得中枢主要的兴奋性神经递质 Glu 生成主要的抑制性神经递质 GABA（图 5-7）。

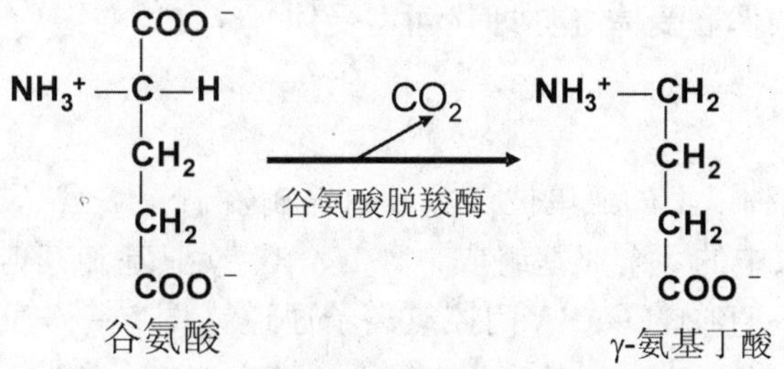

图 5-7 谷氨酸脱羧形成 γ-氨基丁酸

GAD 活力随神经系统发育而上升，出生后 30 日达到正常值。生理情况下 GAD 与 Vit B_6 松弛地相连，小儿缺乏 VitB_6 易发生惊厥。ATP 阻止它们紧密结合。Huntington 氏舞蹈症及帕金森症患者有关脑区 GAD 活力降低。GAD 活力测定及免疫组织化学证实 GAD 特异性很高，因而 GAD 是 GABA 阳性神经元的标志酶（marker enzyme）。GAD 的抑制剂有 L-谷氨酰-γ-肼、烯丙基 Gly 和 3-巯基丙酸。

GABA 降解发生在胶质细胞和神经元中。GABA 由 GABA 转氨酶（GABA-transaminase, GABA-T）催化产生丁二酸半醛（succinic semialdehyde, SSA），后者再由丁二酸半醛脱氢酶（succinic semialdehyde dehydrogenase, SSADH）催化生成丁二酸，因此与三羧酸循环相连。GABA-T 分布很广，脑外组织中亦有，存在于线粒体内，分子量 10 万，由两个亚基组成，亦以 VitB_6 为辅酶。GABA-T 抑制剂有氨氧基乙酸（AOAA）、γ-乙烯-GABA、γ-乙炔-GABA、Gabaculine。SSADH 活力很高，丁二酰半醛迅速转变为丁二酸，因而很难测出。SSADH 也存在于线粒体内，分子量为 1.4 万，由两个亚基组成，以 NAD 为辅酶。

2. 摄取

摄取在 GABA 灭活中占重要地位。释放至突触间隙的 GABA 被神经末梢及神经胶质细胞的 GABA 转运体（GABA transporters, GATs）摄取，重新进入突触囊泡，或在线粒体中降解。高亲和性摄取为 GABA 能神经末梢所特有，因此用 [^{3}H] GABA 摄取后作放射自显影可以标记出 GABA 能神经的分布。GABA 摄取抑制剂有四氢烟酸（guvacine）、哌啶酸（nipecotic acid）。

（三）生理功能

GABA 是中枢神经系统主要的抑制性递质。刺激中枢神经元输入纤维，先诱导 EPSP 及动作电位，继而激活 GABA 能中间神经元释放 GABA，产生 IPSP。经典的 GABA 受体就是阴离子通道（主要是氯通道），氯通道开放引起氯离子内流，对突触后神经元造成超极化，产生抑制效应。

GABA 能系统异常、GAD 活力降低可造成一些神经精神性疾病，如癫痫、神经退行性疾病和精神分裂症等。

（四）GABA 受体及其信号转导机制

GABA 受体被分为 3 种亚型：$GABA_A$ 受体、$GABA_B$ 受体和 $GABA_C$ 受体。脑内主要是 $GABA_A$ 受体，$GABA_B$ 受体较少，$GABA_C$ 受体目前仅在视网膜中被发现。$GABA_A$、$GABA_C$ 亚型受体属于配体门控离子通道（亦即离子型受体），与氯通道偶联；而 $GABA_B$ 亚型受体则属于 G 蛋白偶联受体（亦即代谢型受体）。

1. $GABA_A$ 受体

（1）分子结构。

$GABA_A$ 受体有 16 种以上的亚单位（如 $\alpha_{1\sim6}$、$\beta_{1\sim3}$、$\gamma_{1\sim3}$、δ、ε、π、θ 等）。由镶嵌在神经细胞膜双脂质层中的 5 个亚基组成，含 α、β、γ 亚基和其他另外两种亚基，其中心部位形成一个 0.5nm 直径的 GABA 门控氯离子通道（图 5－8）。离子型 GABA 受体含有 5 个配体结合点：GABA 结合位点、苯二氮䓬类结合位点、印防己毒素结合位点、巴比妥盐类结合位点及甾类化合物结合位点。不同的亚基组装的受体具有脑区和神经元的特异性表达，及特异的药理学/电生理学特性和功能。

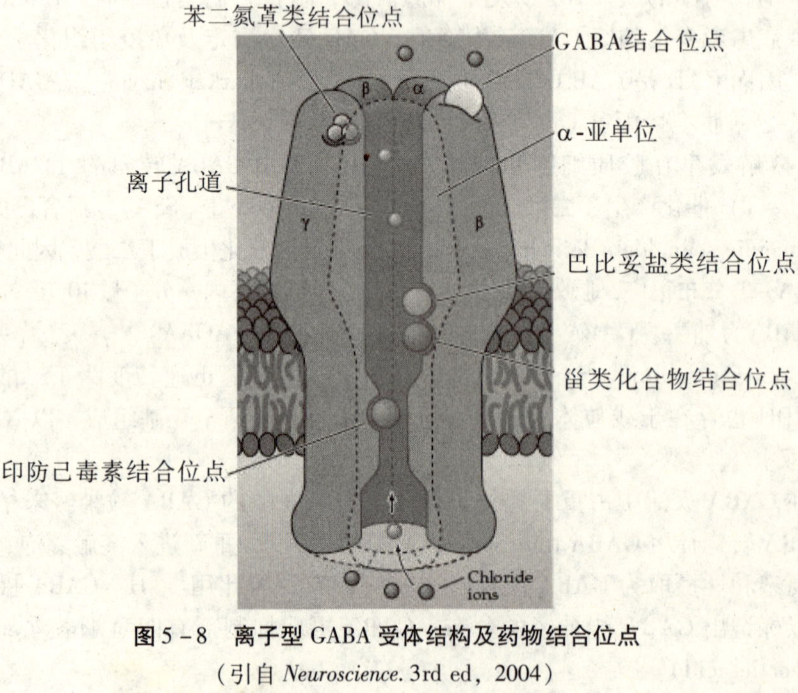

图 5－8　离子型 GABA 受体结构及药物结合位点

（引自 *Neuroscience*. 3rd ed，2004）

（2）信号转导及其功能。

$GABA_A$ 受体是哺乳动物中枢神经系统内含量最多、最重要也是研究最为深入的 GABA 受体，为门控氯离子通道，介导脑内大多数快速突触抑制。同时也是镇静催眠药和一些抗癫痫药的作用靶点。如 GABA 作用于 GABA 识别位点，引起突触后膜氯离子通道开放，氯离子内流产生抑制性突触后电位。苯二氮䓬类识别位点和巴比妥盐类识别位点是变构调节位点，一些化合物可作用于这些位点，增加氯离子通道开放的频率，延长开放时间，从而产生镇静、催眠、抗惊厥或麻醉效应。印防己毒素是 $GABA_A$ 受体非竞争性拮抗剂，起关闭氯离子通道阻断 GABA 受体的作用。类固醇等甾类化合物结合相应位点，选择性调节 $GABA_A$ 受体功能。

2. $GABA_B$ **受体**

（1）分子结构。

1981 年，Bowery 等发现一种 GABA 受体对荷包牡丹碱不敏感，但可被巴氯芬（baclofen）选择性激活。因而把以前发现的 GABA 受体称为 $GABA_A$ 亚型受体，把新发现的 GABA 受体称为 $GABA_B$ 亚型受体。$GABA_B$ 受体属于 G 蛋白偶联受体家族的 C 家族，具有 7 次跨膜结构，N 端位于胞外，C 端位于胞内。$GABA_B$ 受体有两个重要的结构域——胞外的捕蝇草模块（VFT，负责与 GABA 结合）及 7 次螺旋跨膜结构域（HD，负责 G 蛋白的激活）。

$GABA_A$ 和 $GABA_B$ 亚型受体的分布亦不相同。小脑颗粒细胞只有 $GABA_A$ 亚型受体，而中脑脚间核主要含 $GABA_B$ 亚型受体。脊髓背角 Ⅰ ~ Ⅳ层 $GABA_B$ 多，而 $GABA_A$ 分布均匀。初级传入纤维 50% 含 $GABA_A$ 亚型受体，50% 含 $GABA_B$ 亚型受体。

（2）信号转导及其功能。

$GABA_B$ 受体存在于神经元的突触前及突触后部位，介导慢的抑制性效应。位于突触前的 $GABA_B$ 受体被激活后，主要通过偶联 Gi/Go 型蛋白而阻滞钙通道，减少钙内流，抑制兴奋性递质的释放；位于突触后膜的 $GABA_B$ 受体被激活后，可通过 G 蛋白偶联增强钾电导，增加钾外流，产生晚 IPSP。

$GABA_A$ 与 $GABA_B$ 亚型受体结合受到三磷酸鸟苷的干扰，提示与腺苷酸环化酶有关。$GABA_B$ 亚型受体激动剂巴氯芬本身不增加 cAMP 含量，但与 β－肾上腺素受体激动剂合用可以大大增强后者升高 cAMP 含量的作用。

3. $GABA_C$ **受体**

$GABA_C$ 受体是近年来发现的一种离子型 GABA 受体，主要存在于视网膜。存在单一类型的亚基（ρ1 ~3）。$GABA_C$ 受体由 5 个亚基构成，氯通道位于中央。虽然 $GABA_C$ 受体与 $GABA_A$ 受体同属配体门控氯通道，但药理学和电生理学特性却不尽相同。$GABA_C$ 受体可被低浓度 GABA 激活，产生低幅度慢电流，单通道电导值仅 7 pS，对荷包牡丹碱和印防已毒素不敏感。

（五）以 GABA 受体为作用靶点的药物

1. 作用于 $GABA_A$ 受体的药物

（1）激动剂。

一般研究 GABA 受体激动剂生理效应时多采用微电泳技术。我国周廷冲等（1981）

创造了一种简单的蚯蚓背肌生物检定法，抑制性氨基酸如 GABA 使肌肉松弛，兴奋性氨基酸如 Glu 则使肌肉收缩。

结构较固定的 GABA 受体激动剂作用更专一、更强，因而用作与 GABA 受体结合的配体或作为摄取的标记。其中最常用的是 GABA、蝇蕈醇（muscimol）、4，5，6，7－四氢异噁（5，4－C）－吡啶酮－3－醇（THIP）。全身给药时蝇蕈醇毒性较大，而 THIP 毒性较低，对脑组织的穿透能力较强，价钱也比较便宜，因此作为 GABA 受体激动剂的 THIP 更为常用。

巴比妥盐类药物是 $GABA_A$ 受体的变构调节剂。直接作用于氯离子通道，使氯离子通道的开放时间延长，因而使 GABA 引起的 IPSP 大大延长。

苯二氮䓬类是临床上常用的抗焦虑药（axiolytics），有镇静、抗惊厥、催眠作用。常用的苯二氮䓬有利眠宁、安定、去甲氧安定、硝基安定和氟硝基安定。苯二氮䓬类药物也是 $GABA_A$ 受体的变构调节剂。与巴比妥盐类延长氯通道开放时间不同，苯二氮䓬类药物通过增加 $GABA_A$ 受体—通道的开放频率，不改变开放时间和单通道电流幅度，而增强 $GABA_A$ 受体介导的反应。

Polc 等（1974）根据安定明显加强突触前抑制而提出安定的作用原理是增强 GABA 能传递。苯二氮䓬类的这种作用与它的抗焦虑作用强度相平行。苯二氮䓬类不仅加强 GABA 能的突触前抑制，亦加强其突触后抑制。

生化实验亦证明苯二氮䓬类增强 GABA 与其受体的结合。1977 年，Möhler 和 Braestrup 发现脑内有苯二氮䓬受体（BZ receptor），其分布有特异性，从而掀起了寻找 BZ 受体内源性配体的高潮。先后提出 BZ 受体的内源性配体有次黄嘌呤、β－咔啉－3－羧酸（β－carboline－3－carboxylic acid，β－CC）和丙基－β－咔啉－3－羧酸（propyl－β－carboline－3－carboxylic acid），其中 β－CC 是从 1 800 例健康人尿中分离得来的，常以乙酯形式存在。它取代［^{3}H］安定受体结合的 IC_{50} 为 5 nmol/L，但不能取代 GABA、多巴胺、去甲肾上腺素、阿片及 5－羟色胺的受体结合。β－CC 在分布上也有特异性，小脑含量为海马的 4～5 倍。β－CC 的作用与安定相反，因此是 BZ 受体的反相激动剂（inverse agonist）。

GABA 受体—氯离子通道—BZ 受体复合物（GABA receptor－Cl^-－channel－BZ receptor complex）：根据 GABA、巴比妥盐类及苯二氮䓬类互相协同的紧密关系，逐步形成了 GABA 受体、氯离子通道和 BZ 受体组成超分子功能单位的概念。GABA 是 GABA 受体的激动剂，bicuculline 是 GABA 受体的竞争性拮抗剂。GABA 受体激动可以打开氯离子通道。巴比妥盐类直接作用于氯离子通道，使通道打开的时间延长，而印防己毒作用于氯离子通道是使通道关闭。苯二氮䓬类作用于 BZ 受体以协同 GABA 的作用。根据 McBurney（1983）单通道记录的分析，巴比妥盐类使单个氯离子通道打开的时间延长，而苯二氮䓬类使 GABA 打开氯离子通道的频率增加，但不延长每次氯离子通道打开的时间。最近的研究证明 GABA 受体、氯离子通道和 BZ 受体实际上是同一个蛋白质小区域的功能表现。

Guidotti 等（1978）发现当突触后膜受体制备若先经去垢剂 triton X－100 处理，GABA 与受体结合的能力大增，进一步研究发现原来的受体制备中有一种耐热的酸性蛋白抑制着 GABA 与其受体的结合，因此称这种蛋白为 GABA 调制蛋白（GABA－modulin），并提出了一种 GABA 受体超分子功能单位的设想（图 5－8）。苯二氮䓬类与 BZ 受体结合可以改变 GABA 调制蛋白的构象，从而解除后者对 GABA 和受体结合的阻碍性影响而加强 GABA 能传递。但是能重复 GABA 调制蛋白的实验室较少，尚未被大家所接受。Guidotti 等新近找到一种内源性的安定结合抑制剂（diazepam binding inhibitor，DBI），是一种蛋白质。

最近关于 BZ 受体的研究进一步深入，Sieghart 与 Karobath 将 ^{3}H－氟硝基安定（^{3}H－FNM）与脑匀浆受体结合，经紫外光照射，［^{3}H］－FNM 与 BZ 受体可形成共价键，经电泳发现结合的蛋白有 51 000 分子量和 55 000 分子量两种。51 000 以小脑最高，几乎全是这一种，而海马、纹状体、伏核则兼有 51 000 及 55 000 两种。现证明 51 000 是 BZ_1 型受体，而 55 000 是 BZ_2 型受体。BZ_1 型是高亲和性受体，BZ_2 型是低亲和性受体。前者主要位于突触后，后者主要位于突触前。BZ_1 型与抗惊厥、抗焦虑有关，CL218872 是它的选择性激动剂，有抗惊厥、抗焦虑作用而无镇静作用。BZ_2 型与镇静有关，目前还没有选择性激动剂。

苯二氮䓬类的选择性拮抗剂也已发现，可以选择性地翻转苯二氮䓬类及反相激动剂 β－CC 的药理作用而不影响其他药物。$R_0$15－1788 就是其中一种，它本身具有苯二氮䓬结构。这种 BZ 选择性拮抗剂不仅可以解救 BZ 类过量中毒，而且可能有助于研究内源性 BZ 配体，如同纳洛酮在内阿片肽研究中发挥的作用一样。

除以上药物外，酒精、一些吸入性麻醉药如氟烷等、神经甾体激素类等也可不同程度地激活和调节 $GABA_A$ 受体。

（2）拮抗剂。

我国的邹冈等于 1964 年在中国生理学会首先报道荷包牡丹碱除惊厥及复苏作用外还有拮抗 GABA 的作用。由于当时《生理学报》停刊未能及时正式发表。1970 年，Curtis 等证实荷包牡丹碱是 GABA 选择性拮抗剂，发表于美国《自然》杂志，并同期刊登关于该发现的重要性评论。后荷包牡丹碱广泛用作分析 GABA 能传递的工具药，被称为“神经生理学家的重要武器”。荷包牡丹碱与 GABA 竞争同一结合部位，受体结合实验常用碘甲基 bicuculline。GABA 打开氯离子通道，而 bicuculline 翻转这种作用。

印防已毒素（picrotoxin）又称苦味毒，它也可以阻断 GABA 的作用，但并不与 GABA 竞争同一结合部位，而是直接作用于氯离子通道使它不能打开，因此它是 GABA 不可逆的阻断剂。印防已毒素是印防已毒内酯（picrotoxinin）和印防已苦内酯（picrotin）混合物的总称。在单通道记录中，印防已毒素缩短 GABA 诱发单通道电流的平均开放时间，而不改变单通道的电流幅度，还可阻滞巴比妥盐类药物诱发的通道开放。

2. 作用于 $GABA_B$ 受体的药物

（1）激动剂：选择性激动剂有巴氯芬、3－APPA、3－APMPA。

（2）拮抗剂：phaclofen、saclofen、2－OH－saclofen、CGP35384、CGP36742 等。

3. 作用于 $GABA_C$ 受体的药物

（1）激动剂：GABA、顺式－4－氨基丁烯酸（CACA）、反式－4－氨基丁烯酸（TACA）等。

（2）拮抗剂：TPMPA、3－APMPA、THIP 等。

三、抑制性氨基酸——Gly

Gly 在脊髓中含量较高，对脊髓及低位脑干神经元有抑制作用，对皮质神经元无作用。微电泳引起脊髓运动神经元超极化，亦系打开氯离子通道，平衡电位与IPSP相同。士的宁可以阻断Gly的作用和IPSP，对GABA引起的超极化无效。[^{3}H]士的宁与脊髓突触膜制备有高亲和性的结合，并与Gly竞争同一结合部位。阻断主动脉血流引起脊髓中间神经元死亡，Gly含量亦明显下降。因此Gly作为脊髓中间神经元抑制性递质的条件已具备。破伤风毒素抑制Gly释放而导致脊髓性强直性惊厥。

Gly受体激动剂按强度依次为Gly > 丙氨酸 > 牛磺酸。士的宁为其竞争性抑制剂，印防己毒素、硫酸孕烯诺龙、5-HT_3受体阻断剂托烷司琼、秋水仙碱等为非竞争性抑制剂。Zn^{2+}可作为Gly受体变构调节剂，并具有二重性作用，在浓度为1~10 mol/L时可增强Gly受体反应，而浓度超过100 mol/L时产生抑制作用，是Gly受体的内源性调制物。

（朱林燕）

参考文献

1. 张庆柱. 基础神经药理学. 北京：人民卫生出版社，2009.

2. Dale Purves 等. *Neuroscience*（第3版）. Sunderland，Mass：Sinaner Associates，Publishers，2004.

3. 邹冈. 基础神经药理学（第2版）. 北京：科学出版社，1999.

4. Borgdorff AJ，Choquet D. Regulation of AMPA receptor lateral movements. *Nature*，2002，417（6889）：649-653.

5. Bowery NG，Smart TG. GABA and glycine as neurotransmitters：A brief history. *Br J of Pharmacol*，2006，147（Suppl 1）：S109-119.

6. Kessels HW，Kopec CD，Klein ME，et al. Roles of stargazin and phosphorylation in the control of AMPA receptor subcellular distribution. *Nat Neurosci*，2009，12（7）：888-896.

7. Kew JNC，Kemp JA. Ionotropic and metabotropic glutamate receptor structure and pharmacology. *Psychopharmacology*，2005，179（1）：4-29.

8. Rodrigo R，Felipo V. Control of brain glutamine synthesis by NMDA receptors. *Frontiers Bioscience*，2007，12：883-890.

9. Stadtman ER. The story of glutamine synthetase regulation. *J Biol Chem*，2001，276（48）：44357-44364.

10. Watkins JC，Jane DE. The glutamate story. *Br J of Pharmacol*，2006，147（Suppl 1）：S100-108.

第六章 神经肽

一、神经肽的发展简史

神经肽（neuropeptide）的研究是目前神经生物学中发展最迅速、成果最丰富的一个重要领域。最早被发现的神经肽是P物质（substance P，SP）。1931年，Von Euler和Gaddum从哺乳动物的肠及脑组织中提取出一种能收缩肠道平滑肌和舒张血管、降低血压的粉末状物质，从而将这一粉末状物质命名为P物质，1936年确定为肽，但由于多肽化学尚未发展，几十年间其分子结构一直未能阐明，因而并没有引起人们真正的关注。20世纪50年代，Du Vigneaud从下丘脑神经细胞中分离纯化出垂体后叶加压素（vasopressin，VP）和催产素（oxytocin，OT），并测定了结构，发现它们都是含有9个氨基酸的多肽，继而人工合成成功，这是最早弄清分子结构的神经肽，但当时只知道它们是从神经细胞分泌的激素，而不知道它们也是神经肽。

20世纪60年代，意大利学者Erspamer开创了软体动物和两栖类动物皮肤活性肽的研究，随着Berson和Yalow创造了获得诺贝尔奖的放射免疫分析方法，使得体内含量极微的神经肽得以测出，才发现这些肽也存在于哺乳动物脑内或在脑内也可找到它们的结构类似物。到60年代后期，人们发现VP和OT是由下丘脑大脑神经分泌细胞分泌的，而小分泌细胞分泌的激素也是多肽类物质，由此开始出现神经肽的概念，这些都是神经肽研究的先驱工作。

直到20世纪70年代，由于多肽化学、多肽放射免疫测定和免疫组织化学技术的发展，使得神经肽研究的时机成熟。Harris奠定的下丘脑控制垂体前体的学说促使人们去分离各种释放激素，从而带来了一个神经肽研究的蓬勃发展时期。1931年发现的SP在这个时期得以分离纯化，并阐明其分子结构为含11个氨基酸的多肽；同时，促甲状腺激素释放激素（thyrotropin releasing hormone，TRH）、促黄体素释放激素（luteining hormone releasing hormone，LHRH）、生长抑素（somatostatin，SS）等也得以一一阐明。TRH结构的阐明是这一新时代到来的标志，内源性阿片肽（endogenous opioid peptides）的发现大大加速了这一进程。大量的研究资料表明，脑内肽能神经元不一定都是神经分泌性神经元，分泌的多肽类物质也不一定是起内分泌作用的神经激素，更多地可能与神经信息传递或突触调制功能有关。因而人们逐渐认识到，神经激素这一名词已不能代表这些肽类物质的全部含义，由此人们把这种既有神经激素样作用，又具有神经元信息传递作用的物质称为神经肽。

随着蛋白质化学的进步，基因工程技术和克隆技术的出现，对生长抑素的研究取得了新的突破，神经肽的研究得以蓬勃发展。降钙素基因相关肽（calcitonin - gene related peptide，CGRP）就是基因重组技术的典范。目前，神经肽研究已成为神经生物学中最活跃的领域之一，已发现上百种神经肽，但这个数目仍只占总神经肽数的一小部分，因此神经肽的研究还只是刚刚拉开序幕。

二、神经肽的概念和分类

生物体内存在着许多种多肽类生物活性物质，它们在机体内是传递信息的重要化学信使，并参与功能代谢的调节和器官功能活动的协调，神经肽即属于这些多肽类物质。神经肽是指生物体内主要起传递信息作用的内源性活性多肽，主要分布在神经组织，也存在于其他组织内，是一类特殊的信息物质。其特点是含量低、活性高、作用广泛而复杂，在体内调节多种多样的生理功能，如痛觉、睡眠、情绪、学习与记忆乃至神经系统本身的分化和发育都受神经肽的调节，同时还起着生长因子、营养因子等局部信息分子的作用。研究发现在植物、真菌乃至细菌体内都有神经肽的存在，可见其是生物进化过程中一类比较古老的信息分子。

根据分布部位不同，神经肽分别发挥着神经递质、神经调质和激素的作用。神经肽的分类方法很多，通常按发现部位将它们分类（表6－1）。

表6－1　神经肽的分类

类别	全名	简称
下丘脑释放激素（releasing hormones of hypothalamus）	促肾上腺皮质激素释放因子，corticotropin－releasing factor	CRF
	生长激素释放因子，growth hormone releasing factor	GHRF
	生长抑素，somatostatin	SS（SOM）
	促黄体生成素释放激素，luteining hormone releasing hormone	LHRH
	促甲状腺素释放激素，thyrotropin releasing hormone	TRH
	神经压素，neurotensin	NT
垂体激素（pituitary hormone）	血管升压素（抗利尿激素），vasopressin（antiuretic hormone）	VP（AUH）
	催产素，oxytocin	OT
	促肾上腺皮质激素，corticotropin	ACTH
	α－促黑素，α－melano－cyte－stimulating hormone	α－MSH
	生长激素，growth hormone（somatotropin）	GH
脑—肠肽（brain－gut peptide）	胆囊收缩素，cholecystokinin	CCK
	甘丙肽，galanin	GAL
	神经降压肽，neurotensin	NT
	神经肽Y，neuropeptide Y	NPY
	P物质，substance P	SP
	血管活性肠肽，vasoactive intestinal peptide	VIP
	胃泌素，gastrin	GAS
	促胃泌素释放肽，gastrin releasing peptide	GRP
	蛙皮素，bombesin	Bom

（续上表）

类别	全名	简称
内源性阿片肽（endogenous opioid peptides）	甲硫氨酸—脑啡肽，methionine - enkephalin 亮氨酸—脑啡肽，leucin - enkephalin α - 内啡肽，α - endorphin β - 内啡肽，β - endorphin γ - 内啡肽，γ - endorphin δ - 内啡肽，δ - endorphin 强啡肽 A1 ~ 8，dynorphin A1 ~ 8 强啡肽 A1 ~ 17，dynorphin A1 ~ 17 强啡肽 B1 ~ 13，dynorphin B1 ~ 13 强啡肽 B32，dynorphin B32	M - ENK L - ENK α - EP β - EP γ - EP δ - EP DynA1 - 8 DynA1 ~ 17 DynB DynB32
其他肽类（other peptides）	血管紧张素，angiotensin 缓激肽，braelykinin 降钙素，calcitonin 降钙素基因相关肽，calcitonin - gene related peptide 内皮素，endothelin	Ang BK CT CGRP ET

三、神经肽的生物合成与代谢

经典神经递质在神经末梢合成，生成较快。神经肽类的合成与经典神经递质不同，它们经过 DNA 转录为 mRNA，再以 mRNA 为模板在胞体的核糖体上将氨基酸组合成无活性的前体大分子，经酶切等翻译后加工形成有活性的神经肽。合成神经肽的大分子前体为前肽原，前肽原中含有多个活性片段，它们可被内蛋白酶识别并切割以释放肽原，关键性的内蛋白酶有激素原转换酶 1 和 2 两种（prohormone convertase 1 and 2，PC1 & PC2）。其切割产物进一步经外肽酶和一些修饰酶加工产生生物活性肽。因为蛋白质水解加工步骤和 RNA 剪接的组织特异性，一种前肽原常可形成数种不同的生物活性神经肽。来自同一前体的多种神经肽是否具有功能联系随具体情况而异，如前阿黑皮素（POMC）派生出的 β - 内啡肽属阿片肽，而派生出的 ACTH 和 α - MSH 在脑内反而有抗阿片的作用。

综上所述，神经肽的合成是一个由多种酶参与的多步骤过程，因此改变这些酶促反应的药物将成为有效的治疗制剂。PC1 和 PC2 是催化肽原加工的限制酶，它们仅表达于脑部和神经内分泌组织，这与它们对神经肽功能的影响较局限相一致，提示作用于这些酶的药物不易产生不良反应。例如，血管紧张素转化酶抑制剂卡托普利是一类作用于肽加工酶的药物，可用于高血压的治疗。

利用外周神经系统的实验标本，发现电刺激频率必须足够高才能引起其所含的神经肽释放，而单个或低频率刺激即可释放所含的经典神经递质，另一方面高频率刺激引起的神经肽释放不及经典神经递质释放持久，换言之，神经肽比较容易耗竭。这些结果均提示神经肽与经典神经递质的释放机制可能不同。与经典神经递质不同，神经肽的转录、翻译和翻译后加工是在胞体和轴突完成，合成后储存于高尔基体致密中心大囊泡［神经末梢含有两种囊泡，一种是直径为 30 ~ 40 nm 的突触囊泡（synaptic vesicle），另一种是直径大于 70 nm 的大致密核心囊泡（large dense - core vesicle）。前者只含经典神经递质，后者含神经肽及经典神经递质］，经装配后再转运至突触。神经肽可与其他肽类、经典神经递质和其他神经信使共存于大囊泡中。与经典神经递质释放方式不同，大囊泡中神经肽的胞吐释放只需要较低的 Ca^{2+} 浓度就可持续增高。神经肽释放后可通过旁分泌作用于邻近细胞，也可作用于自身细胞。神经肽一般是在突触持续活动时释放，因此在突触受强烈刺激下，神经肽可通过正反馈或负反馈调节突触的功能。

经典神经递质可被重摄取再利用；而神经肽一般没有重摄取且主要靠酶解失活，体内多种氨肽酶、梭肽酶和内切酶可使神经肽降解而失活。神经肽释放后的酶降解在少数情况也可能是活性增强，如血管紧张素（AT）经血管紧张素转化酶形成 AT Ⅱ，其缩血管活性增强。寻找能选择性识别某一神经肽的降解酶，对设计用特异性的酶抑制剂来选择性地影响某种神经肽的降解作用具有重要意义。多数神经肽解剖定位不与相应受体分布密切相关，这种神经肽与受体分布的不匹配充分体现了神经解剖学的复杂性。

四、神经肽的作用及特点

神经肽数目惊人，结构迥异，作用亦十分复杂。同一神经肽可分别作为神经递质、神经调质和激素发挥作用；同一神经肽作用于不同部位会产生不同的效应，如强啡肤在脊髓有镇痛作用，但在脑内不但没有镇痛作用反而有抗吗啡镇痛作用；神经肽与经典神经递质之间的区别就是前者一般为大分子的多肽，而后者多为小分子物质，如有的递质就是氨基酸本身；神经肽一般与神经递质共同参与对机体的调节，而这种共同作用可使神经调节更精确、功能更完善。神经肽还具有功能多样性的特点，表现为一种神经肽有多个功能；同一神经肽的功能因剂量、作用部位和动物种属不同，作用也不同。神经肽功能多样性导致神经肽研究的难度大，能透过血脑屏障的神经肽激动剂和拮抗剂很少，这也给神经肽功能的研究带来困难。

用神经肽作用原理分析得比较清楚的一个例子是牛蛙交感神经节中的 LHRH，现以此来说明。这是 Kuffler 生前最后一项研究，是与华裔科学家詹裕农（Yuh - Nung Jan）、叶公杼（Lily Yeh Jan）夫妇合作的。牛蛙交感神经节的特点是在第 9 和第 10 节中，两类节后神经元 B 细胞及 C 细胞的节前神经支配是分开的（图 6 - 1）。刺激第 7 和第 8 对脊神经可以在 C 细胞记录到 3 种兴奋性突触后电位，即快 EPSP、慢 EPSP 及迟慢 EPSP。前两种分别为烟碱样胆碱阻断剂双氢 - β - 刺桐定（dihydro - β - erythroidine）及毒蕈碱样胆碱阻断剂阿托品所阻断。刺激第 7 对交感神经节以上的交感链在 B 细胞可记录到快 EPSP、慢 EPSP，而不能引起迟慢 EPSP。切断第 7 对交感神经节以上的交感链，刺激第 7、第 8 对脊神经仍可在 B 细胞记录到迟慢 EPSP，说明有一种细胞间信使弥散到 B 细胞。现已证明它就是 LHRH，因为：①LHRH 存在于节前末梢；②LHRH 可被电刺激或高钾离子释放，而且这种释放依赖于钙离子；③LHRH 的拮抗剂（$D - pGlu^{1}$，$D - Phe^{2}$，$D - Trp^{3,6}$）- LHRH 可以阻断电刺激或微电泳引起的迟慢 EPSP；④无论是电刺激还是微电泳

LHRH 所引起的迟慢 EPSP 的离子基础都相同，都是使 I_M 失活。

LHRH 传递有如下特点：作用缓慢而持久，因为没有有效的灭活机制，如酶降解或重摄取，因而可以弥散几十微米，通过非突触的联系作用于临近细胞发挥非突触性神经分泌效应。说明神经肽作用的特异性要由受体的特定分布来保证，这或许可以解释为什么需要这么多的神经肽。

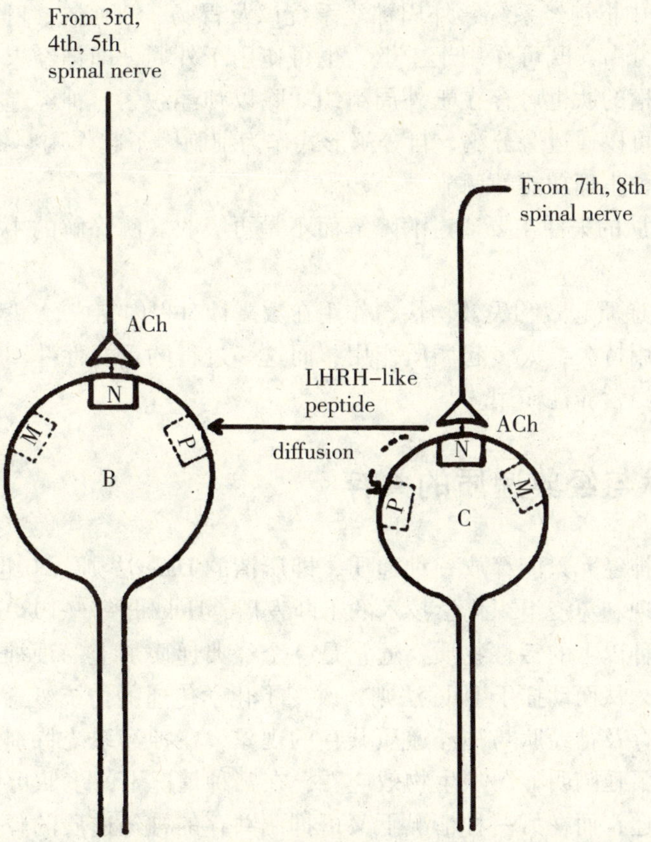

图 6-1　牛蛙交感神经节 LHRH 传递示意图

ACh：乙酰胆碱；M：毒蕈碱样受体；N：烟碱样受体；P：肽受体；spinal nerve：脊神经；LHRH：黄体生成素释放激素。（引自 Jan LY，Jan YN. Peptidergic transmission in sympathetic ganglia of the frog. *J physiol*，1982，327：217-416）

作为最古老的信息分子，神经肽与激素、经典神经递质以及生长因子、淋巴因子等其他信息分子，既有相同之处，也有不同之处。神经肽虽然种类繁多，但相互存在许多共同特点：

（1）所有的神经肽都是在细胞内通过核糖体机制首先合成一个较大的前体（前神经肽原），其中含有一个信号肽序列、一个或几个神经肽序列以及一个或几个其他序列（往往与神经肽序列有同源性），然后经过酶切，切除信号肽，剪切神经肽序列，又经过各种修饰生成最终的神经肽，运送到终末，贮存在较大的囊泡中释放。

（2）在进化过程中，同源结构神经肽家族的出现、同一神经肽基因在转录过程中由于不同拼接而生成不同的 mRNA，从而生成各种亚型。由于上述前体酶切加工过程中，神经肽往往与前体中的其他序列产物（非同源或同源神经肽）共同释出，再加上神经肽常常与其他神经肽、经典递质共存、共释出，因而神经肽的作用极其复杂多样。

(3) 神经肽与特异性的受体结合而引起效应。神经肽受体主要是跨膜7次、G蛋白耦合受体。由于神经肽的多样性、神经肽受体的多样性以及受体耦合的信息转导通路的多样性，使神经肽的作用更为复杂多样。

(4) 神经肽在中枢神经系统、外周神经系统以及胃肠、心血管、呼吸、生殖、免疫等全身各系统广泛分布，既可作用于中枢，也可作用于外周，即神经末梢在外周可释放神经肽，存在于中枢的肽也可存在于外周组织。除以神经激素、神经递质和神经调质等形式起作用外，还可以通过旁分泌、自分泌形式作为细胞因子起作用，参与生长、发育、认知、行为以及各种生理功能的调节。

(5) 释出神经肽的失活主要通过酶降解而不是再吸收。酶降解的中间产物往往仍具有某些生物活性。

(6) 经典神经递质起效和失效均快，作用在数毫秒时程内完成，属于快速突触传递；神经肽起效慢，作用持久，大多起调质作用，而这一过程的重要性并不亚于前者，也有证据提示可能有神经营养性作用。

五、神经肽与经典递质的共存

过去认为一个神经元只能释放一种递质，即所谓的 Dale 法则。20世纪70年代，随着神经肽的陆续发现和免疫组织化学技术的不断发展，Hökfelt 等（1980）首先发现同一神经元可以含有两种以上的活性物质，通常是一个经典递质加上一种神经肽，也有加上两种以上神经肽的，从而动摇了 Dale 法则，改变了化学传递的传统概念，具有深远的意义。这种神经肽共存及神经肽与神经递质共存的现象，在神经系统特别是在中枢神经系统屡见不鲜，尤以下丘脑明显。从生物效应看，在某种情况下，多肽可以加强突触部位或非突触部位的传递，而在另一种情况下又可抑制共存的神经递质的释放。因此，与其把神经递质和神经肽看作先进与原始的关系，不如看作长期共存、互相配合的关系更符合实际。例如，在多种哺乳动物和人的肾上腺细胞和椎前神经节中含有去甲肾上腺素和脑啡肽，在猫、狗和猴等动物的颈动脉球Ⅰ型细胞含有多巴胺和脑啡肽，胆碱能神经元含有 VIP，下丘脑弓状核中有些神经元含 β-EP 和 ACTH 两种肽。哺乳动物和人的脊神经节中含有至少 SP、CGRP、DYN 和 CCK 4种神经肽。还有研究认为，几乎所有的 SP 阳性的脊神经元，都呈 CGRP 阳性反应。神经肽共存及其与经典递质共存已得到公认，共存可能是普遍现象已成为不争的事实。

中枢神经系统内中脑腹侧底盖多巴胺能神经元有一半为多巴胺和 CCK 共存，这些神经元的轴索投射到属于边缘前脑的一些核，如伏核、嗅结节和杏仁核。微电泳 CCK 到腹侧底盖多巴胺能神经元引起放电，说明 CCK 有调节中脑边缘系统多巴胺能神经元活动的作用。由于这一系统可能与精神病的发病有关，因此受到人们的关注。

延髓中缝核群的5-羟色胺（5-HT）能神经元可以同时含有 SP 和 TRH。主要是投射到脊髓腹角的纤维有共存现象，投射到背角的纤维仅含5-HT。5-HT 能促进伸肌反射；TRH 也可增强 5 - HT 的作用，此作用可被 5 - HT 的拮抗剂所阻断，提示 TRH 可通过影响 5 - HT 的受体起调制作用；SP 和 TRH 不能直接影响由钾离子引起的 5 - HT 释放，但 SP 可通过突触前 5 - HT 自身受体的负反馈抑制作用，导致 5 - HT 释放减少。三者的共存，通过不同机制影响 5 - HT 突触传递。SP 可能主要作用于突触前，间接阻断突触前 5 - HT 自身受体。而 TRH 则可能主要作用于突触后，通过某种途径加强突触后 5 - HT 受体的效应。强刺激时，SP、TRH 和 5 - HT 共同释放，扩大了 5 - HT 单独释放时所能引起的效应。

目前共存的功能意义的分析以猫外周唾液腺的自主神经支配研究最为清楚。支配唾液腺的副交感神经纤维为乙酰胆碱（ACh）和 VIP 共存。实验研究发现，用低频电刺激（2 Hz）引起的猫唾液腺体的分泌和血管的舒张可被阿托品所阻断，提示此种效应与低频电刺激时释放 ACh 的作用有关；但高频电刺激时释放大量 VIP 引起的血管舒张作用，不能被阿托品所阻断，相反，阿托品能进一步促进高频电刺激时 VIP 的释放，VIP 释放增多导致血管舒张的时间延长。说明突触前 M 受体参与 VIP 释放的调节，阿托品阻断了突触前负反馈机制，导致 VIP 释放急剧增加。VIP 无明显的促唾液分泌作用，但可加强 ACh 的促唾液分泌作用。受体结合实验表明，VIP 可加强胆碱能受体对 ACh 的亲和力。因此，VIP 和 ACh 共存相互作用的方式包括突触前和突触后两方面。它们共同对唾液腺进行调节，其作用是相辅相成的。

化学传递学说经历了以下几个重要阶段：①学说的建立；②递质合成、降解、灭活机制的阐明；③自身受体的发现；④树突释放递质的发现；⑤神经肽的发现和调质概念的提出；⑥经典递质与神经肽共存的发现。说明人们对突触传递的认识在不断发展和深入。

目前新发现的神经肽已有上百个，人们预计不久的将来，甚至可能达到“一天一肽”的程度。它们前体的研究紧紧跟上，免疫组织化学分布研究也普遍展开，然而功能研究还比较落后。原因之一是缺乏高效而特异的拮抗剂。神经肽的发现促使人们考虑神经元之间的多种形式的信息传递，然而递质、调质的概念尚处于探讨演化阶段，并不十分清楚。神经肽数目远超过经典递质，然而根据重组 DNA 技术结果计算，大鼠脑就有 3 万个脑特异性 mRNA。Milner 和 Sutcliffe 认为，假设其中十分之一是表达神经肽的，那么将有 3 000 个神经肽；假设百分之一是表达神经肽的，也将有 300 个神经肽。所以，现已发现的上百个神经肽只是一个零头，目前只能说刚刚拉开神经肽研究的序幕，提醒人们不要仅仅根据这上百个肽就作出有关神经肽功能的一般性结论。

神经肽药理学的一个目标是把它们发展成为药物。结构改造后能不能口服？哪些化合物可以选择性地影响不同神经肽的合成、降解和作用？这些问题目前还没有答案，但这是神经肽研究的方向。

六、神经肽各论

1. P 物质（substance P，SP）

SP 有 11 个氨基酸，哺乳类都相同，是第一个被发现的速激肽。SP 广泛分布在中枢神经和周围组织。纹状体和黑质内均含有 SP 阳性胞体，所发出的黑质纹状体往返纤维中均有 SP。缰核内的 SP 阳性神经元发出的纤维投射至脚间核外侧部，在此处可见 SP 阳性纤维及其终末。杏仁核内 SP 阳性神经元发出的含 SP 的纤维经终纹床核和下丘脑内侧视前区。中脑和脑桥后外侧网状结构至新皮质的投射纤维，下丘脑至垂体正中隆起以及终止于脊髓前角的下行纤维，均含有 SP。此外，中枢内的孤束核、中缝核、前庭神经核、上丘、三叉神经感觉核、外侧膝状体和脊髓后角的 SP 含量都较高。在周围神经系统中，SP 主要在一级传入神经元（脊神经节、三叉神经节）内合成，沿着周围突触输送至末梢，然后分泌至外周组织内。

在初级传入神经系统中，SP 既有感觉的功能，又有运动的功能。C 类感觉神经元的胞体是周围神经系统内 SP 的主要来源。电刺激传入神经或用高钾溶液处理脊髓薄片都可以引起罗氏胶质区 SP 的释放。微电泳对背角神经元有极强烈的兴奋作用。由于用能够损伤感觉神经中 C 纤维并促致 SP 含量减少的辣椒素（capsaicin）预先处理，动物对痛的敏感性减低。应用针刺镇痛时，则 SP 含量大大下降。降钙基因相关肽（CGRP）可促进 SP 在感觉神经末梢及在脊髓后角的释放，生长抑素则起抑制作用。因而有人认为 SP 是与痛觉传递有关的递质。SP 不仅在感觉神经的中枢端含量高，而且外周端亦高，它有加强局部毛细血管通透性的作用，并导致肥大细胞释放组胺，也可能在组织损伤时释放出来，参与局部组织的血流调节。血浆渗出可能与某些炎性疾病的发生有关。因此 C 纤维中的 SP 可能起双重作用，即传递信息到中枢并调节局部血流。

自主神经节内也有大量含 SP 的神经末梢。豚鼠下肠系膜神经节接受来自内脏感觉神经的支配，其中含有大量 SP 纤维。辣椒素对自主神经中的 SP 无影响。电生理研究证明 SP 微电泳引起神经节细胞产生慢 EPSP，它不能直接引起放电但可提高兴奋性，因此在该处起调质作用。

SP 在脑内分布很广。一些儿茶酚胺神经元胞体较集中的区域，SP 末梢亦较多，如蓝斑核、黑质和中脑底盖。SP 微电泳可激活蓝斑核神经元放电。微量注射 SP 到黑质多巴胺神经元区域引起苯丙胺样效应，说明激活了多巴胺能黑质纹状体通路。

SP 前体已用重组 DNA 技术克隆成功，发现两种前体：一种仅含有 SP 片段，称为 α－前速激肽原（α－preprotachykinin）；另一种还含有 K 物质（SK）片段，称为 β－前速激肽原。SK 本身已经可从猪脊髓中分离出来。

SP、SK 的结构与软体动物章鱼的涎肽（eledoisin）、两栖类皮肽中的泡蟾肽（physalaemin）、kassinin 有惊人的相似性（如下），它们都有强烈舒张平滑肌、降低血压和催涎作用，通称为速激肽类（tachykinins）。

R—P—K—P—Q—Q—F—F—G—L—M—NH_2　　SP

H—K—T—D—S—F—V—G—L—M—NH_2　　SK

pE—P—S—K—D—A—F—L—L—M—NH_2　　eledoisin

pE—A—D—P—N—K—T—Y—G—L—M—NH_2　　physalaemin

D—V—P—K—S—D—Q—F—V—G—L—M—NH_2　　kassinin

进一步的研究还发现它们对不同生物检定标本的作用强度次序不同。SP、physalaemin、kassinin 及 eledoisin 对豚鼠回肠的兴奋作用相等，但 eledoisin、kassinin、SK 对小鼠膀胱和大鼠输精管的作用要比 SP 及 physalaemin 强数百倍，提示 SP 有两种受体亚型，即 SP－P 型和 SP－E 型。前者的选择性激动剂以 SP 和 physalaemin 为代表，后者的选择性激动剂以 eledoisin 为代表。

SP 研究的另一个进展是拮抗剂的研究。目前已经合成和筛选了几百种改变 SP 结构的类似物，最先发现的是在第 2 位用 D－脯氨酸，第 7 位用 D－苯丙氨酸，第 9 位用 D－色氨酸取代的类似物［$D-Pro^2$，$D-Phe^7$，$D-Trp^9$］SP，它在豚鼠回肠上表现出 SP 的竞争性拮抗剂特征，但仍保留微弱激动剂性质。较新的有 spantide（［$D-Arg^1$，$D-Trp^{7,9}$，Leu^{11}］SP）。但是它们注入脊髓蛛网膜下腔能产生运动麻痹，脑内注射引起单胺类神经元变性等非特异性影响，因此还不是分析中枢 SP 功能的理想工具。由于这个领域正进行着热烈的研究，好的 SP 拮抗剂一定会出现。

2. 内源性阿片肽（endogenous opioid peptide）

阿片样物质（opioid）以强大的镇痛作用、情绪效应及成瘾性引起众多研究者的关注。内源性阿片肽（endogenous opioid peptide）是哺乳动物脑中天然生成的、具有阿片样活性的肽类总称。与其他神经肽一样，内源性阿片肽亦是先合成大分子的前体，然后经一系列酶解修饰加工形成有活性的阿片肽。这些大分子前体包括促黑激素（melanocyte－stimulating hormone，MSH）、脑啡肽原（proenkephalin，PENK）和强啡肽原（prodynorphin，PDYN）。阿片肽的失活并不经过重摄取，而主要通过酶解失活。按 3 种不同的前体，内源性阿片肽分成 3 个大家族（即经典阿片肽），即内啡肽（endorphin，EP）、脑啡肽（enkephalin，ENK）和强啡肽（dynorphin，Dyn）。脑啡肽含有 5 个氨基酸，内啡肽氨基酸序列不等，多者达 31 个氨基酸，强啡肽 A 为 17 个氨基酸。孤啡肽（nociceptin 或 orphanin FQ，OFQ）是新近发现的一种结构和功能与上述经典阿片肽有所不同的内源性阿片肽，有关其功能的研究是当今阿片肽研究领域的一个热点问题。

内源性阿片肽分布广泛，在脑内呈明显不均匀的分布，也可在某些组织和体液中共存。3 类内源性阿片肽中以脑啡肽在脑内分布最广，许多脑区有脑啡肽神经元的胞体和纤维，其中以纹状体内含量最高，此外在脊髓背角以及外周植物性神经节和肾上腺髓质亦有脑啡肽分布。内源性阿片肽作用极为广泛，同时由于多种内源性阿片肽分别作用于分布在不同部位的多种类型阿片受体，影响多种递质或激素的释放，造成了内源性阿片肽复杂多样化的作用。不同类型受体对同一器官可产生相反的效应，如纹状体内 μ 型阿片受体激动后可促进 DA 释放而增强运动活动，κ 型阿片受体作用则相反。脑内第一个被发现的阿片受体的内源性配体脑啡肽为 5 肽化合物，分为甲硫氨酸脑啡肽和亮氨酸脑啡肽两种。脑啡肽与阿片受体常相伴而存在，脑啡肽在脊髓角胶质区浓度很高，它可调节痛觉纤维传入活动的神经递质。

大量研究表明，内源性阿片肽的作用包括对神经、呼吸、循环、消化、泌尿、生殖、内分泌、感觉、运动等功能的调节，尤以对痛觉作用最为突出。脑室或静脉注射 β－EP，可呈现强而持久的镇痛作用，其镇痛作用部位主要在脊髓上水平。大鼠延髓池内注入小剂量 M－ENK 可使血压降低、心率减慢，而注入大剂量 M－ENK 或 L－ENK 则使血压升高，这些作用可为纳洛酮所阻断，与阿片类升压作用有关的神经结构在第三脑室侧壁，与其降压作用有关的结构则位于延髓的背侧浅表部（孤束核、联合核）。吗啡及 M－ENK 具有抑制呼吸的作用，主要在脑内，其抑制呼吸主要是降低脑干某些神经元对 CO_2 的敏感性，这些神经元位于孤束核、疑核、脑桥臂旁内侧核等，富含脑啡肽和阿片受体。大鼠下丘脑注射 β－EP 或 M－ENK，可促进血浆生乳素和生长激素水平升高，这可能与通过下丘脑生成催乳素释放激素和生长激素释放激素，促进垂体前叶分泌催乳素和生长激素有关。脑干、孤束核、迷走神经背核等处阿片受体十分密集，而这些区域与胃肠道活动、恶心、呕吐有关。猫脑室注入 M－ENK，可引起呕吐；小鼠脑室注入脑啡肽，其胃肠活动减弱。脑内与运动有关的结构如黑质、纹状体、伏隔核等都含有丰富的阿片受体，大鼠延髓池注入 β－EP 均可引起运动减少、木僵和肌肉强直，这与 β－EP 通过抑制多巴胺神经元的活动有关。

3. 胆囊收缩素样肽（cholecystokinin，CCK）

脑内胆囊收缩素样肽（CCK－like peptides）含量超过大多数其他神经肽。脑组织内至少有 5 种分子形式的 CCK，其中 CCK－8 肽（CCK－8）含量最高，占60%～70%，还有4 肽（CCK－4）。CCK 是中枢神经系统最丰富的一种神经肽，CCK 神经元和纤维在中枢神经系统内的分布很广泛。这些肽以大脑皮质含量最高，其次是海马、杏仁核、下丘脑、中脑中央区、腹侧被盖、黑质、中缝核群、延髓网状结构、脊髓中央灰质及背角。目前比较了解的纤维投射途径有：大脑皮层 CCK 神经元发出纤维主要向皮层投射，还投射到尾核；中脑腹侧被盖发出纤维投射到杏仁核和尾壳核；下丘脑室旁核和视上核投射到垂体后叶；中脑投射到脊髓腰段以上后角；脑桥臂旁核投射到下丘脑腹内侧核；延髓中缝核群投射到脊髓颈部。

CCK 可能是中枢神经系统内的一种兴奋性递质。CCK 微电泳可以迅速兴奋大脑皮质、海马和脊髓背角神经元。体外研究也发现，CCK 对海马皮层的椎体细胞有兴奋作用。大鼠侧脑室注射 CCK－8，可抑制黄体生成素和促甲状腺素的分泌，促进生长激素和催乳素的分泌，这可能是通过下丘脑来实现的。局部注射到腹部底盖可以兴奋多巴胺能神经元。无论是全身注射还是中枢注射 CCK 都有抑制食欲的作用。外周注射 CCK 的抑制食欲作用起源于外周，因切除迷走神经可以防止这种作用。脑室注射 CCK－8 可明显降低血浆游离脂肪酸，注射 CCK－8 抗血清使血浆游离脂肪酸明显升高，提示脑内 CCK－8 可能参与脂肪代谢过程。

两栖类皮肤中也可找到结构和作用与 CCK 类似的活性肽，如雨蛙肽（caerulem）等。

D—Y—M—G—W—M—D—F—N—H_2　　CCK－8
　　|
　　SO_3

pE—Y—Y—T—G—W—M—D—F—NH_2　　雨蛙肽
　　|
　　SO_3

雨蛙肽的中枢作用比 CCK－8 强，在临床上镇痛效应很好，并有抗精神病效应。

用 ^{3}H－CCK－8 结合证明脑内有 CCK 受体，同时还找到了 CCK 的受体拮抗剂丙谷胺（proglumide）。它能对抗 CCK 的中枢作用。

4. 血管活性肠肽（vasoactive intestinal peptide，VIP）

血管活性肠肽是从猪小肠提取物中分离出的一种有明显扩张血管、降低血压的物质，故而得名。随后又从猪脑中分离出来，故又有“脑肠肽”之称。猪的 VIP 由 28 个氨基酸组成，其生物活性部分为 C 末端的 11 肽，即 $AIP_{18\sim28}$，人、猪和牛的 VIP 分子结构相同。脑内 VIP 含量也是以大脑皮质、视交叉上核最高，VIP 细胞存在于第2 到第4 层，属无棘双极细胞（nonspiny bipolar）。VIP 细胞及末梢亦存在于下丘脑、杏仁核、终纹床核、导水管周围灰质，而小脑、脑桥和脊髓未见 VIP 细胞只发现 VIP 纤维。某些初级传入纤维中及背根神经节细胞中亦含有 VIP。脊髓背角 VIP 可能起源于此。脑内及外周血管由 VIP 纤维支配，提示 VIP 起调节局部血流的作用。已明确的脑内 VIP 纤维的投射途径包括：杏仁核—下丘脑前区、视前区的纤维投射，似与神经内分泌功能有关；中脑中央灰质—终纹床核、中央杏仁核的纤维投射；脊神经节—脊髓后角的纤维投射；视交叉上核—下丘脑室旁核、背内侧核、腹内侧核、乳头体前核的纤维投射。

VIP 能够刺激脑薄片、突触体及膜制备物的 cAMP 生成。用 ^{125}I – VIP 结合能证明脑内有 VIP 受体，但是 VIP 的中枢功能不清楚。VIP 对神经内分泌的作用主要体现在：一方面，VIP 在正中隆起浓度很高，垂体门脉血管中的 VIP 含量比外周血中高出 20 倍；另一方面，经脑室或静脉注射 VIP 都可使血中催乳素含量升高，脑室注射 VIP 后血中 LH 和 GH 升高；离体实验能证明 VIP 可抑制下丘脑释放 SS。在中枢神经系统内，VIP 发挥神经递质或神经调质的作用，VIP 位于突触囊泡中，神经元兴奋去极化引起 VIP 释放，这一释放有钙依赖性；VIP 可激活皮层的糖原分解酶，使糖原分解为葡萄糖（是 NA 的 20 倍），还可促进脑细胞利用葡萄糖的能力增强。VIP 对神经系统的发育亦有作用，在小鼠胚胎第 9 至第 11 天时，给予 VIP 拮抗剂可导致新生小鼠脑发育不良；反之，VIP 与小鼠胚胎体外共同培养，可使胚胎 DNA 和蛋白质合成大大增加。VIP 能促进体外培养的脊髓神经元存活，这可能与 VIP 刺激胶质细胞释放 IL – 1 有关。在外周方面，支配腺体的胆碱能神经纤维中也含有 VIP，刺激神经时有 VIP 释放，主要起舒张腺体血管的作用，这主要是作用于血管平滑肌膜上的腺苷酸环化酶，通过 cAMP 发挥作用。

5. **神经降压肽**（neurotensin，NT）

神经降压肽又名神经紧张肽，因其有明显的降压作用且存在于神经组织而得名。这是一种首先在脑内发现但具有明显降血压作用的 13 肽。NT 不仅存在于神经系统内，也存在于哺乳动物的胃肠道内，也属于脑肠肽。与 CCK 及 VIP 不同，大脑皮质及小脑的 NT 含量甚少，下丘脑视前区及正中隆起、中脑中央灰质、杏仁核、上丘及下丘、蓝斑核、中缝核的 NT 含量较多，脊髓背角罗氏胶质区含量很高，但初级传入纤维中没有，提示 NT 来自小的中间神经元。^{3}H – NT 结合试验及放射自显影证明它的受体分布与 NT 分布平行。用 6 – 羟多巴胺损毁儿茶酚胺能神经元后，NT 结合下降，提示受体位于这类神经元上，NT 受体像其他大多数神经肽的受体一样，属于 G 蛋白偶联受体。

NT 神经纤维的投射途径研究得较少，主要有杏仁核至前嗅核、斜角带核和丘脑内侧核的投射，以及经终纹投射至床核；腹侧被盖区至内侧伏隔核和斜角带核；视前区至穹窿下器的投射。

脑内给予 NT 可引起体温下降、镇痛等效应。脑室和脊髓蛛网膜下腔注射微量的 NT 不仅有镇痛作用，还能增强针刺镇痛效果；NT 的镇痛作用稍强于 β – 内啡肽，而比吗啡和脑啡肽强得多，纳洛酮不能阻断其镇痛，脊髓鞘内注射无镇痛作用，说明起源于脊髓上结构，并与内阿片肽无关。下丘脑或中脑导水管周围灰质注射微量 NT 可使体温降低，脑室注射较大剂量 NT 也有此种效应；但外周注射 NT 对体温无明显影响，可见 NT 可能参与体温的中枢调节。NT 与儿茶酚胺的交互作用正受到人们的关注，例如脑内注射 NT 可以阻断苯丙胺引起的定型活动，说明它有阻断多巴胺的作用；将 NT 注射到有关核团，它能激活多巴胺能及肾上腺素能神经元释放儿茶酚胺。

两栖类爪蟾皮肤中的爪蟾肽（xenopsin）结构（如下）与功能和NT相似。

pE—L—Y—E—N—K—R—R—R—P—Y—I—L neurotensin

pE—K—R—P—W—I—L xenopsin

6. **促甲状腺激素释放激素**（thyrotropin releasing hormone，TRH）

TRH是第一个从下丘脑分离、鉴定的促垂体神经肽。TRH是由谷氨酸、组氨酸和脯氨酸3个氨基酸组成的神经肽（即焦谷氨酰—组氨酰—脯氨酰胺，pGlu－His－Pro），是已知的神经肽中最简单的一个。TRH在脑内及脊髓内分布很广，在脊髓内主要分布在前角，TRH末梢围绕着运动神经元。TRH含量最高的是下丘脑，占全脑的1/5，下丘脑中又以正中隆起的含量最高，然后是室旁核、室周核、视前核、背内侧核和下丘脑外侧区，其纤维投射到正中隆起外带；在海马、皮层和视网膜，TRH的浓度也很高。

目前发现的下丘脑TRH纤维投射途径有：下丘脑室周区、室旁核投射到正中隆起与垂体门脉血管；室旁核、室周区投射到垂体后叶径路；内侧视前区投射到外侧隔区径路；延髓中缝核群的TRH纤维投射到脊髓前角和中间外侧角。

TRH可能是脑内的一种内源性兴奋性物质，既可以作为神经调质调节其他递质，也可以作为神经递质直接起作用。TRH可增强ACh诱发的皮层细胞的兴奋性反应，对脊髓运动神经元及与呼吸、心血管和消化等有关的植物性中枢也有兴奋作用；TRH可引起实验动物的行为改变，如异常兴奋、精神欣快和情绪暴躁等；TRH还有兴奋前角运动神经元，促进受损的脊髓和脑组织恢复的作用。脑内注射TRH引起明显的警觉效应，它加强L－dopa引起的运动增加，同时拮抗巴比妥和乙醇的催眠镇静作用。大鼠侧脑室注射TRH可引起心动过速和血压升高，脑血管扩张，脑血流量增加；外周、脑室和脑核团注射TRH均可引起呼吸加快，潮气量略有减少，但肺通气量影响不大；脑室内注射TRH可使孤束核神经元产生有节律的放电，将TRH注入孤束核可产生呼吸急促。前已提到脯氨酸后切割酶可以使TRH灭活。现已有能防止这种酶解的稳定类似物RX77368，全身给药表现与TRH相同的作用，但更持久，其临床价值尚待证明。其结构是焦谷—组－3，3－二甲基—脯氨酰胺。

7. **生长抑素**（somatostatin，SS）

SS是第一个从下丘脑分离、鉴定的抑制垂体激素分泌的神经肽。SS是一个古老的多肽，其基因在细胞—细胞及神经—细胞信息交流发生之前已经存在，原生动物已经有SS，因此SS的分布极其广泛、功能极其多样。SS在脑内的分布很广，亦存在于背根神经节，但存在于不同于SP神经元的另一种小神经元内。

SS在下丘脑主要分布在视前区—下丘脑前区的室周核，其轴突投射至正中隆起，可抑制垂体GH的基础分泌和运动以及精氨酸、胰岛素低血糖等诱发的GH分泌，但只是影响释放而不影响合成；SS也抑制垂体TSH的基础及TRH诱发分泌，但正常情况下对PRL、GTH和ACTH的基础及诱发分泌无影响；下丘脑的弓状核、腹内侧核、视交叉上核等核团也有SS神经元，但它们的纤维仅分布于本核团内，可能起神经递质作用。

大脑皮质各区都有SS免疫反应阳性的神经元，主要在Ⅱ、Ⅲ、Ⅵ层。SS还见于杏仁核、海马及纹状体，大多是中间神经元。SS微电泳可抑制皮质、海马及纹状体中的伤害感受神经元。SS存在于神经终末的突触体、分泌颗粒中，起神经递质/神经调质的作用。各路感觉通路中都有SS，如听觉系统中SS见于耳蜗核、上橄榄核群、丘系核、下丘、内侧膝状体；视觉系统中的视网膜、视顶盖、外侧膝状核、上丘；嗅觉系统的嗅球、嗅核、嗅结节、外侧嗅束核等。

微电极导入 SS 至大鼠中枢神经元，对大脑、小脑、脑干和下丘脑许多部位的神经元有明显抑制作用，但 SS 对皮层和海马的神经元有兴奋作用。这说明脑内不同部位的 SS 对神经元的作用可能不同。此外，SS 还能抑制伤害性刺激兴奋脊髓后角神经细胞的作用，但在一级感觉神经元内则参与伤害性刺激的传导。SS 在中枢神经内还参与视觉、听觉、味觉和内脏信息的传导。

侧脑室注射 SS 可减少大鼠的自发运动，也可引起大鼠滚筒样旋转，脑室或核团注射 SS 可引起 3 种行为的变化：运动失调；肌肉强直及自发运动减少；呈癫痫样脑电图表现。SS 有神经营养作用，可能在神经元成熟过程中起作用，对成神经细胞的增殖有调节作用，能启动神经突起的生长，在成年及老年的 SS 可维持神经元的健康。阿尔茨海默症患者新皮质、海马的 SS 和 SS 受体减少，而且 SS 减少的区域与老年斑及神经原纤维缠结分布一致。

SS 的灭活机制不详，但人工合成的环状 7 肽类似物环（乙酰氧肟酸—半胱—苯丙—D－色—赖—苏—半胱）全身给药可以长效。另外，SS 的拮抗剂也已经找到，结构式如下：

$$
\begin{array}{l}
\qquad\qquad\qquad\qquad\quad B_{21} \\
\qquad\qquad\qquad\qquad\quad | \\
O=C—Phe—D—Trp—Lys—Thr—NH \\
\quad | \qquad\qquad\qquad\qquad\qquad\qquad | \\
\quad CH_2—CH_2—CH_2—CH_2—CH_2—CH_2
\end{array}
$$

8. **降钙素基因相关肽**（calcitonin gene－related peptide，CGRP）

CGRP 是一种含有 37 个氨基酸残基的多肽，它与降钙素（CT）来自一个共同的单拷贝基因及 CT/CGRP 基因，位于第 11 对染色体上，但其分子结构和生理作用与 CT 不同。各种动物体内 CGRP 的氨基酸序列没有很大区别，在 CGRP 的 37 个氨基酸序列中，N 末端第 2 位与第 7 位之间由二硫键相连，C 末端是苯丙氨酸残基，这两个结构为 CGRP 家族各成员所共有，也是发挥生物活性所必需的。

CGRP 广泛分布于中枢和外周神经系统及某些非神经组织内。CGRP 在中枢神经系统的分布十分广泛，含量也相当丰富，如在视前区、穹窿周区、蓝斑、上橄榄核、延髓及脊髓前角；CGRP 在脊髓含量最高，在小脑和大脑皮层含量较低；在下丘脑、中央灰质及丘脑也有少量 CGRP 细胞，这些部位也存在 CGRP 纤维或末梢。在外周神经系统的三叉神经节、结状神经节和脊神经节等感觉神经节内有丰富的 CGRP 细胞核纤维；颈上神经节、腹腔神经节和翼腭神经节等植物神经节内有少量的 CGRP 纤维存在。

CGRP 阳性神经元的纤维投射主要有以下途径：脊髓背根神经节、三叉神经节至脊髓胶状质和三叉神经脊束核（痛温觉）投射；结状神经节至孤束核（内脏感觉、味觉）投射；嗅神经至嗅球投射；前庭蜗神经至前庭神经核、蜗神经核投射；面神经核至面部表情肌投射；疑核至迷走神经至心脏及咽肌投射；舌下神经核至舌肌投射；脊髓前角至骨骼肌投射；臂旁核、脚间核至下丘脑外侧区、中央杏仁核、尾壳核、苍白球、味觉皮层、外侧隔核、终纹床核及额前部皮层投射。

CGRP 不仅存在于感觉、运动和植物性神经元内，而且存在于外周组织中，还与多种神经递质或神经肽共存于同一个神经元内。CGRP 神经纤维在中枢神经系统的投射极其广泛，这提示 CGRP 在感觉、运动、内脏活动（心血管、消化和呼吸器官）、内分泌功能等方面发挥着重要的作用。

脑内注射 CGRP 可引起心跳加快，血压升高，伴血浆肾上腺素含量增加；但外周给予 CGRP 可使血管强烈扩张、血管阻力降低，引起平均动脉血压降低，CGRP 抗血管作用强度比 ACh、ATP、5-HT 和 SP 至少强 1 000 倍；CGRP 对心脏具有正性变时和正性变力作用，其作用强度高于经典递质。脑室或外周给予 CGRP 可抑制胃液的基础分泌及由组胺等引起的胃酸分泌。脊髓蛛网膜下腔或脑内注射 CGRP 可使痛阈降低，纳洛酮不能阻断这种作用，表明脑内 CGRP 的镇痛作用不依赖于内源性阿片肽镇痛系统。CGRP 还存在于神经接头处，可通过骨骼肌膜上的 CGRP 受体作用于骨骼肌，表明 CGRP 是运动神经系统的神经调质。

9. 促肾上腺皮质激素释放激素（corticotrophin releasing hormone，CRH）

CRH 为 41 肽，其主要作用是促进腺垂体合成与释放促肾上腺皮质激素（ACTH）。腺垂体中存在大分子的促阿片—黑素细胞皮质素原（pro-opiomelanocortin，POMC），简称阿黑皮素原。在 CRHA 作用下经酶分解 ACTH、溶脂激素（lipotropin，β-LPH）和少量的 β-内啡肽。静脉注射 CRH 5～20 min 后，血中 ACTH 浓度增加 5-20 倍。CRH 还具有抑制 LH 释放的作用。

分泌 CRH 的神经元主要分布在下丘脑室旁核，其轴突多投射到正中隆起。在下丘脑以外部位，如内侧前脑束、大脑皮质、杏仁核、海马、中脑，以及松果体、胃肠、胰腺、肾上腺、胎盘等处组织中，均发现有 CRH 存在。CRH 刺激垂体前叶释放 ACTH，脑室内注射引起血浆儿茶酚胺含量升高、血糖升高以及心率加快、血压升高等，总的表现为交感机能亢进而副交感机能受到抑制。下丘脑 CRH 以脉冲式释放，并呈现昼夜周期节律，其释放量在 6～8 点钟达到高峰，在 0 点最低。这与 ACTH 皮质醇的分泌节律同步。机体遇到的应激刺激，如低血糖、失血、剧痛以及精神紧张等，作用于神经系统不同部位，最后将信息汇集于下丘脑 CRH 神经元，然后通过 CRH 引起垂体—肾上腺皮质系统反应。

10. 垂体后叶激素

垂体后叶的血管加压素（vasopressin，VP；抗利尿激素）和催产素（oxytocin，OT）是哺乳动物特异的神经肽。其结构极为相似，最初被认为是一种由神经垂体分泌进入血液循环的激素。它们由共同的两栖类垂体激素精氨酸 OT 进化而来。神经垂体激素由下丘脑视上核和室旁核的大细胞合成，其轴突终止于神经垂体。投射到神经垂体并合成 VP 或 OT 的少数神经元位于下丘脑前联合核，其他神经元散在分布于室旁核和视上核的大细胞附属核团中。OT 和 VP 也存在于脑内及脊髓内。合成 OT 的神经细胞主要定位于室旁核，而合成 VP 的神经细胞定位于视上核，其他部位也可以合成 OT 和 VP。

VP 在脱水条件下分泌，细胞外液溶质浓度升高是 VP 释放的主要刺激因素，血浆渗透压升高将导致外周 VP 含量升高；VP 还是一种血管收缩剂，在低血容量和低血压情况下大量分泌，但在血浆渗透压不变的情况下，VP 的释放不会发生变化，缩血管作用所需的 VP 剂量一般是抗利尿所需剂量的 40 倍。在分娩过程中，来自子宫和生殖道的感觉信号刺激 OT 神经元，OT 释放入血，与子宫的 OT 受体结合，通过促进子宫平滑肌的收缩易化分娩。在哺乳期间，与吸吮有关的刺激可以加强垂体释放 OT。血浆的高渗透压可以刺激垂体释放 OT。高渗透压引起的 OT 分泌是一种适应性反应，因为 OT 在大鼠中有促进尿钠排泄的作用。De Wied 等发现，无论是脑内注射 VP 还是全身给药，都可以延缓条件反射的消退，提示它有稳固记忆的效能，OT 则作用相反。

C—Y—F—Q—N—C—P—R—G　　VP

C—Y—I—Q—N—C—P—L—G　　OT

11. **神经肽** Y（neuropeptide Y，NPY）

NPY 是由 36 个氨基酸组成的多肽，在神经系统特别是脑中分布广泛，其 N 端和 C 端各有一个酪氨酸和酪酰胺残基，C 端的酰基化对 NPY 的生物活性至关重要。N 端的酪氨酸残基参与稳定 NPY 三级结构和 NPY 与受体的结合能力。

NPY 广泛分布于中枢及外周组织，尤以神经系统的含量为高，脑内发现的 PP 免疫活性物质大多是 NPY。它广泛存在于除小脑以外的脑组织和脊髓，包括海马结构、下丘脑、大脑皮质、隔区、纹状体、嗅球和中脑、蓝斑和孤束核等处。大脑皮质Ⅱ~Ⅵ层中 NPY 与生长抑素或 GABA 共存，NPY 与 SS 和 GABA 亦共存于海马结构的中间神经元，可能与高级神经活动有关。NPY 作为突触前末梢的神经递质通过抑制钙离子内流产生突触前抑制效应。

下丘脑的 NPY 主要存在于弓状核神经元，其神经纤维投射至下丘脑前区、视前区、室旁核、背内侧核和腹内侧核以及正中隆起等处，然后投射至孤束核和臂旁核。大脑皮质中摄食活动调节有关的嗅沟周围 NPY 含量最高。脊髓 NPY 存在于脊髓各段，尤以骶段、胸段和腰段含量较高。NPY 在外周组织中主要存在于周围神经中，与儿茶酚胺共存于同一囊泡中，共同释出，起神经递质和/或神经调质作用。释放出的 NPY 不是被再摄取，而是被酶降解而失活。

NPY 的主要中枢作用包括学习记忆、中枢调节、摄食和生殖内分泌等多方面。

脑室注射 NPY 可以增强小鼠记忆，改善由蛋白质合成抑制剂和乙酰胆碱阻断剂所导致的健忘症，此作用可能是通过海马、隔区实现的。脑室注射小剂量 NPY 可以促进运动，大剂量的 NPY 则导致正常血压的大鼠运动减少，NPY 对运动的促进和抑制作用分别是由 Y1 和 Y2 受体介导的。将 NPY 注射到孤束核，也导致血压降低、心率和呼吸频率的减慢及潮气量的降低；NPY 还有易化减压反射的作用，NPY 对呼吸和循环的影响，既有突触前受体的参与，又有突触后受体的参与，两种受体的作用均与肾上腺素能 α2 受体的作用有关。脑室注射 NPY 能促进多种动物的摄食和饮水；下丘脑室旁核局部注射微量的 NPY 也具有相同的作用。脑室注射或室旁核局部注射 NPY 均可促进 CRH 的分泌，虽然 NPH 本身没有促进垂体 ACTH 释放的作用，但可加强 CRH 促进 ACTH 释放的作用；脑室注射 NPY 可以导致垂体门脉血液 CRH 水平的升高和外周血液 ACTH、皮质酮水平的升高；脑室注射 NPY 对生长激素、催乳素、促甲状腺激素的释放也有影响，这些作用可能是通过对垂体的直接作用实现的。

12. **促胃泌素释放肽**（gastrin - releasing peptide，GRP）

GRP 是含有 27 个氨基酸的多肽，是铃蟾肽免疫反应物中的高分子形式。人的 GRP 基因位于第 18 对染色体上。在中枢神经系统，GRP 主要分布在前脑，包括新皮质和海马；下丘脑、延髓、脑桥、纹状体等有中等水平的 GRP。在嗅球和脊髓中极少。在室旁核、视交叉上核、中脑的中央灰质区、三叉神经复合体、迷走神经背核、孤束核等所有参与自主功能调节的区域中有 GRP 散在分布。

将 GRP 注射到脑室产生的效应与在外周产生的效应相反，强烈地抑制胃酸分泌。GRP 作为一个神经递质或神经调质，有重要的自主和行为效应。GRP 参与摄食控制，抑制氯化钠的摄取，大鼠腹腔注射 GRP，葡萄糖的摄取明显受抑制，这种饱食作用主要由 GRP 和 GRP－R 的互相作用实现。脑室内注射 GRP，可产生明显的降低体温的作用，说明 GRP 对体温调节起重要的作用，并可诱发高血糖。GRP 可刺激其他几种神经肽的释放，如 CCK、胃泌素、SS、胰高血糖素和 GP，主要是通过多巴胺能机制增加下丘脑 SS 的分泌，抑制垂体释放 PRL，从而抑制 GH 和 PRL 的释放。

（林熙）

参考文献

1. 方秀斌. 神经肽与神经营养因子. 北京：人民卫生出版社，2002.

2. 谢启文. 神经肽. 上海：复旦大学出版社，2004.

3. C N Mowa，R E Papka. The role of sensory neurons in cervical ripening：effects of estrogen and neuropeptides. *J Histochem Cytochem*，2004，52：1249－1258.

4. Lars Edvinsson，Rolf Ekman，Peter J Goadsby. Measurement of vasoactive neuropeptides in biological materials：Problems and pitfalls from 30 years of experience and novel future approAChes. *Cephalalgia*，2010，30：761－766.

5. Barbara Stanley，Larry J Siever. The interpersonal dimension of borderline personality disorder：Toward a neuropeptide model. *Am J Psychiatry*，2010，167：24－39.

6. Natsuko Tsujino，Takeshi Sakurai. Orexin/Hypocretin：A neuropeptide at the interface of sleep，energy homeostasis，and reward system. *Pharmacol Rev*，2009，61：162－176.

第七章 腺苷和三磷酸腺苷

一、简史

1929 年，Drury 和 Szent－György 等人就已发现很多生物组织提取液对心脏活动具有一定的抑制作用，后来人们确认这种现象主要是由提取液中所含的腺苷（adenosine）和腺苷酸作用所引起的。Holton 等人（1959）在观察逆行刺激兔耳大神经引起耳血管扩张时注意到该反应过程中伴有三磷酸腺苷（ATP）释放的现象，并提出 ATP 可能是初级传入神经的一种递质。Burnstock 等人（1972）在研究肠胃神经效应器传递时发现在这一过程中存在着一种非胆碱能非肾上腺素能的生物效应传递方式，因伴有 ATP 释放而提出嘌呤能神经（purinergic nerve）假说。从此，腺苷和 ATP 的研究日益受到人们的关注，而后还发现免疫、血小板功能、心血管、肾功能都与之相关。近年来的研究证实腺苷是通过受体来表达生物效应的，而且找到了高亲和性的配体，致使这一领域的研究更为活跃。虽然腺苷和 ATP 受体及其作用原理不尽相同，但由于两者在代谢上的互相转化关系而常放在一起讨论。

二、腺苷和 ATP 的来源与代谢

（一）腺苷的来源与代谢

腺苷是一种广泛存在的内源性神经调质，全称腺嘌呤核苷，分子式为 $C_{10}H_{13}N_5O_4$，分子量为 267.24，腺苷分子由嘌呤与核糖组成。腺苷既是腺嘌呤核苷酸的前体又是其代谢产物。腺苷的来源主要有：①在能量供应减少和耗能的情况下，ATP 首先去磷酸变成二磷酸腺苷（adenosine diphosphate，ADP），再去磷酸生成一磷酸腺苷（adenosine monophosphate，AMP）。AMP 有两条代谢途径：一条是在 5'－核苷酸酶作用下脱去磷酸变成腺苷；另一条是通过脱氨酶变成次黄嘌呤核苷酸。其中第一条途径为主要途径。②S 腺苷同型半胱氨酸水解后产生腺苷和同型半胱氨酸。③腺嘌呤与 1 磷酸核糖作用，变成腺苷和磷酸。腺苷可存在于全身各个脏器、组织，其中血管内皮、血小板膜、中性粒细胞是腺苷产生较多的地方。腺苷广泛存在于中枢神经系统（CNS）中。腺苷通过以下几条途径代谢：①大部分腺苷通过磷酸化变成 AMP，完成腺苷的再循环。②腺苷在脱氨酶作用下，变成次黄嘌呤核苷酸和次黄嘌呤，最后变成尿酸，尿酸是腺苷的最终代谢产物。③小部分腺苷可经肾脏原形排出。由于存在高效的灭活机理，使得腺苷可在极短的时间内被清除，人体内腺苷清除的半衰期很难精确测定，为 0.5～10 s。

（二）胞外 ATP 的来源和降解

细胞内三磷酸腺苷（ATP）是维持细胞生命的重要能量物质，细胞内 ATP 缺失将导致细胞死亡。近20年来，大量研究证明多数脏器的细胞外液中存在ATP；并由英国科学家Burnstock首先提出嘌呤能神经假说，即ATP作为神经递质释放至细胞外液，与相应的嘌呤受体发生作用。ATP和腺苷多在细胞受损、应激反应、缺氧或代谢激活情况下由细胞中释放，完整细胞主要通过核苷转运的形式释放ATP至细胞外环境。

1. 胞外ATP的来源

（1）嘌呤能神经末梢及其相关细胞释放ATP。

证据表明，神经末梢囊泡内含物中含有ATP和其他核苷酸。在许多情况下，ATP和其他递质共存，如在周围和CNS的许多突触小泡中，乙酰胆碱（ACh）和ATP共存；在交感神经末梢及来自嗜铬细胞有关的颗粒中，NE和ATP共存。在与经典递质共存的核苷酸中，ATP的浓度通常是最高的，作用效果也是最为显著的。ATP与共存递质的分子比率因组织而异，在大脑皮层中的电子透明的突触小泡中，分子比率接近1∶1。ATP的释放具有Ca^{2+}依赖性，突触体ATP释放由K^+导致，这表明在自然状况下，ATP的释放呈量子化。神经毒素可选择性地阻断ACh或ATP的释放而使共存递质的释放分开。交感神经的ATP和NE的释放受刺激的频率或药物的影响。

（2）血液中的细胞和/或血液相邻的细胞释放ATP。

Parkinson等（1973）从灌流肌肉床的血液中探测到高浓度的ATP。Born等从皮肤伤口的血浆中也发现类似的情况，他们发现这种ATP的释放存在两个峰：第一个峰（切伤后2～4 s），ATP浓度达到0.2～2 μmol/ L，是血管壁细胞释放的；第二个峰（2～20 μmol/ L，3～5 min后）是血小板颗粒降解的结果。在激活的血小板和肾上腺嗜铬细胞的致密颗粒中，ATP和/或ADP的浓度高达1 mol/L，血小板凝聚或激活，颗粒中ATP或ADP释放入血液循环中，ATP及其降解产物促进或调节血栓形成。

（3）其他细胞。

ATP同样可以从明显缺乏囊泡的细胞中释放出来。低氧诱导细胞释放ATP。在一定条件下，肾上腺髓质和平滑肌细胞都可释放ATP。ATP的释放有多种方式，释放的量也存在组织和种间的差异。一般而言，ATP的突触后释放比突触前释放高几倍。ATP的释放本身也引发ATP的进一步释放。

2. 胞外ATP的降解

胞外ATP在不同组织上的作用是显著的但其效果往往是短暂的。这基于两个原因：一是细胞的再摄取；二是ATP的降解。与其他神经递质一样，ATP释放出来后，在神经效应器的末梢和突触末梢都可以被再摄取。Smith和Ryan第一次证明了降解发生在没有细胞再摄取的部位。ATP作用效果在单细胞研究和整体组织上的差别也间接反映了胞外ATPase的存在。在神经系统中，普遍存在的ATPase是一种位于膜表面的酶。ATPase酶的活性高于ADPase。胞外5'－核苷酸酶水解AMP为腺苷。

三、嘌呤能神经假说

Burnstock（1972）发现支配胃、肠、膀胱、肺、精囊、子宫、气管、血管等平滑肌的自主神经，存在非胆碱能非肾上腺素能纤维，且在神经活动时有ATP释放，还能合成和储存ATP，电镜下可看到有些纤维内存在大而不透明的囊泡（large opaque vesicle）。当胆碱能和肾上腺素能传递被药物阻断后再刺激肠肌神经，常可以在肠肌平滑肌细胞内记录到抑制性接头电位（inhibitory junctional potential，IJP），重复刺激时这种超极化电位可以总合，外加 ATP 也引起超极化等（图 7－1）。据此，他提出了这类纤维是以 ATP 为递质的嘌呤能神经假说。

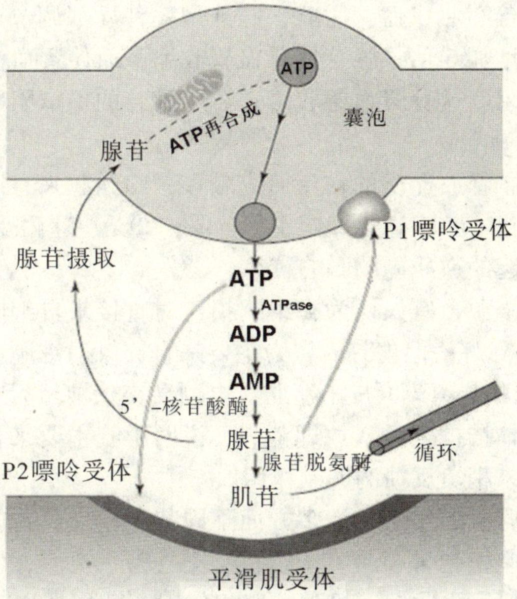

图 7－1　嘌呤能神经肌肉接头处 ATP 的合成、储存、释放及失活

ATP 储存在神经膨大的小囊泡内，通过胞吐作用释放，并作用于接头后平滑肌的 P2 嘌呤受体。ATP 在胞外三磷酸腺苷酶及 5'－核苷酸酶作用下降解为腺苷，腺苷经膨体吸收并进行 ATP 再合成，储存于小囊泡。腺苷作用于接头前 P1 嘌呤受体调节递质释放。如果腺苷通过腺苷脱氨酶进一步降解为肌苷，则通过血液循环消除。

这一假说有以下缺陷：首先，ATP 分布无选择性，胆碱能及肾上腺素能神经末梢的囊泡中均含有 ATP。ATP 释放可来自轴索等非突触部位。脑薄片用钾离子处理，经过较长时间才有 ATP 释放，而这种释放不依赖细胞外的钙离子。这些事实使嘌呤能神经假说未被广泛接受。自从发现神经肽以来，有些学者认为非胆碱能非肾上腺素能传递可由神经肽来完成。然而，Burnstock（1984）继续提供嘌呤能传递的证据，如记录豚鼠输精管平滑肌细胞内电位时，刺激支配该肌肉的肾上腺素能神经可以引起两类膜电位变化，一种是缓慢的去极化，另一种是在这一缓慢去极化电位上的具有快速去极化性质的兴奋性接头电位（excitatory junctional potential，EJP）。α－受体拮抗剂只能阻断慢的去极化，而专一性使 ATP 受体脱敏的 α，β－甲烯 ATP 却可以阻断 EJP，两者合用可以完全阻断刺激肾上腺素能神经引起的电反应。因此，ATP 作为共存递质（co－transmitter）而与其他递质一起释放的可能性比较大。

四、腺苷与 ATP 的作用

腺苷的作用面极广。在心血管方面，腺苷使包括冠状动脉在内的血管扩张，只有肾血管收缩对心脏有负性心力和心率作用。腺苷松弛胃肠道平滑肌和气管平滑肌。腺苷会抑制脂肪分解，阻止血小板聚集，抑制淋巴细胞，促使肥大细胞释放组胺。腺苷还使肾上腺皮质甾体生成加速。腺苷对CNS有镇静作用，对神经末梢递质释放有抑制作用。微电泳情况下，腺苷抑制神经元放电。腺苷的心血管作用、抗血栓形成、解痉、抗脂肪分解和抗支气管收缩等作用可能有临床意义。例如，心肌缺血时，ATP分解为腺苷，腺苷使冠状动脉扩张从而改善心肌供血。因此，腺苷是一种局部调节血流的物质。肾脏缺血时，肾脏的腺苷含量可增加6倍，腺苷使肾血管收缩，而使肾血流量进一步减少。若用腺苷拮抗剂如茶碱，可阻断这种肾血管收缩；若用腺苷的摄取阻断剂，则使肾血管收缩的时间更长。

对腺苷抑制神经末梢释放递质的作用研究较多，归纳起来有以下特点：①抑制作用与神经刺激的频率呈反比，频率高时抑制作用较弱；②无快速耐受性，作用快消失也快；③对钾离子或哇巴因引起的递质释放影响较小。

关于细胞外腺苷的来源，有人认为在组织损伤时直接来自细胞内，组织正常时来自神经末梢释放的ATP的降解；但也有人认为主要来自突触后细胞而非突触前末梢释放的ATP转化。如用［^{3}H］腺苷灌流犬皮下脂肪，电刺激交感神经后有缓慢的标记腺苷和肌苷释放，用肾上腺素受体拮抗剂后释放即消失，说明腺苷主要来自突触后效应细胞，提示它起突触后对突触前末梢负反馈的调制作用。

如前所述，ATP与腺苷的作用在许多方面不同甚至相反。它使冠状动脉和肾血管都扩张而使肺血管收缩。它松弛胃、肠、子宫及小支气管平滑肌，但使膀胱和回肠末端平滑肌收缩。ATP对支气管有先收缩后松弛的双相作用，松弛是ATP降解为腺苷后由腺苷引起的。因此在研究ATP作用时要鉴别其是直接作用还是间接作用。

五、腺苷受体

腺苷和ATP的作用及其作用原理不同，Burnstock（1978）提出它们作用于两种不同受体，即P1和P2嘌呤受体。P1即腺苷受体，它分布广，在神经系统方面主要分布在突触前神经末梢，并且与腺苷酸环化酶（AC）有关，甲基黄嘌呤类药物是它的特异性拮抗剂。P2即ATP受体，激动后导致细胞钾离子通透性增加。嘌呤受体的组织分布及其主要功能详见表7－1。

表7－1 嘌呤受体的组织分布及其主要功能

受体		主要分布组织	主要功能
P1（腺苷）	A_1	脑，脊髓，睾丸，心脏，自主神经末梢	接头前调节神经递质释放，行为影响（镇静、抗惊厥、抗焦虑），心脏抑制
	A_2A	脑，心脏，肺，脾脏	促进神经传递，平滑肌舒张
	A_2B	大肠，膀胱	参与过敏与炎症反应，血管舒张
	A_3	肺，肝，脑，睾丸，心脏	促进过敏介质释放，心肌细胞保护作用

（续上表）

受体		主要分布组织	主要功能
P2X	$P2X_1$	平滑肌，血小板，小脑，脊髓背角神经元	平滑肌收缩，血小板激活
	$P2X_2$	平滑肌，CNS，视网膜，嗜铬细胞，自主和感觉神经节	感觉传导，突触功能调节
	$P2X_3$	感觉神经元，孤束核神经元，部分交感神经元	调节感觉传导，促进 CNS 谷氨酸释放
	$P2X_4$	CNS，睾丸，结肠	调节慢性炎症与神经性头痛
	$P2X_5$	皮肤增殖细胞，消化道，膀胱，胸腺，脊髓	抑制增殖，增进分化
	$P2X_6$	CNS，脊髓运动神经元	与 $P2X_2$ 和 $P2X_4$ 结合的异构通道功能
	$P2X_7$	免疫系统，胰腺及皮肤的凋亡细胞	调节细胞凋亡、细胞增殖，促炎症细胞因子释放
P2Y	$P2Y_1$	上皮和内皮细胞，血小板，免疫细胞，破骨细胞，胶质细胞	平滑肌舒张，促有丝分裂作用，血小板形状改变，血小板聚集，骨吸收
	$P2Y_2$	免疫细胞，上皮和内皮细胞，肾小管，破骨细胞，星形胶质细胞	通过内皮细胞舒张血管，通过平滑肌收缩血管，促进有丝分裂，介导表面活性物质分泌，上皮细胞氯离子释放，骨再造
	$P2Y_4$	上皮和内皮细胞，肠，垂体，脑（肝及骨髓中低水平）	调节上皮细胞氯离子转运，通过内皮细胞舒张血管，促进有丝分裂
	$P2Y_6$	部分上皮细胞，胎盘，T 细胞，胸腺，脾脏，肾脏，活化的小胶质细胞	结肠上皮氯化钠分泌，参与上皮增生
	$P2Y_{11}$	脾脏，肠，脑，粒细胞	树突状细胞的成熟与迁移，粒细胞分化
	$P2Y_{12}$	血小板，胶质细胞，脊髓	血小板聚集，致密颗粒分泌
	$P2Y_{13}$	脾脏，脑，淋巴结，骨髓，肝脏，胰腺，心脏	多数功能未知，但与免疫系统和脑有关
	$P2Y_{14}$	胎盘，脂肪组织，胃，肠，个别脑区，脾脏，肺，心脏，骨髓，外周免疫细胞	骨髓造血干细胞趋化因子受体，树突状细胞激活

腺苷受体在身体各组织、细胞中分布广泛，作用复杂多样，本章仅对腺苷及其受体与 CNS 已有的认识作一简单介绍。

腺苷受体进入神经科学领域源于 1970 年 Sattin 和 Rall 的报道：茶碱对腺苷增加大脑中的环磷酸腺苷（cAMP）水平有抑制作用，但仅认为它是一种磷酸二酯酶（PDE）抑制剂，这也是腺苷通过其膜受体发挥作用的假说的开始。1976 年，Burnstock 提出嘌呤受体的概念，从此对腺苷受体亚型的鉴定全面展开；直到 1979 年 Van Calker 等第一次提出脑

细胞中 A_1 腺苷受体具有抑制性作用，而 A_2 腺苷受体具有兴奋性作用，至此该领域的研究才有了突破性进展。与大多数其他受体一样，腺苷受体的分类最初建立在药理学研究的基础上，如转导通路、对 AC 的激活或抑制作用。20 世纪 90 年代初，分子克隆技术的发展为腺苷受体的研究掀开了新的篇章。Mahan 于 1991 年从脑组织中克隆出 A_1 腺苷受体。其后，其他受体亚型相继得到克隆。然而，由于 CNS 的复杂性，以及腺苷及其受体分布的广泛性和作用的多面性，同时由于腺苷及其受体在许多疾病的发生发展过程中扮演着重要的角色，对腺苷受体需要进行更深入的研究以获得更深刻的认识。

1. 腺苷受体的生物学特征

目前已分别从不同种生物的多种组织中克隆出 4 种腺苷受体亚型 A_1、A_2A、A_2B 和 A_3R。它们具有 7 个跨膜区，每一个跨膜区由 21～28 个疏水性氨基酸形成 α－螺旋。受体的 N 末端在胞外，C 末端在胞内。A_1、A_3R 与百日咳毒素敏感的 G 蛋白（Gi/Go）偶联，抑制 AC 的活性，激活磷脂酶 Cβ 的活性。而 A_2AR 与 A_2BR 与 Gs 蛋白偶联，激活 AC 活性，同时也激活其他的信号转导通道。

人类 A_1R 基因（$ADORA_1$）位于染色体 1q32.1，编码 326 个氨基酸。A_1R 种间同源性较高。Scholl 等对人 A_1R 8 个 Cys 残基的突变研究证实：Cys80 与 Cys169 是受体运送到胞膜绝对必需的，而 Cys85 对于配基结合或受体结构的形成起重要作用。人 A_2AR 基因（$ADORA_2A$）位于染色体 22q11.2/22q11.2～13.1，编码 409 个氨基酸。A_2AR 的种间差异较大。其分子量约为 45 kD，比其他 ARs 亚基大，这样产生一个长的 C 末端，但长 C 末端并不涉及与 G 蛋白的偶联。最近的研究显示，在 A_2AR 中的 TM1 Glu13 和 TM7 His278 两个氨基酸残基对于激动剂与受体的识别非常重要，还部分负责由 Na^+ 引起的 A_2AR 的别构调节。人 A_2BR 基因（$ADORA_2B$）位于染色体 17p11.2～12 上。A_2BR 的种间差异也较大，与其他亚基相比，A_2BR 是一种低亲和力的受体亚型。Beukers 等发现 N273Y A_2BR 的亲和力与野生型受体相比有较大幅度的提高。这可能提示 A_2BR 的 Ash273 是其表现出低亲和力的一个原因。人 A_3R 基因（$ADORA_3$）定位于染色体 1p13.3 上，编码 318 个氨基酸。A_3R 的种间差异也较大。大鼠 A_3R 与绵羊和人的 A_3R 有 74% 的同源性，而人与绵羊的 A_3R 则有 85% 的同源性。A_3R 在其 N 端有一个（大鼠和绵羊）或两个（人）潜在的糖基化结合位点，其他腺苷受体亚型在 N 末端区域没有糖基化位点。A_3R 的 C 末端区域的 Cys302 是其棕榈酰化位点，其对 A_3R 的胞内第四内环的形成和 Gi/Go 蛋白与受体间的相互作用是必需的。

2. 腺苷受体在 CNS 中的分布

在生理情况下，腺苷的神经调节作用主要通过高亲和力的 A_1 和 A_2A 腺苷受体来实现，在病理情况下，则通过激活低亲和力的 A_2B 受体来实现。A_3 受体在人体具有较高亲和力，但是在绝大部分组织（图 7－2）中分布密度较小。A_1 腺苷受体在大脑皮质、小脑、海马及脊髓背侧高度表达。A_2A 受体在纹状体苍白球的 γ－氨基丁酸（GABA）能神经元及嗅球中高度表达，在很长一段时间里，该受体的表达被认为只局限于这些区域，后来人们发现在纹状体和嗅球以外的脑区，A_2A 受体也影响神经元间的信息传递。对 mRNA 和蛋白水平的研究表明 A_2A 受体在海马内也有表达。现在人们认识到，尽管没有在纹状体中的表达水平高，A_2A 受体在许多脑区中仍有表达。A_2B 受体在脑中表达水平较低，A_3 受体在人小脑和海马中中度表达，而在其他脑区中表达水平则较低。即使同一个脑区的不同亚区中，A_1 和 A_2A 受体分布的相对密度也不一样。例如，对海马 ACh 的调节，在 CA1 和 CA3 区，内源性腺苷通过 A_1 受体介导的调节占优势，但是在 CA3 区，与 CA1 区相比，A_2A 腺苷受体的影响则比较明显。

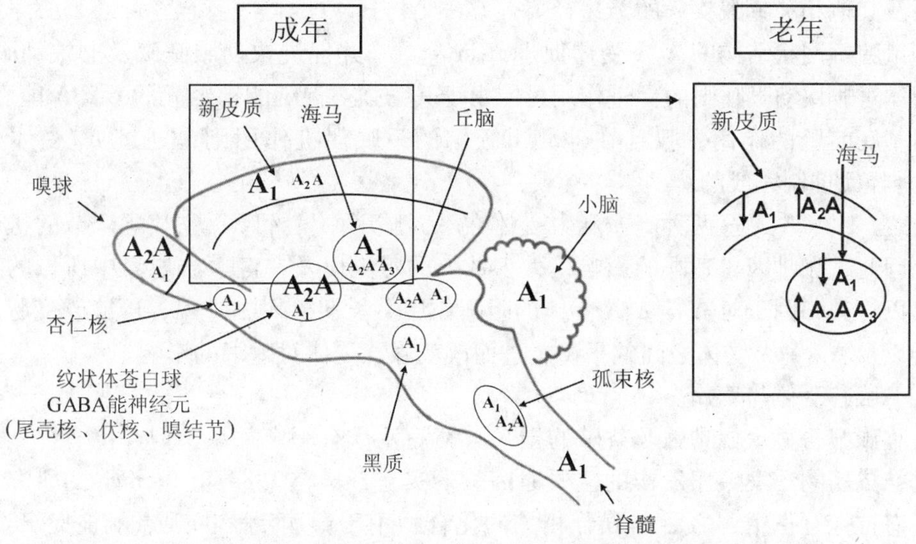

图 7-2　不同脑区中腺苷受体的分布及老化的影响

方框内表示前脑腺苷受体密度的改变（海马和皮质）。在老龄大鼠的海马和皮质内，A_2A 受体密度和功能均上调，而 A_1 受体密度和功能均下调。至今仍没有老化对 A_3 受体密度影响的相关报道。

老化可减弱 A_1 受体对神经元活动的抑制，可能与随年龄的变化脑中 A_1 受体的密度下降有关。A_1 受体密度和功能的低下可被高水平的胞外腺苷补偿，保持老年动物的高紧张性抑制。在大脑皮质和海马中，A_1 受体密度受机体老化的影响比较大，而对纹状体和小脑中的受体密度影响不大。与 A_1 受体相反，老龄大鼠皮质和海马中的 A_2A 受体密度显著增加，与其促进海马谷氨酸能神经传递和 ACh 释放有关。在纹状体中，老化也有减少 A_2A 受体密度的趋势。同时，老化可能通过不同方式影响 A_2A 受体在谷氨酸能、多巴胺能和 GABA 能神经末梢的分布。综上所述，老化可影响 A_1、A_2A 受体之间的平衡，这些改变在不同脑区中也呈现不同的情况。由于 A_2A 受体对其他受体的影响，A_2A 受体的改变可能显著影响其他调质的作用。

3. 腺苷受体对病理生理的影响

（1）腺苷受体与睡眠。

针对腺苷受体与睡眠调节的研究，大部分基于健康被试对咖啡因的摄取。现在广泛认为腺苷受体通过阻碍腺苷对睡眠平衡的调节，从而延长睡眠觉醒。Porkka-Heiskanen 创造性地指出腺苷是一种睡眠因子，并推测腺苷是在能量耗竭时发挥神经保护作用的。在与觉醒相关的关键脑区——基底前脑内，觉醒状态神经元的持续兴奋会使胞外腺苷水平上升。这种胞外腺苷水平的增加使神经元活动下降，并且在整个脑内能量失衡前，诱导睡眠的产生。分子成像结果显示，人类在延长觉醒状态后，皮质和皮质下脑区的 A_1 受体上调。腺苷能机制有利于理解人类对睡眠剥夺敏感性的个体差异；另外，A_2A 受体基因的遗传变异在咖啡因对睡眠影响的个体差异中也发挥重要作用。

A_1 受体通过抑制基底前脑上行胆碱能神经元活动来调节睡眠。最近许多研究，包括对敲除 A_2A 和 A_1 受体的小鼠的研究表明，在腺苷促进睡眠以及咖啡因增加觉醒的作用中，A_2A 受体起着关键性作用。这些研究结果表明，A_2A 腺苷受体拮抗剂有可能成为治疗嗜睡及其他相关睡眠疾病的新途径。

小鼠脑桥网状结构的 A_2A 受体促进 ACh 释放，并促进快动眼睡眠及非快动眼睡眠。A_2A 受体对非快动眼睡眠的促进作用可能由于其增强对促觉醒神经元的 GABA 能而抑制。除了对基底前脑的作用，腺苷在外侧下丘脑的睡眠促进作用则是通过 A_1 受体介导的 orexin 神经元抑制完成的。

总之，A_1、A_2A 这两种高亲和力受体在不同脑区中发挥睡眠—觉醒调节的机制非常复杂。因此，咖啡因对睡眠的影响，大多数人的感觉以及在健康志愿者中所做的对照研究，可以将其归因于对 A_1、A_2A 受体的阻断作用。长期摄入咖啡因，可能改变腺苷受体的功能以及 A_1/A_2A 受体之间的平衡，进而改变腺苷受体对睡眠的影响。

（2）腺苷受体与癫痫。

有临床报告显示咖啡因及茶碱的摄入与癫痫发作有一定关系，但并没有提到这类腺苷受体拮抗药物诱发癫痫发作的主要原因。事实上，早在 1984 年 Barraco 的研究就表明腺苷具有抗惊厥作用。之后与腺苷相关的化合物用于癫痫治疗的观点就被提出。现在，人们广泛认同腺苷是一种内源性抗惊厥剂，其抗惊厥作用是通过 A_1 受体介导，抑制过度的神经活动来实现的。

其他腺苷受体也与癫痫发作有关，但它们一般是促使癫痫发作的。通过观察，A_2B、A_3 受体拮抗剂能对抗 $GABA_A$ 电流的减少，A_2、A_3 受体对 $GABA_A$ 受体稳定性的影响也得以揭示。A_2A 受体促进神经元兴奋，增加癫痫发作风险。而 A_2A 受体被敲除的小鼠对戊四氮诱导的癫痫发作显示出较低的敏感性。

局部释放的腺苷激活 A_1 受体是控制癫痫病灶扩散的有效途径。因此，在海马内植入能够释放腺苷的埋植剂显示出一定的应用前景，人们也开始关注生物相容性材料的发展。A_1 腺苷受体在抗癫痫中具有重要作用，A_1 受体基因被敲除的小鼠对癫痫发作更为敏感，更易形成实验外伤性脑损伤后的癫痫持续状态。由于 A_1 受体激动剂具有非常明显的外周（如心脏停搏）及中枢副作用（如镇静作用），使其作为抗惊厥药的应用受到限制。而部分激动剂具有一定的组织选择性，使其应用成为可能。腺苷 N6，C8 位的二取代衍生物对于整个脑膜的 A_1 受体的亲和力较低，但其作为海马突触传递的抑制剂，则具有较高的亲和力。

另一个途径是使用能够提高胞外腺苷浓度的化合物。如腺苷酸激酶抑制剂在动物模型上显示出良好的效果，与腺苷受体激动剂的直接作用相比，其具有更高的临床前治疗指数。一个更为完善的办法是利用脑细胞移植对抑制性腺苷能神经进行局部改造，使其释放腺苷。目前已利用腺苷激酶缺陷细胞来完成这一过程。同时转基因小鼠脑内腺苷激酶过表达会提高癫痫发作的敏感性。另外，腺苷激酶缺乏的干细胞源性神经前体植入海马内可抑制点燃癫痫的发生。以上证据表明通过增加腺苷释放的细胞和基因疗法，对难治性癫痫的治疗具有很好的改善作用。

腺苷激酶主要在星形胶质细胞内表达，癫痫发作后的腺苷激酶过表达，以及腺苷抑制作用的减弱，都会使癫痫发作进一步恶化。然而，星形胶质细胞释放的IL－6使其自身及神经元内的A_1受体上调，导致A_1受体功能放大，提高了对腺苷的反应性，减少谷氨酸引起的神经元死亡，对化学物质诱导的发作起到保护作用。IL－6基因被敲除的小鼠对癫痫发作更敏感，而且缺乏A_1受体上调。癫痫发作能够诱导BDNF等神经营养因子的释放，且发挥双重作用，既能促进细胞存活，也能导致过度的细胞增殖与神经元突起生长。腺苷通过A_2A受体的激活，触发并促进神经元内BDNF的作用，但是其与癫痫的相互关系还有待进一步研究。

(3) 腺苷受体与学习、记忆和认知。

腺苷通过调节突触传递，神经兴奋性，突触可塑性，在学习记忆过程中扮演着重要角色。内源性腺苷通过A_1受体，调节长时程突触可塑性，如长时程增强、长时程抑制及去极化效应。A_1受体拮抗剂也早就用于记忆障碍的治疗。咖啡因对认知的影响主要是因为其对与认知相关的脑区——海马和皮质中A_1受体的拮抗作用。大多数人在饮用咖啡或茶之后出现良好感觉，正是这类精神活性物质作用于腺苷受体的结果。

已有研究表明，腺苷受体激动剂损害大鼠和小鼠的学习记忆功能，而在被动回避实验以及迷宫实验中，腺苷受体拮抗剂则能促进啮齿类动物的学习记忆能力。最近的研究表明阻断A_1受体能改善认知，A_1/A_2A受体拮抗剂ASP5854能够逆转东莨菪碱诱导的大鼠记忆缺失，而选择性A_2A受体拮抗剂KW－6002则没有这种作用。阻断A_2A受体激活与改善认知也有一定关系，A_2A受体基因被敲除的小鼠的空间认知记忆能力得到改善，相反，A_2A受体过表达则会导致记忆缺失。

(4) 腺苷受体与阿尔茨海默症（AD）。

在日常生活中长期摄入咖啡因，能降低衰老所致的认知能力下降的风险。痴呆是AD最主要的形式，病例对照研究数据显示，咖啡因摄入能降低AD的发病风险。在AD转基因动物模型的纵向研究中，饮食中摄入咖啡因同样显示出长期的保护作用。在4月龄至9月龄小鼠的饮用水中加入咖啡因，在给予咖啡因的最后6星期进行行为学测试。结果显示，摄入咖啡因能减缓或降低小鼠认知缺损的风险。

研究中常采用中枢给药方法给予小鼠β－淀粉样蛋白造成胆碱能神经机能异常，以此制作记忆缺失模型。急性静注咖啡因或A_2A受体拮抗剂对β－淀粉样蛋白诱导的记忆缺失具有保护作用。这类急性阻断A_2A受体产生的作用让人费解，众所周知，A_2A受体能够促进海马胆碱能神经机能。因此，A_2A受体激动剂、A_1受体拮抗剂（阻碍A_1受体对ACh释放的抑制）可能成为改善认知水平的有效药物。

事实上，临床上广泛用于AD治疗的药物都是通过抑制胆碱酯酶活性，提高胆碱能功能来达到治疗目的的。这些表现上的不一致，有待更多的基础研究来阐明其生物学内涵。

(5) 腺苷受体与焦虑。

A_1受体对神经系统的抑制，地西泮与腺苷受体及转运体的相互作用，都表明腺苷能够影响中枢活性药物的抗焦虑作用。A_1受体激动剂具有抗焦虑样作用，表明其作用与A_1受体激活密切相关。相反，A_1受体被敲除的小鼠则表现为焦虑行为增加，A_2A受体被敲除的小鼠也有类似表现。A_1、A_2A受体与苯二氮䓬类戒断症状有关，这些戒断症状在小鼠表现为癫痫敏感性增加，而A_1、A_2A受体激动剂能缓解这些症状。研究表明，A_1受体激动剂能缓解乙醇戒断过程中的焦虑症状。

有趣的是，患有重度焦虑（恐慌症）的病人对小剂量咖啡因异常敏感。已知咖啡因在人类和动物模型中均会促进焦虑行为，并引起恐慌发作。然而，值得注意的是，长期与急性摄入咖啡因会使腺苷受体功能产生完全不同的结果。咖啡因对小鼠的短期致焦虑样作用，可能不仅仅与其拮抗 A_1、A_2A 受体有关，因为单个受体的选择性拮抗剂并没有类似作用。相反，黄嘌呤类衍生物的抗焦虑作用则可能与其激动 5-羟色胺受体有关。

摄入咖啡因后自我报告的焦虑，与 A_2A 受体基因的多态性有显著的相关性。此外，有证据表明恐慌症的易感基因存在于 A_2A 受体基因内部或22号染色体区域附近。然而，A_2A 受体基因的多态性与恐慌症之间的相关性并没有体现在亚洲人身上，显示出一定的种族相关性。

（6）腺苷受体与抑郁。

抑郁症是一种常见的精神疾病，主要表现为情绪低落、兴趣降低、思维迟缓、缺乏主动性等。动物研究表明，与正常小鼠相比，A_2A 受体基因被敲除的小鼠以及给予 A_2A 受体拮抗剂的小鼠对抑郁有较低的敏感性。因此，A_2A 受体阻断将可能成为开发抗抑郁药的靶点。

A_2A 受体拮抗剂的抗抑郁样作用，可能与其对额皮质多巴胺能传递的影响有关。因为给予多巴胺 D_2 受体阻断剂氟哌啶醇后，会阻断选择性 A_2A 受体拮抗剂在强迫游泳实验中表现出的抗抑郁样作用（定位于皮质），而对其兴奋运动作用没有影响（定位于纹状体腹侧）。除了 A_2A 受体，A_1 受体也与腺苷的抗抑郁样作用有关，其作用可能是与阿片系统相互作用的结果。

在神经外科中，深部脑刺激广泛用于震颤等运动障碍，以及强迫症、抑郁症等精神疾病的治疗。其作用是诱导 ATP 释放，进而改变胞外腺苷水平。临床和基础研究都证实，应激与抑郁降低 BDNF 的表达，减少神经发生，由此产生了抑郁症的神经营养学说。因此，阐明 A_2A 受体通过什么途径促进海马突触的 BDNF 功能，即增强突触传递与突触可塑性，可能有利于确认 A_2A 受体拮抗剂的抗抑郁作用。

（7）腺苷受体与精神分裂症。

研究表明腺苷机能紊乱会显示出精神分裂症的神经生物学和临床特征。事实上，腺苷通过激活 A_1、A_2A 受体，在对谷氨酸能和多巴胺能神经传递的影响方面，具有独特的地位，而这两种神经递质系统与精神分裂症的关系十分密切。腺苷抑制作用缺乏，可能导致对脑内多巴胺活性调控减弱，增加谷氨酸兴奋毒性损害的风险。

由于 A_2A 受体与多巴胺 D_2 受体的相互作用，因此腺苷系统与多巴胺系统之间存在相互调节。这些机制为腺苷受体激动剂的抗抑郁样作用提供了理论依据，特别是 A_2A 受体激动剂能阻碍多巴胺 D_2 受体信号转导，而 A_1 受体激动剂能减少多巴胺释放。

双嘧达莫是一种腺苷转运体抑制剂，能提高胞外腺苷水平，对精神分裂症患者有一定的治疗意义。减弱 NMDA（N-甲基-D-天冬氨酸）受体功能，能改善认知水平和精神分裂症阴性症状。然而腺苷与 NMDA 受体功能之间的关系复杂，且可能显示出相反的作用。NMDA 受体激活诱导腺苷释放，因此 NMDA 受体机能减退可能使腺苷介导的功能减弱。NMDA 受体激活能降低神经元对腺苷的敏感性。另外，A_1、A_2A 受体能在不同脑区抑制 NMDA 电流，从而影响 NMDA 受体功能。

（8）腺苷受体与亨廷顿症。

腺苷受体在亨廷顿症中的作用近年来才引起人们的关注。神经退行性疾病发展过程中，基因固有的复杂性；实验动物模型往往为非慢性或亚慢性模型；细胞凋亡及长期给药造成的受体水平改变，所有这些使腺苷受体对该病的影响呈现出多态性，甚至是对立面。腺苷受体，特别是 A_2A 受体，在突触前及突触后的定位，对纹状体的功能产生完全不同的影响，如神经保护或神经毒性效应。事实上，A_1、A_2A 受体激动剂，A_2A 受体拮抗剂均能影响亨廷顿症模型的不同症状。与所有神经退行性疾病，尤其是亨廷顿症相关的一个重要因素，是神经营养功能的缺失。亨廷顿症是由亨廷顿蛋白变异造成的神经毒性引起的。野生型亨廷顿蛋白上调 BDNF 的转录，而 BDNF 水平下降可能是造成该病神经元死亡的早期原因。A_2A 受体激活能促进甚至激发脑中 BDNF 活性。提示 A_2A 受体激活在该病发生的早期，能减少由于 BDNF 营养支持缺失而造成的神经元死亡。值得关注的是，A_2A 受体在亨廷顿症中具有双重作用。A_2A 受体促进 BDNF 的作用，可能是 A_2A 受体对该病产生积极作用的主要原因。

（9）腺苷受体与帕金森症（PD）。

许多研究都表明，A_2A 受体拮抗剂对 PD 的治疗有着广阔的前景，并且已经进入临床试验阶段。在这个过程中最关键的发现是纹状体中 A_2A 受体和 D_2 受体的共区域化，以及它们之间对立的相互作用。A_2A 受体拮抗剂不仅能减少大鼠帕金森样肌肉强直，同时能加强左旋多巴的作用，因此，其应用可能可以减少左旋多巴的用量，进而减轻甚至阻断其副作用，并减少左旋多巴的快速耐受。D_2 受体拮抗剂及 D_1 受体阻断诱导的僵直，能被选择性 A_2A 受体拮抗剂及非选择性腺苷受体拮抗剂茶碱逆转。同时茶碱能减弱一氧化氮供体硝普钠诱导的僵直。在小鼠 MPTP PD 模型中，咖啡因、选择性 A_2A 受体拮抗剂及 A_2A 受体基因失活，均能防止纹状体多巴胺及多巴胺转运蛋白结合位点的减少。选择性 A_2A 受体拮抗剂 KW－6002 能逆转灵长类 MPTP 模型的帕金森症状。值得关注的是，该化合物较少产生异常运动，并能促进左旋多巴的抗帕金森作用，而不会增加其运动障碍。茶碱亦能改善 PD 患者的运动症状。

饮用咖啡因会降低 PD 的患病风险。一项对 8 000 名男子跟踪 30 年的调查显示，与不饮用咖啡的人相比，大量饮用咖啡的人患 PD 的风险能降低 5 倍。咖啡因的运动兴奋作用是由于其对纹状体—苍白球神经元 A_2A 受体的阻断作用。咖啡因对这些神经元作用的细胞内机制研究表明，咖啡因增加 DARPP－32（dopamine and cyclic AMP－regulated phosphoprotein of relative molecular mass 32000）的磷酸化，而 DARPP－32 是调控其他几种蛋白磷酸化的关键蛋白。同时，DARPP－32 也是一种蛋白质磷酸酶抑制剂。当 Thr－32发生磷酸化，DARPP－32 抑制蛋白磷酸酶－1，而 Thr－75 磷酸化则抑制 PKA 活性。PKA 抑制导致蛋白磷酸酶－2 活性下降，进一步促进 DARPP－32 的 Thr－75 磷酸化。该模型提出咖啡因对纹状体—苍白球神经元的作用，通过阻断 A_2A 受体，减弱 PKA 激活，降低 PP－2A 活性，增加 DARPP－32 的 Thr－75 磷酸化，这些作用进一步降低了 PKA 活性，从而形成正反馈增强机制，阻断 A_2A 受体信号通路。也就是说，A_2A 受体阻断，导致 cAMP/PKA 信号通路抑制增强，使 DARPP－32 介导的 PP－1 抑制解除，从而增加其他目标蛋白的磷酸化水平。

胶质细胞源性神经营养因子（GDNF）通过促进神经元存活及纹状体—多巴胺神经元

末梢 A_2A 受体的易化作用，来减慢疾病发展过程，表明在 PD 早期阻断 A_2A 受体须持谨慎态度。如果多巴胺能神经元的 GDNF 活性依赖于 A_2A 受体的共活化，那么在营养支持恢复神经元的过程中，A_2A 受体的阻断会对其产生有害影响。然而，由于 A_2A 受体在丘脑部位高度表达，可以预见，A_2A 受体在深部脑刺激时也会被激活。因此，在疾病晚期，通过阻断 A_2A 受体介导的多巴胺 D_2 受体功能抑制是可取的。而 A_2A 受体拮抗剂联合深部脑刺激对于疾病的治疗是有益的。在这个过程中，腺苷激活 A_1 受体，减少震颤，控制兴奋传播，进而减少深部脑刺激的副作用。另外，深部脑刺激会使 ATP 大量释放，并在胞外代谢为腺苷。

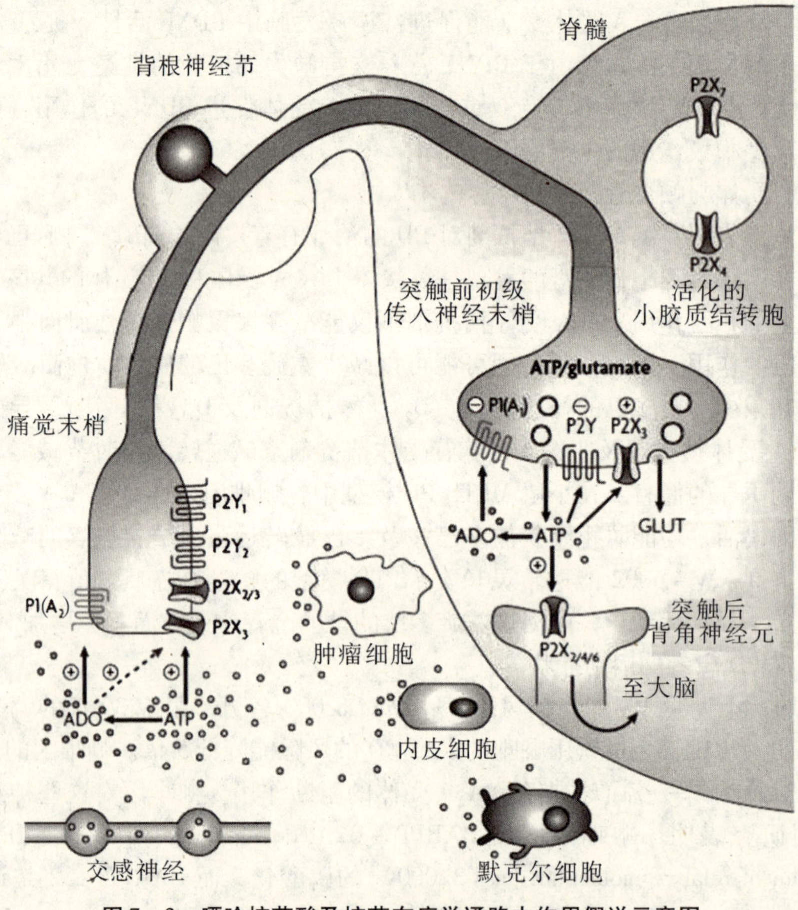

图 7-3　嘌呤核苷酸及核苷在痛觉通路中作用假说示意图

尽管最近的一些研究表明，在 $P2X_3$ 受体阳性纤维亚群中有 $P2Y_1$ 及 $P2Y_2$ 受体表达，但在外周感觉神经末梢中，$P2X_3$ 和 $P2X_{2/3}$ 受体是两个主要的 P2X 嘌呤受体。其他已知 P2X 受体亚型（1～7）在背根神经节中也有低水平表达。尽管作用不及 ATP 强，腺苷同样可能直接通过 P1（A_2）受体作用于感觉神经末梢，然而，其对 $P2X_{2/3}$ 受体激活具有协同作用（图中虚线），5-羟色胺、辣椒碱及氢离子可能也有类似作用。在 CNS 中感觉传导通路的突触，ATP 通过突触后 $P2X_2$、$P2X_4$ 和（或）$P2X_6$ 受体亚型（可能以异多聚体的形式）发挥效应，并且在降解为腺苷后，通过 P1（A_1）受体抑制突触前传递。ATP 和谷氨酸在初级传入中枢神经末梢共同传递。脊髓背角Ⅱ板层中初级传入神经元的中央突上的 $P2X_3$ 受体促进谷氨酸及 ATP 释放。激活的小胶质细胞上的 $P2X_4$ 和 $P2X_7$ 受体与神经性疼痛有关。ATP 通过感觉末梢 $P2X_3$ 和 $P2X_{2/3}$ 受体作用的对象包括交感神经、内皮细胞、默克尔细胞及肿瘤细胞。

（10）腺苷受体与疼痛。

形成疼痛的原因复杂多样，因此腺苷对疼痛的影响具有多靶点、多机制的特点（图7－3）。激活脊髓的 A_1 受体对急性疼痛、炎症性及神经性疼痛均有镇痛作用。腺苷镇痛作用的发现，最初是由于给患有神经性疼痛的两名病人静注腺苷，显示出良好的镇痛作用。几年后，在人类皮肤炎性疼痛模型中，腺苷显示出减少次级痛觉过敏的作用。尽管外周 A_2A 受体激活能加重疼痛反应，但是其抗炎作用可能会减轻炎性疼痛。A_1 受体激动剂作为治疗神经性疼痛的药物和 A_2A 受体激动剂作为抗炎药均已进入临床试验阶段。由于 A_1 受体的组织选择性，人们对 A_1 受体激活的变构促进剂的使用颇感兴趣。A_1 受体的变构调节减少异常性疼痛，无论是鞘内注射还是全身用药，都会出现这种效应。

脊髓水平 A_1 受体激活产生的镇痛作用，与其在突触前抑制胶状质神经元的兴奋性传递有关。腺苷对 NMDA 受体的抑制也可能发生于脊髓，并且与慢性疼痛中枢致敏的减弱及可塑性机制有关。相反，A_2A 受体激活使发射至脊髓的外周传入神经纤维致敏，提高伤害感受性。相应的，A_2A 受体缺失的小鼠对热伤害性刺激的反应减弱，A_1 受体缺失的小鼠则表现出对伤害性反应的提高。外周给予腺苷产生的疼痛反应，类似于局部缺血。腺苷的这种疼痛效应能被 P 物质及尼古丁放大，而且通常成为慢性疼痛时腺苷类物质使用的限制因素。A_3 受体产生的疼痛是由于肥大细胞释放组胺与 5－羟色胺，并作用于感觉神经末梢产生的后续反应引起的。虽然外周给予腺苷能产生这些疼痛效应，然而其净作用却是抑制疼痛过程，因为胞外腺苷水平的升高具有镇痛作用。由于 A_1 受体介导的镇痛作用和 A_2A 受体介导的抗炎作用同时存在，人们越来越关注通过影响胞外腺苷水平而达到止痛作用的药物的开发。如腺苷激酶抑制剂（AK），其镇痛作用在十几年前就受到广泛关注。与神经性疼痛及急性疼痛相比，口服腺苷激酶抑制剂对炎性疼痛的作用更好。在脊髓损伤的同侧或对侧给予腺苷激酶抑制剂，比较其镇痛和抗炎作用，显示多数抗炎作用是局部介导的，而镇痛作用则是全身作用介导的，且主要在脊髓背侧角。在脊髓背侧角，AK 抑制剂能减少由致炎物质（如角叉莱胶）诱导的 c－fos 表达增高。

抗抑郁药被广泛用于神经性疼痛的治疗，但是它们的止痛作用与情绪改变作用无关，可能与胞外腺苷水平升高有关。对急性或慢性神经性疼痛模型大鼠给予阿米替林，都会显示出这种作用。阿米替林对糖尿病性神经病变疼痛模型大鼠的止痛作用可能与内源性腺苷有关。但是阿米替林对内源性腺苷的影响，不是其止痛功能的唯一作用机制。适度剂量的咖啡因会减弱其作用，饮食中咖啡因的摄入可能会影响阿米替林的止痛作用。腺苷水平的升高可能增强阿片类药物的止痛作用。给人鞘内注射吗啡后，检测到脑脊液中腺苷水平升高了。然而在神经性疼痛大鼠体内，吗啡诱导的腺苷释放却是减少的，可以用来解释阿片类药物治疗神经性疼痛时作用与效价下降的原因。

另外，在 A_2A 受体基因缺失的小鼠体内，不同类型阿片受体的表达也发生变化，表明 A_2A 受体与阿片受体在调节疼痛时，存在着功能上的相互影响。鉴于腺苷和 ATP 在调控疼痛中的应用，腺苷类化合物用于止痛具有广阔的前景。而药物的给药剂量、给药途径、给药时间及其组织穿透力也应该得到重视。对于存在的一些问题，则有赖于更多的基础研究。咖啡因通过对腺苷受体的拮抗发挥止痛作用，然而，其作用类型（如引起或减轻头痛）则取决于其作用位点以及给药的剂量与时间。A_2A、A_2B 受体均与疼痛控制中对乙酰氨基酚与咖啡因相互作用有关。在小鼠热板实验及热水缩尾实验中，阻断 A_2B

受体能增强对乙酰氨基酚的作用，而在不给予对乙酰氨基酚的情况下，阻断 A_2A 受体也能产生镇痛作用。另外，茶碱有缓解患者食管性胸痛的作用，可能是通过改变腺苷介导的伤害感受性来达到的。

降钙素基因相关肽（citomn gene - related peptide，CGRP）是一种有效的血管舒张剂，在偏头痛的病理生理过程中起着关键作用。CGRP 的对抗作用可能成为治疗偏头痛的新的有效途径。另一个治疗偏头痛的途径是阻断三叉神经血管系统与 CGRP。这个途径中包含 A_1 受体激动剂的使用。A_1 受体激活通过作用于三叉神经核，抑制脑循环中 CGRP 的释放，以抑制三叉神经血管的激活。其抑制 CGRP 的作用与三叉神经末梢 A_1 受体的激活有关。A_1 受体激活的增强可能阻碍海马内 CGRP 的易化作用。而 A_2A 受体激活则可促进 CGRP 的作用，然而，这些结果与偏头痛治疗方法（即使用 A_2A 受体拮抗剂）之间的相关性仍有待确定。

六、ATP 受体

对 ATP 是一种神经递质的认识始于 20 世纪 70 年代。此后，介导核苷、嘌呤核苷酸生理效应的特异性受体的知识逐渐积累起来。1978 年，Burnstock 根据嘌呤受体对腺苷和 ATP 的选择性亲和力将它们区分成 P1、P2 两大类型。20 世纪 80 年代，人们又逐渐认识到 P2 受体包括 P2X 和 P2Y 两大受体家族。迄今为止，P2X 受体的 7 种亚型（$P2X_{1\sim7}$）、P2Y 受体的 8 种亚型（$P2Y_{1,2,4,6,11\sim14}$）已被克隆。现在，有关嘌呤能信号（purinergic signalling）的概念，已由早先嘌呤类分子在中枢和周围神经系统的递质作用延伸到了在非神经细胞中发挥的生物学功能。ATP 在不同组织产生的生物学作用通过嘌呤受体介导。P2 受体主要由 ATP 和 ADP 激活，其中 P2X 受体家族是配体门控的离子通道，而 P2Y 受体家族是 G 蛋白偶联受体。

（一）P2X 受体

1. P2X 受体的结构

$P2X_1$、$P2X_2$ 两个基因最早是从大鼠输精管和大鼠嗜铬细胞中克隆出来的，人类 P2X 受体已通过筛选组织文库、PCR 等方法被克隆。P2X 受体亚型的氨基酸数目分别为：$P2X_1$，399；$P2X_2$，472，401；$P2X_3$，397；$P2X_4$，388，329；$P2X_5$，455；$P2X_6$，379；$P2X_7$，595。其中 $P2X_2$、$P2X_4$ 各有两个剪接变体。多数人类同源的 P2X 受体已经被克隆并定位于染色体上：$hp2X_1$17p13.3；$hp2X_2$12q24.3；$hP2X_3$12q24.3；$hP2X_4$12q24.32；$h2X_5$17p13；$hPX_7$12q24.2。

P2X 受体的同源性为 26% ~47%，有两个跨膜结构域，氨基端和羧基端均在胞内。N 末端较短（< 30 个氨基酸），C 末端长度从 $P2X_6$ 的 25 个残基到 $P2X_7$ 的 240 个残基不等。连接两个穿膜结构域的胞外环约 270 个残基，包括 2 ~6 个甘氨酸残基，10 个保守的半胱氨酸残基形成的二硫键稳定空间结构。跨膜结构域对通道功能有作用，已证实对决定 P2X 受体反应的时程很重要。研究表明，第二个跨膜结构域（TM_2）有一个 β 折叠片与通道孔的形成有关，但孔区域的详细结构和 TM_2 对通道孔的作用还有待进一步研究。

与其他离子通道一样，P2X 受体为寡聚蛋白，组成每个 P2X 受体亚基的数量少则 3

个，多则6个。通过表达单一 P2X 受体可观察到同聚体形成的通道，共表达 $P2X_2$ 和 $P2X_3$ 的 mRNA 也可形成异聚体，因为这样形成通道的电流与 $P2X_2$、$P2X_3$ 单独形成通道的电流特性不同。有证据表明体内既表达同聚体也表达异聚体。

2. P2X 受体的分布

$P2X_1$ 主要在平滑肌细胞中表达，包括输精管、膀胱和动脉。成年人的外周血白细胞、胰腺、脾脏、胎盘、前列腺、睾丸、卵巢、小肠、大肠和肝脏细胞，神经纤维的离散神经丛和脊髓前角的末梢，外周神经节的神经细胞以及新生儿的小脑和成年人的大脑都有 $P2X_1$ 分布。$P2X_2$ 分布在成年大鼠端脑皮层下的中隔核，丘脑的前核和室旁核，视丘下部和后脑，迷走神经背动支，视网膜后神经，外周神经系统中交感神经背根，上子宫颈神经节和黏液下突触前神经终端以及肠肌层丛的神经节，输精管的神经纤维。$P2X_3$ 分布于三叉神经、脊神经背根和神经节的感觉神经细胞，疼痛神经纤维和牙髓的边缘。$P2X_4$ 在脑、脊髓、交感神经和感觉神经节广泛分布，与 $P2X_6$ 相似，在浦肯野细胞中高表达。$P2X_4$ 在膀胱、输精管、大动脉、血管平滑肌、肝脏、肾脏、脾脏、肺、肠、睾丸、肾上腺、唾液腺以及许多内分泌组织和激素分泌细胞系中表达。$P2X_5$ 在成年大鼠心脏中高表达，神经系统中限制在中脑三叉神经核和脊髓及感觉神经节，缩短的人类 $P2X_5$ 异型体在胎儿胸腺细胞中高表达，成年人低表达。$P2X_6$ 在脑组织中表达，在小脑浦肯野细胞中表达最高，在嗅球、皮层、海马、甲状腺和丘脑核以及三叉神经的中脑核与颅侧运动核中高表达，在子宫腺体细胞、卵巢粒层细胞、支气管上皮细胞、心脏、脊索、气管、子宫、肺、肠、垂体和星形胶质细胞中有分布。$P2X_7$ 在鼠小胶质细胞、多数骨髓细胞（包括粒、单核/巨噬、B 细胞）、肺、脊髓、脾、唾液腺和肠中表达。人 $P2X_7$ 在胰腺、肝脏、心脏和胸腺中高表达，在脑、肌肉、胎盘、肠、前列腺和脾脏的表达中等或者较低。

3. P2X 受体的生理功能

P2X 受体主要的生理作用大都基于一个基本特性，即 P2X 受体被激活后诱发非选择性的内向跨膜正离子流，使细胞去极化。在 CNS，通过对刺激单个神经末梢的研究中发现受到刺激后神经末梢有嘌呤核苷酸释放。White 和其他研究者发现各个脑区神经末梢释放的核苷酸中主要是 ATP，电刺激大脑皮层、海马、缰核或下丘脑可以使神经末梢释放 ATP。同时 CNS 的胶质细胞和突触后成分也有 ATP 释放，如星形胶质细胞受到某些药物或机械刺激也释放 ATP。星形胶质细胞释放 ATP 与作为神经递质从神经元释放机制是不尽相同的，这一释放过程有5种可能机制：①通过胞吐从囊泡释放；②通过 ATP 联结蛋白如抗粘连蛋白；③通过连接两个半通道形成的缝隙连接结构；④通过阴离子通道的渗透运输；⑤在细胞崩解或程序性死亡时细胞内 ATP 也会释放到细胞间隙。根据各种来源的 ATP，人们提出这样的假设：CNS 中不同细胞来源的 ATP 可能发挥着不同的作用。最主要的角色可能是像在自主神经系统中一样发挥神经递质的作用，称之为快速瞬时作用。这一作用最常见的情况有以下4种：

（1）介导内向电流：ATP 诱发的电流通常是内向整流电流。目前已经在哺乳动物多个脑区分离的神经元中观测到。这种门控离子通道的激活作用有激动剂浓度的依赖性，且当撤销 ATP 后，内向电流迅速消除。

（2）突触前作用：细胞外 ATP 的另一个作用是在完整的大脑脑片中发现它能通过突

触前刺激谷氨酸的释放，激发兴奋性突触后电位，主要证据是应用 ATP 引起自发性突触电流频率的增加。这种作用在 ATP 与其他神经递质的相互作用中也有体现。

（3）使细胞内钙离子浓度增加：有研究表明 ATP 会增加细胞内钙离子的浓度，这一效应是通过激活介导钙离子通透的 P2X 受体引起的。这一作用有赖于细胞外高浓度的钙离子和 ATP 所引起的电流强度。ATP 调节中枢神经末梢钙离子内流的作用主要反映为 ATP 对谷氨酸能和/或 γ－氨基丁酸（GABA）能神经元的调节作用。

（4）单通道的开放：应用膜片钳技术检测发现细胞外的 ATP 可以诱发海马锥体细胞膜上单通道的开放，在 98 个外面向外模式的单通道记录中记录到 19 个 ATP 诱发的通道开放，这一单通道电流有电压依赖性而不受外界钙离子浓度的影响（浓度为 0.3～0.85 mmol/L）。

P2X 受体与 ATP 结合，除了介导快速瞬时作用之外，在长期接受 ATP 刺激下也有慢性作用。ATP 的其他功能可能包括：参与神经元—胶质细胞或胶质细胞之间的信息传递；参与 CNS 损伤的修复过程或是作为营养因子起作用；促进神经元的成熟、突起的生长以及调节递质、受体在靶细胞的表达等方面都有作用。

目前已知 P2X 受体在机体中普遍存在。对其分布、药理、电生理和功能调制的研究日益深入，但仍然有许多未能解决及尚有争议的问题，有待深入研究和探讨，如关于 P2X 受体的信号转导，至今缺乏令人信服的解释。P2X 受体的生理作用也知之甚少，P2X 在细胞凋亡、免疫反应、炎症反应和疼痛传导中的作用等还需进一步研究。

（二）P2Y 受体

1. P2Y 受体的结构

P2Y 受体属于视紫红质类 G 蛋白偶联受体家族，由 328（$P2Y_6$）～377（$P2Y_4$）个氨基酸组成，糖基化后分子量为 41～53 kD，胞外为 N 端，胞内为 C 末端，7 段跨膜区域（TMDs）由 3 段胞外环（ELs）和 3 段胞内环（ILs）连接。跨膜区 TMD_6 和 TMD_7 中有 4 个极性氨基酸残基（Y－Q /K－X－X－R）可能影响配体选择性和激动剂效应。根据 P2Y 受体氨基酸序列组成不同可将其分为两类：第一类是 $P2Y_1$、$P2Y_2$、$P2Y_4$、$P2Y_6$ 和 $P2Y_{11}$受体；第二类是新近克隆的 $P2Y_{12}$、$P2Y_{13}$和 $P2Y_{14}$受体。不同 P2Y 受体的氨基酸序列组成呈现高度多样性，它们之间可以形成同源或异源多聚体。P2Y 受体胞外结构域 EL_2 和 EL_3 处各有两个 Cys 形成二硫键，主要参与受体激活。受体激活之后，受体胞浆内 C 末端与异三聚体 G 蛋白偶联，在人 P2Y 受体胞浆内 C 末端 Arg333 和 Arg334 以及 BBXXB 基序是与 Gq 蛋白偶联的关键部位。胞浆内 IL_3 和 C 末端有酪氨酸蛋白激酶作用基序（E/S）ST（S/T）EX（K/R），其中 Ser－333 和 Ser－334 可能参与了激动剂引起的 P2Y 受体磷酸化。Liu 等还发现，在人 $P2Y_2$ 受体 C 末端的一段富含脯氨酸的 PXXP 基序（SH3 结合位点）直接与酪氨酸激酶 Src 结合并易化 Src 磷酸化过程，缺失 PXXP 基序可使 Src 和 Src 依赖的酪氨酸激酶 2、表皮生长因子受体（epider－mal growth factor receptor，EGFR）、血小板衍生的生长因子受体（platelet－derived growth factor receptor，PDGFR）的磷酸化过程出现缺陷。

2. P2Y 受体信号转导途径

近年来，通过 RT－PCR、激光共聚焦、膜片钳、基因敲除等形态学、电生理学及分子生物学技术研究发现，在神经元和胶质细胞表面分布的 P2Y 受体激活后与不同 G 蛋白偶联，通过促使胞内钙离子浓度升高，激活包括 AC、PKC/MAPK 等多种底物，触发许多信号转导途径。P2Y 受体激动剂主要有 ATP、ADP、ADPβS、2 - MeSADP、2 - MeSATP、UTP、UTPγS、5Br - UDP、UDP - glucose（5' - 磷酸尿苷葡萄糖）、UDP - 半乳糖。常见拮抗剂有苏拉明、反应蓝 - 2、PPADS 等。此外，还有近年来合成的 MRS2179、NF023、MRS2567、AR - C69931MX、MRS2279、MRS2210 等。其中，$P2Y_1$、$P2Y_2$、$P2Y_4$、$P2Y_6$、$P2Y_{11}$、$P2Y_{15}$受体激活 Gq/11/PLC/Ca^{2+}/PKC 信号通路。$P2Y_2$、$P2Y_{11}$、$P2Y_{12}$、$P2Y_{13}$、$P2Y_{14}$受体激活 Gi/Go/AC/cAMP↓信号通路。$P2Y_{15}$受体激活 Gs /AC / cAMP↑信号通路。激动剂作用于星形胶质细胞 P2Y 受体后还会引起细胞外信号调节激酶 1/2（extracellular signal - regulated kinase 1/2，ERK1/2）以及信号转导因子和转录激活因子 3（signal transducer, and activator of transcription 3，STAT3）磷酸化增强。ERK1/2 和 STAT3 均参与细胞增殖、分化和凋亡，其中，ERK1/2 属于真核细胞 MAPK 传导通路，STAT3 则是 JAK/STATs 信号传导通路的重要成员，ATP 作用于皮质星形胶质细胞 P2Y 受体引起 ERK1/2 活性升高和 STAT3 分子 Ser - 727 的磷酸化。其中，ERK1/2 活性升高并受到 PKCδ、磷脂酶 D 和百日咳毒素敏感的 G 蛋白调节；$P2Y_{2/4/6}$受体激动剂 UTP 引起 STAT3 分子 Ser - 727 快速磷酸化，如果抑制 ERK 信号则 STAT3 分子 Ser - 727 的磷酸化也受到抑制。另外，$P2Y_2$ 受体作为一种 G 蛋白偶联受体，还通过调节 β 和 γ 亚基活性使内向整流钾通道快速失活，这依赖于 PLC、PKC 的激活以及细胞内钙的浓度。而在培养的脊髓神经元中，ATP 和 ADP 作用于 P2Y 受体，后者与百日咳毒素不敏感的 G 蛋白结合并激活 PKC，诱发外向整流钾电流。

3. **P2Y 受体在神经系统中的分布**

P2Y 受体分布详见表 7 - 1，以下仅讨论其在神经系统中的分布概况。随着各种形态学新技术的应用，发现 P2Y 受体在哺乳动物神经系统的许多部位广泛表达，各亚型受体之间分布与表达的差异性使它们在神经系统各自具有不同的生理效应。在大脑皮层及小脑皮层、海马、脊髓广泛表达 $P2Y_1$、$P2Y_2$ 和 $P2Y_{12}$受体；在脊髓、背根神经节、三叉神经节、结状神经节均表达 $P2Y_1$、$P2Y_2$、$P2Y_4$ 和 $P2Y_6$ 受体；在雪旺细胞表达 $P2Y_2$、$P2Y_4$ 和 $P2Y_6$ 受体。此外，$P2Y_1$ 受体还表达于中脑、苍白球和基底核；$P2Y_2$ 受体还表达于上丘、纹状体和延髓；$P2Y_{11}$受体见于人类大脑，在鼠类则未见分布；$P2Y_{12}$受体在终纹和延髓腹外侧区有表达；$P2Y_{13}$表达于小脑、海马、丘脑、黑质及尾状核；$P2Y_{14}$仅在大脑皮层星形胶质细胞中等程度表达，在神经元尚未见分布。有关 P2Y 受体的形态学研究为 P2Y 受体研究工作开辟了新的领域，为研究 P2Y 受体与神经系统的相互作用奠定了基础。

4. **P2Y 受体的生理功能**

1929 年，Drury 和 Szent 发现胞外核苷酸能使血管舒张，心跳减慢，现已证明这可能是 P2Y 受体介导的内皮舒张因子（EDRF）的释放效应。20 世纪 60 年代，Gaarder 等发现 ADP 能引起血小板聚集。尔后人们发现 ADP 通过抑制 AC 活性，激活 Ca^{2+} 释放，引起聚集效应。进一步的研究提示，该过程有 G 蛋白偶联受体参与，因此将之命名为 P2T 受体（T 意为血小板）。Hollopeter 等在 ADP 不敏感患者身上发现位于 3q24 ~ 3q25 的 $P2Y_{12}$ 基因出现两个碱基对缺失，最后证明 ADP 的血小板聚集效应是 $P2Y_{12}$受体介导的。

P2Y 受体还可通过多种途径影响机体功能。ADP 激动 $P2Y_1$ 受体可引起血小板内 Ca^{2+} 升高，引起变形，促进 $P2Y_{12}$ 引发的血小板聚集；ADPβS 激动大鼠肠系膜动脉内皮 $P2Y_1$ 受体能引起内皮细胞超极化，舒张血管。Wong 等对 Cl^- 分泌极性的研究证明，只有顶膜 P2Y 受体激动才能引起 Cl^- 分泌。这可能是因为顶膜和基底侧膜 P2Y 受体各自激活不同 Ca^{2+} 库，或 Ca^{2+} 依赖的 Cl^- 通道仅分布于顶膜某些特定区域。P2Y 受体在细胞膜的不均匀分布可能是细胞极性产生的原因之一。比如，内耳前庭暗细胞顶膜主要分布 $P2Y_4$ 受体，基底侧膜为 $P2Y_2$ 受体，K^+ 穿过基底侧膜进入细胞，再通过顶膜 K^+ 通道外流，$P2Y_4$ 受体起调控 K^+ 外流的作用，即使 ATP 和 UTP 作用时间延长也不出现受体脱敏。这解释了内耳调控 K^+ 外流适应外界速度变化的现象。此外，在胰腺导管上皮和气管上皮中均发现上述现象。敲除 $P2Y_4$ 受体基因会引起小鼠小肠上皮 Cl^- 分泌障碍，说明 P2Y 受体家族在调节电解质平衡和维持细胞极性中的重要作用。在神经系统中，$P2Y_4$ 和 $P2Y_{12}$ 受体可以抑制 M 型 K^+ 通道和 N 型 Ca^{2+} 通道，从而影响动作电位传递以及神经递质释放。其调节机制可能有两种：一种不依赖第二信使，即直接通过 Gβγ 亚基作用于通道，起效快；另一种有第二信使参与，起效慢。在脊髓，ADP 通过 $P2Y_1$ 受体介导参与调控中枢运动模式。在免疫系统，免疫细胞表面表达的 P2Y 受体可以调节免疫细胞对胞外核苷酸的趋化性。Idzko 等证明，幼稚树突状细胞（DC）高表达 P2Y 受体，胞外核苷酸通过 Gi 亚基介导升高细胞 Ca^{2+} 使细胞产生强趋化效应。受体下调则导致这一效应在成熟 DC 中被削弱。在骨髓造血干细胞中的这一现象可能受 $P2Y_{14}$ 受体的调节。P2Y 受体可促进细胞增殖，所以核苷酸又可称为类促有丝分裂原（co-mitogen）。血小板源性生长因子（PDGF）可以促进血管平滑肌细胞通过 G_0/G_1 检验点；ATP 则可以促进细胞由 G_1 期到 S 期的过渡，这可能与 P2Y 受体影响细胞周期蛋白（cyclin）或调控细胞周期蛋白依赖的蛋白激酶（cdk）磷酸化有关。相反，UTP 激动 $P2Y_4$ 受体可削弱 PDGF 的促有丝分裂作用。

下面详细讨论 P2Y 受体在神经系统中发挥的生理功能：

（1）调节神经活性物质的合成与释放。

谷氨酸和 GABA 是哺乳动物 CNS 中广泛分布的神经递质，在神经系统发育、学习和记忆、睡眠等方面发挥着重要的调控作用。ATP 可以通过 P2Y 受体信号途径影响这两种递质的释放，从而发挥对神经系统功能的调节。在培养的皮层星形胶质细胞，ATP 作用于 P2Y 受体，引起细胞内钙浓度升高，胞膜与含谷氨酸的囊泡融合随即释放谷氨酸，这种释放受到容量依赖的阴离子通道调节。另外，P2Y 受体通过上调 COX－2 表达从而加速 PGE2 的合成，进而促进谷氨酸的释放。在额前皮质星形胶质细胞，$P2Y_4$ 受体激活后囊泡释放谷氨酸，激活 V 层锥体神经元的 I 型 mGlu 受体，通过 Gq/PLC/ IP3/Ca^{2+}/CaMKII 信号传导途径诱发出神经元 NMDA 受体电流。值得注意的是，ATP 和 α，β－MeATP 可促进 GABA 从豚鼠海马神经元释放，却不能促进 GABA 从培养的海马星形胶质细胞释放，其原因尚不清楚。另外，激活 $P2Y_2$ 和 $P2Y_4$ 受体可以促进星形胶质细胞白血病抑制因子 LIF 的生成。ATP 激活海马胶质细胞 $P2Y_1$ 受体后细胞内钙浓度升高，并且诱导过氧化物产生，抗氧化剂 N－乙酰（基）—半胱氨酸(NAC) 和过氧化氢酶均不抑制这种反应。P2Y 受体激动剂 2－MeSADP 还可以促进脂多糖（ lipopolysaccharide，LPS）诱导的皮层星形胶质细胞释放肿瘤坏死因子－α（tumornecrosis factor，TNF－α）。突触传递是神经系统实现其功能的最基本方式。研究突触传递的机制对人们理解神经系统信息传递的特异性、突触可塑性以及学习和记忆等极为重要。神经信号的跨突触传递是由突触囊泡通过胞吐释放神经递质实现的。当递质释放后，已经和突触前膜融为一体的突触囊泡膜组分又被重新收集起来，参与新一轮囊泡的形成和循环。P2Y 受体也参与了神经递质囊泡的内吞过程。Powell 等采用膜电容测定结合电压钳记录技术观察到，在肾上腺嗜铬细胞，ATP 激活 P2Y 受体后，抑制 Ca^{2+} 进入细胞，从而使儿茶酚胺兴奋性胞吐减弱。

（2）调节星形胶质细胞钙信号传播。

早在 1995 年就有学者发现在培养的星形胶质细胞给予 ATP 后几乎 100% 细胞内钙浓度升高。星形胶质细胞膜表面主要表达 $P2Y_1/P2Y_2$ 受体，当被细胞外液中的 ATP 激活后，胞内 Ca^{2+} 浓度升高，反过来释放神经递质，调节突触传递效能变化。这种由 P2Y 受体介导的胶质细胞钙信号增强对胶质细胞的增殖与分化以及胶质细胞—神经元突触传递起重要的调节作用。许多实验证实，在培养的海马、脊髓星形胶质细胞均观察到 ATP/ADP 作用于胶质细胞 P2Y 受体引起钙波远距离扩散。$P2Y_1$ 和 $P2Y_2$ 受体与 Gq/Gi 蛋白偶联后通过 PLCβ 途径提高细胞内 IP_3 含量，诱发 Ca^{2+} 从内质网钙库释放，胞浆 Ca^{2+} 浓度升高后一方面诱发胞内多种信号传导途径，另一方面促进 ATP 从胶质细胞释放，再去激活邻近胶质细胞 P2Y 受体，引起钙波远距离扩散，其中，$P2Y_2$ 受体介导的钙波扩散距离与传播速度大于 $P2Y_1$ 受体。这种受 ATP 启动的钙波可被 P2Y 受体拮抗剂和缝隙连接阻断剂所阻断。它构成了胶质细胞的信号传播网络并对胶质细胞的增殖与分化以及胶质细胞—神经元突触传递起调节作用。

（3）P2Y 受体与神经系统的发育。

随着研究的进一步深入，近年来的研究表明，细胞外核苷酸类物质参与了神经系统的发育和再生。ATP 作用于神经干细胞时，通过依赖于磷脂酰肌醇 3 激酶（phosphatidylinositol－3 kinase，PI3K）的 p70S6 激酶激活途径，诱发内质网钙库释放钙离子，促进细胞增殖与分化。Agresti 甚至在大鼠少突胶质细胞前体细胞（oligodendrocyte progenitors，Ops）观察到 ATP 和 ADP 刺激 Ops 移行、增殖和分化的现象，如果抑制 PDGF 对 Ops 的促有丝分裂反应则可诱导其分化。Arthur 等在实验中发现，在培养的 PC12 细胞和背根节神经元上发现 ATPγS 通过促进酪氨酸受体激酶 A、ERK1/2 和 p38 等磷酸化使细胞对神经生长因子的敏感性提高，突起形成加速，如用基因手段降低细胞 $P2Y_2$ 受体含量则看不到这种现象，因此推测，存在神经生长因子的条件下，ATPγS 激活 $P2Y_2$ 受体之后酪氨酸受体激酶 A 与 $P2Y_2$ 受体共定位对神经细胞分化是有必要的。在 P8～P12 大鼠海马 CA1 区，GFAP（＋）细胞往往伴随较多 $P2Y_1$、$P2Y_2$ 和 $P2Y_4$ 受体的表达。P2 受体激动剂作用于培养的小鼠内嗅区—海马薄片可观察到海马投射区和内嗅区的轴突长度和纤维密度均有所增加。在培养的 CA1 区星形胶质细胞，P2Y 受体激活可促进二十二碳六烯酸（docosahexaenoic acid，DHA）和花生四烯酸（arachidonic acid，AA）的释放，间接调节 CNS 的发育，其中 DHA 的释放依赖与 Ca^{2+} 无关的磷脂酶 A_2（Ca^{2+}－independent phospholipase A_2，$iPLA_2$）。Strokin 等人发现，在培养的皮层星型胶质细胞，ATP 作用于 $P2Y_4$ 受体通过促进血小板凝血酶敏感蛋白（thrombospondin，TSP－1）的产生及分泌促进突触发生。ATP 作为一种细胞外信号分子与外周和 CNS 的生理活动密切相关。随着分子克隆技术的发展，人们对 P2Y 受体信号转导途径及 P2Y 受体亚型在神经系统生理功能等方面的研究都取得了长足的进步。它的分布、定位决定了它在不同部位有着不同的作用，然而对于

P2Y 受体的研究还面临许多亟待解决的问题，特别是由于受体亚型的重叠表达，缺乏高特异性、高亲和力的受体亚型激动剂和拮抗剂更使人们无法彻底阐述其功能。因此，进一步认识 P2Y 受体在神经系统的生理机能对我们研究神经系统疾病的防治具有重要意义。

5. P2 受体与神经系统疾病

（1）P2 受体与神经细胞损伤。

脑组织缺血缺氧后，细胞内的 ATP 在几分钟内就会释放到胞外，胞外 ATP 直接作用于神经细胞上 P2 受体产生兴奋性毒性作用。缺氧缺糖后海马内 $P2X_2$ 和 $P2X_4$ 受体表达都上调。体内外实验均表明，缺血发生后，小胶质细胞、星型胶质细胞以及神经元中 $P2X_7$ 受体密度增加。$P2X_7$ 受体是 P2X 家族一个比较特别的亚型，与配体结合后形成孔隙，调节细胞渗透性及细胞因子释放，参与细胞凋亡过程。在小脑浦肯野细胞和海马缺血敏感区，$P2Y_1$ 受体高度表达。自发性高血压大鼠造成中脑动脉闭塞模型后，梗塞周边区 $P2Y_1$ 受体表达增多。这些都说明 P2 受体参与了缺血缺氧的病理过程。在神经组织中，营养因子可以保证神经的活力和再生。神经受损时释放成纤维细胞生长因子、表皮生长因子和血小板衍生生长因子。星形胶质细胞中 $P2Y_2$ 受体可上调神经营养因子、神经肽、神经生长因子、突起促进因子以及细胞外基质蛋白等基因的表达，发挥神经保护作用。ATP 还可通过抑制兴奋性递质谷氨酸的释放，促进抑制性递质 GABA 的释放发挥神经保护作用。纳摩尔级的 ATP 通过激活 P2 受体可引起海马区神经细胞持续长时程增强（long - term potentiation，LTP）。在小脑中也发现了 P2 受体的神经保护作用：小脑损伤后 $P2X_1$ 和 $P2X_2$ 受体上调，P2 受体拮抗剂 6 - 磷酸吡哆醛 - 2，4 - 偶氮焦磷酸（pyridoxal - phosphate - 6 - azophenyl - 2，4 - disulphonic - acid telrasodium，PPADS）可抑制 ATPγS 对小脑颗粒细胞的神经毒性作用。PPADS 对谷氨酸、高钾、无糖等诱导的神经细胞凋亡和坏死具有保护作用，并能降低小胶质细胞活性，保护低糖低氧状态下的皮层神经细胞，还能显著降低中脑动脉闭塞模型动物的梗塞面积。氧化应激是外伤性脑损伤、缺血缺氧以及神经退行性疾病神经损伤的主要原因之一。ATP 可作用于星形胶质细胞上 P2 受体，上调氧化还原酶基因表达，对抗 H_2O_2 的损伤作用。机械性创伤会导致许多 P2 受体表达的改变，如外周神经损伤后，背根神经节中 $P2X_3$ 受体表达改变。脊髓创伤是一个医学难题，在损伤部位持续释放 ATP，ATP 作用于 $P2X_7$ 受体后引起细胞内钙离子浓度不可逆性升高，导致细胞坏死。创伤后使用 P2 受体拮抗剂 PPADS 和oxATP 可显著抑制创伤部位细胞坏死，促进功能恢复。ATP - $MgCl_2$ 可以降低脂质过氧化，从而降低脊髓的继发性损伤。最近研究还表明，脊髓创伤后局部应用 ATP 可以明显促进运动功能的恢复。

（2）P2 受体与神经胶质细胞及炎症应答。

ATP 是神经细胞和胶质细胞之间的信号分子。细胞损伤时，从星型胶质细胞中释放的 ATP 对触发细胞应对损伤的反应至关重要。损伤时所释放的 ATP 既具有神经保护作用，也引起病理生理学的改变。有研究表明，星型胶质细胞可以通过受损细胞 ATP 的释放感受 CNS 损伤的严重程度，并可以调节 α - 肿瘤坏死因子介导的炎症应答。微摩尔级的 ATP 激活 P2Y 受体可引起中等强度的炎症应答，而毫摩尔级的 ATP 却能防止炎症应答的持续。蛋白激酶 B/Akt 是调控细胞生长代谢、防止凋亡的一个关键信号分子，皮层星型胶质细胞受机械损伤时释放 ATP，引起 Akt 的活化，PPADS 可以减弱 Akt 的活化。在神经元兴奋或受损时释放的 ATP 可增强星型胶质细胞内细胞因子和前列腺素 E2 的炎症效应，并可能与 AD 中的慢性炎症有关。少突神经胶质细胞中的 P2 受体可引起细胞内钙离子浓度升高，并可能与髓磷脂的形成有关，这为 CNS 中的脱髓鞘性疾病，如多发性硬化症，提供了一个新的治疗途径。

（3）P2 受体与疼痛。

早在 20 世纪 60 年代末，人们就认识到 ATP 参与了疼痛的形成。1995 年，人们克隆出 $P2X_3$ 亚型受体，随后发现主要位于背根神经节的小伤害性疼痛感觉神经中。1996 年，Burnstock 提出了 ATP 通过 $P2X_3$ 和 $P2X_{2/3}$受体引起疼痛的嘌呤能假说（图7－3）。随着分子克隆技术的发展，在三叉神经节、结状神经节中发现了多种 P2X 受体亚型。P2X 受体激动剂 α，β－亚甲基 ATP（α，β－meATP）和苯甲酰苯甲酸 ATP（BzATP）可引起急性伤害性疼痛反应，并可增强福尔马林引起的伤害性疼痛反应，P2X 受体拮抗剂苏拉明（suramin）和 PPADS 可阻断该过程。用于治疗痛经的中药川芎嗪可阻断 $P2X_3$ 受体，并可明显抑制由福尔马林引起的伤害性疼痛第一相反应。$P2X_3$ 受体基因剔除小鼠对福尔马林和 ATP 引起疼痛无反应，说明 ATP 可激活 $P2X_3$ 受体参与伤害性疼痛反应。在炎性和神经性疼痛中，P2 受体也发挥重要作用。交感神经末梢释放的 ATP 可激活背根神经节中 P2X 受体引发疼痛，ATP 还能与协同递质去甲肾上腺素、神经肽以及 GABA 等一起参与神经性疼痛过程。破坏 $P2X_7$ 受体基因可消除慢性炎症和神经性疼痛。鞘内给予 P2Y 受体激动剂 UTP 和 UDP 亦可产生镇痛效果，提示 $P2Y_2$（和/或 $P2Y_4$）和 $P2Y_6$ 受体可对脊髓的痛觉传导产生抑制作用。在炎症性和神经性疼痛模型中，目前有以下 4 类药物正在研究之中：①反义寡核苷酸，已用于下调 $P2X_3$受体，效果良好；②$P2X_3$ 双链干扰小 RNA；③P2 受体拮抗剂，如 A－317491 是一种选择性 $P2X_3$ 和 $P2X_{2/3}$受体非核苷酸拮抗剂，可缓解慢性炎症和神经性疼痛；④腺苷激酶抑制剂，如 A－134974。最近报道，巴比妥盐类引起的麻醉和痛觉缺失作用可能与神经系统中经由 $P2X_3$ 受体所调节的神经递质有关。阻断脊髓 $P2X_3$ 和 $P2X_{2/3}$受体能间接激活阿片系统。P2 受体与偏头痛也存在联系，1981 年 Burnstock 提出的嘌呤能假说认为 ATP 及其降解产物 5'－磷酸腺苷和腺苷是介导血管舒张的高效能物质，会导致血管痉挛和缺氧，引起偏头痛。ATP 的血管舒张作用有内皮细胞依赖性，通过激活内皮细胞表面 P2Y 受体释放内皮细胞衍生舒张因子。此外，从血管周围交感神经或受损内皮细胞所释放的 ATP 都有可能通过平滑肌细胞上的 P2X 受体参与局部血管痉挛的过程。

（4）P2 受体与 AD。

在 AD 中，细胞外会出现 β 淀粉样蛋白（Aβ）沉积，损伤神经元而导致功能失常或死亡。ATP 特别是 A1－ATP 可促进 Aβ 纤维的形成，苏拉明可阻断该作用，故推测 Aβ 前体蛋白可能是体内 ATP 的底物或受体。$A\beta_{1\sim42}$能引起星型胶质细胞钙波的放大，以及传播距离的增加。苏拉明能抑制钙波的传播速度，削弱 Aβ 对钙波的影响。在 AD 患者脑中，$P2Y_1$ 受体集中分布于许多 AD 特征性结构中，如海马和内嗅皮质的神经原纤维缠结、神经斑块和神经网络周围。铝可以引起 AD 样症状，其可能的机制之一是铝与 ATP 结合后作用于P2 受体导致淀粉样蛋白的形成。$P2X_7$ 受体介导活性氧产生；在 AD 转基因动物模型中 $P2X_7$ 受体上调，特别是在 β 淀粉样蛋白斑周围。小胶质细胞能释放多种促炎症神经毒性物质，被认为促成了 AD 的进程，胞外 ATP 可通过 $P2X_7$ 受体改变小胶质细胞的细胞因子分泌。兴奋小胶质细胞上的 $P2X_7$ 受体还会引起 γ 干扰素诱导的Ⅱ型一氧化氮合酶活性增强。因此，$P2X_7$受体可为神经退行性疾病中炎症应答提供一个治疗靶点。此外，激活 P2Y 受体还可引起小胶质细胞向损伤部位聚集。目前，用于促进 AD 患者记忆功能的嘌呤衍生物已经进入临床试验阶段，其中的丙戊茶碱和 AIT－082 表现出神经营养作用，可增加脑和脊髓中神经营养因子的产生。

（5）P2 受体与 PD。

近来发现外源性 ATP 可通过 P2Y 受体刺激多巴胺的释放，内源性 ATP 也可调节 CNS 中多巴胺能神经传导。受损细胞释放的 ATP 可能导致邻近表达 $P2X_7$ 受体的细胞死亡，引起坏死体积增加，被认为是 PD 发病的细胞机制之一。P2 受体激动剂可刺激多巴胺能神经细胞活性，增加轴突末端以及腹侧被盖区多巴胺的释放。

（6）P2 受体与情感性疾病。

在纹状体中，胞外 ATP 和腺苷通过拮抗的方式调节中脑边缘系统神经细胞活性。在精神分裂症状态下，腹侧纹状体内的腺苷和多巴胺之间相互作用。因此，嘌呤能信号的紊乱（如红细胞内 ATP 酶活性降低引起 ATP 增加和腺苷减少）可能导致精神分裂症。此外，躁狂和攻击性行为的发生，也可能与嘌呤能信号失调有关。内源性 ATP 可通过刺激背内侧下丘脑的 $P2Y_1$ 受体来调节焦虑。

（7）其他。

前梨状皮质表达 $P2X_2$、$P2X_4$ 和 $P2X_6$ 受体，向其中注射微量 ATP 类似物可引起癫痫的发作，提示 P2X 受体拮抗剂可能有神经抑制作用。在患有慢性癫痫的大鼠海马内，$P2X_7$ 受体高表达并伴有 ATP 的异常反应，说明 $P2X_7$ 受体可能参与了颞叶性癫痫的病理过程。

七、影响腺苷作用的药物

1. 受体激动剂

1980 年前后相继发现了许多具有高亲和性的 A_1 受体激动剂，如 2－氯腺苷（2－CADO）、环己烷腺苷（CHA）、R－N^6－（苯丙异丙基）腺苷（R－PIA）。它们不被细胞所摄取，也不被腺苷脱氨酶所降解，用同位素标记后是 A_1 受体理想的配体，因此对腺苷研究有重大意义。A_1 受体激动剂显示立体专一性，如 R－PIA 的亲和性比 S－PIA 高 50 倍。A_1 受体激动剂的作用强度顺序为 CHA＝R－PIA＞2－CADO＞腺苷＞NECA＞S－PIA。

A_2 受体的特异性激动剂有 5'－乙基酰胺腺苷（NECA）和 5'－环丙基酰胺腺苷（NCPCA），其强度顺序为 NECA＝NCPCA＞2－CADO＞R－PIA＝S－PIA。因 R－PIA＝S－PIA，说明 A_2 受体激动剂的立体专一性不高。NECA 虽对 A_2 受体选择性较高，但亦结合 A_1 受体，因此要用 CHA 等 A_1 受体激动剂保护 A_1 受体，[^3H] NECA 才能用于选择性结合 A_2 受体。

2. 受体拮抗剂

甲基黄嘌呤类药物是腺苷受体的选择性拮抗剂，对 A_1 和 A_2 受体都有拮抗作用，对 P 位点无作用。经典药物如茶碱、氨茶碱、咖啡因以及后来发现的 1，3－二乙基－8－苯基黄嘌呤（DPX）、8－苯基茶碱、1，3－二丙基黄嘌呤、3－异丁基－1－甲基黄嘌呤（IBMX）都属此类，其中 DPX 拮抗作用较强。Bruns 等（1983）发现 1，3－二丙基－8－

(2－氨－4－氯苯基）黄嘌呤（PACPX）作用更强，是茶碱的 7×10^4 倍。Daly 等认为甲基黄嘌呤类的中枢兴奋作用系拮抗腺苷所致，这是以脑内存在腺苷的紧张性作用为前提的。甲基黄嘌呤类也是磷酸二酯酶的抑制剂，但需 10 倍浓度才有作用。

3. 摄取阻断剂

腺苷的特异性摄取阻断剂有双嘧哌醇胺（dipyridamole）、克冠二氮䓬（dilazep），六甲氧苯啶（hexobendine，又名优心平）等，它们都是冠状动脉扩张药，腺苷有扩张冠状动脉作用，上述药物阻断腺苷的摄取从而延长腺苷的作用。腺苷有抑制血小板聚集的作用，因此这些药物也用于防治血栓的形成。它们增强腺苷的作用而不影响 ATP 的作用，因此也是鉴别某种生理效应是否通过 ATP 的有力工具。

4. 腺苷脱氨酶抑制剂

腺苷脱氨后形成肌苷，是腺苷灭活的重要途径之一。抑制腺苷脱氨酶是加强腺苷作用的另一种方法。抑制剂有脱氧助间型霉素（deoxycoformycin）和赤－9－（2－羟－3－壬基）腺嘌呤（EHNA）。

5. 抑制腺苷的生成

抑制细胞外 ATP 酶及核苷酸酶可以阻止 ATP 转化为核苷，抑制剂有 α，β－甲酰基腺苷二磷酸。细胞内有腺苷基高半胱氨酸酶催化细胞内腺苷和 S－腺苷基高半胱氨酸的互相转化。抑制剂有氮腺苷（azaadenosine）。

八、前景与展望

嘌呤能信号在 CNS 疾病中具有重要作用，为了合成嘌呤能拮抗剂，人们也付出了很多努力。除了在认识 P2X、P2Y 受体的病理生理作用中充当药理学工具，这些物质对许多人类疾病也具有潜在的医疗价值（表 7－2、表 7－3）。当前嘌呤类药物开发最有希望的领域是：$P2X_3/P2X_{2/3}$ 受体拮抗剂用于内脏痛；$P2X_7$ 受体拮抗剂用于神经性及炎症性疼痛；A_2A 受体拮抗剂有希望用于 PD 的治疗；$P2X_7$ 受体拮抗剂、$P2Y_2$ 受体激动剂用于其他神经退行性疾病的治疗也具有一定的前景。

表 7－2　P1 受体激动剂与拮抗剂及其对 CNS 疾病的作用

受体	选择性激动剂	选择性拮抗剂	相关疾病与治疗前景
P1（非选择性）	腺苷	茶碱，咖啡因	腺苷具有神经保护作用 咖啡因可用于 AD 及 PD 的治疗 外核苷酸酶抑制神经胶质瘤发展过程
A_1	CPA，CCPA，S－ENBA，GR79236，CVT－510	DPCPX（8.5），MRS1754，N－0840，WRC－0571	腺苷抑制恶性胶质瘤生长，抑制癫痫发作，并具有抗抑郁、抗惊厥作用 激动剂可用于治疗偏头痛 芍药苷激动受体能减轻神经性炎症及 PD 多巴胺能神经变性 丙戊茶碱和 AIT－082 能提高 AD 患者的记忆能力

（续上表）

受体	选择性激动剂	选择性拮抗剂	相关疾病与治疗前景
A_2A	CGS 21680，HENECA，ATL－146e，CVT－3146	ZM241385（9.0），SCH58261（7.9～9.5），KF17837，KW－6002	激动剂具有抗抑郁作用，并能减少脊髓损伤后的长期伤害 拮抗剂可用于治疗PD、精神分裂症、亨廷顿症导致的运动障碍；在肌萎缩性侧索硬化症中保护运动神经元；也用于抗惊厥及药物成瘾
A_2B	Bay60－6583，MRS3997	MRS1754（8.7），MRS1706（8.4），PSB1115（7.7），恩丙茶碱，MRS2029－F20	无相关报道
A_3	2－Cl－IB－MECA，IB－MECA，DBXRM，VT160	MRS1220（8.8），VUF5574（8.4），MRS1523（7.7），MRS1191（7.0），L－268605，VUF8504	无相关报道

表7－3 P2受体激动剂与拮抗剂及其对CNS疾病的作用

受体	选择性激动剂	选择性拮抗剂	相关疾病与治疗前景
P2（非选择性）	ATP，UTP，UDP	苏拉明，PPADS	ATP改善创伤后的运动功能；ATP－$MgCl_2$保护脊髓避免创伤后的二次损伤；缺血后保护脑功能；苏拉明和PPADS对缺血产生神经保护，ATP加速低氧/低血糖状态的恢复；PPADS对NMDA介导毒性具有神经保护作用；AP4A能对抗中风时脑缺血状态；P2Y受体激活诱导大脑缺血耐受；P2Y拮抗剂有利于急、慢性神经疾病的治疗；三磷酸腺苷酶抑制恶性胶质瘤生长
$P2X_1$	L－β，γ－meATP	TNP－ATP（8.9），IP5I（8.5），NF023（6.7），NF449（6.3）	无相关报道
$P2X_2$	无	无	无相关报道
$P2X_3$	α，β－meATP	TNP－ATP（8.9），A317491（7.5），RO3（7.5）	A317491减轻慢性炎症、神经性疼痛及触觉异常性疼痛 拮抗剂可能成为治疗偏头痛的药物

(续上表)

受体	选择性激动剂	选择性拮抗剂	相关疾病与治疗前景
$P2X_4$	无	Benzofuro-1,4-diazepin-2-ones	拮抗剂可用于治疗神经性疼痛及异常性疼痛
$P2X_5$	无	无	无相关报道
$P2X_6$	无	无	无相关报道
$P2X_7$	BzATP	亮蓝G(8.0),十钒酸,KN62,A438079(6.9)	o-ATP改善创伤区域功能,缓解炎症性疼痛;拮抗剂(烟酰胺)减少实验性自身免疫性脑脊髓炎中的脱髓鞘作用,控制神经性炎症;A438079和A74003缓解神经性疼痛及异常性疼痛
$P2Y_1$	2-MeSADP,ADPβS,MRS2365	MRS2500(8.8),MRS2279(8.0),MRS2179(7.0),PIT(6.8)	激动剂具有抗焦虑样作用 拮抗剂阻断星形胶质细胞钙波,可能用于癫痫治疗
$P2Y_2$	UTPγS,Ap4A,INS37217,INS365,2-thio-UTP	AR-C126313	激动剂介导神经保护,具有止痛作用,在星形胶质细胞内激活神经保护机制
$P2Y_4$	UTPγS,Up4U	ATP(6.2)	激动剂可能有利于损伤后CNS的修复和改造
$P2Y_6$	UDP,UDPβS 2-phenacyl-UDP	MRS2578(7.4)	激动剂具有镇痛作用,介导脑损伤部位碎片的吞噬
$P2Y_{11}$	ARC67085,NAD+,NAADP+,NF546	NF157,5'-AMPS,NF340	无相关报道
$P2Y_{12}$	ADP,2-MeSADP	ATP,ARL-66096,CT50547,坎格雷洛(AR-C69931MX),INS49266,AZD6140,PSB0413	无相关报道
$P2Y_{13}$	无	MRS2211	无相关报道
$P2Y_{14}$	MRS2690,UDPglucose,UDPgalactose	无	无相关报道

在 A_1 受体激动剂、A_2A 受体拮抗剂用于癫痫的治疗,$P2X_7$ 拮抗剂用于脑及脊髓创

伤、神经性炎症等方面，人们也作了大量探索。前景广阔且还需大量研究的领域，如A_1、A_2A受体激动剂及$P2Y_1$受体拮抗剂用于抑郁及焦虑的治疗。A_2A受体拮抗剂也用于精神分裂症的治疗。受体三维结构、构效关系、诱变作用等研究的发展与深入，以及基于G蛋白偶联视紫红质晶体同源模型的研究，为选择性作用于P2Y受体的化合物的辅助设计及合成提供了有效工具。由于缺乏合适的蛋白模板，P2X受体的三维结构还未见报道。此外，P2X异聚体显示出独特的药理学特性，它的存在给选择性作用于P2X受体物质的开发带来了一定的困难。作用于$P2Y_{1,2,6,12,13}$、$P2X_{2/3}$、$P2X_3$和$P2X_7$的选择性非核苷酸拮抗剂均见报道。由于$P2X_3$及$P2X_{2/3}$受体集中在伤害感受初级传入神经元，所以以$P2X_3$及$P2X_{2/3}$为靶点已开发出一系列有用的选择性拮抗剂，特别是2'，3'-O-（2，4，6-trinitrophenyl）adenosine 5'-triphosphate（TNP-ATP）。罗氏开发的一些小分子化合物（RO_3及其衍生物），口服有效，且在体内较稳定。然而，寻找$P2X_4$受体拮抗剂则存在更多问题。到目前为止，$P2X_4$受体的非选择性拮抗剂只有苏拉明、PPADS及反应蓝-2。锂和丙戊酸盐常用于稳定情绪，它们对胞外ATP引起的神经元死亡具有神经保护作用。研究表明，这类药物可用于ATP增加引起的神经退行性疾病的预防与治疗，如脑损伤和局部缺血。急性和慢性服用吗啡，能增加脑内嘌呤核苷酸的分解代谢，且该作用在停药后仍能持续一段时间，表明核苷酸代谢与阿片类成瘾之间的关系值得进一步探索。总的来说，虽然该类药物的发展前景广阔，但是其用于CNS疾病的治疗还不能达到临床要求。尽管A_2A受体拮抗剂用于PD的治疗在临床上取得了很大的进展，但是能用于体内治疗的选择性强的化合物的缺乏限制了其发展。

虽然一些化合物已进入临床试验阶段，如苏拉明在一期癌症临床试验中显示出明显的镇痛作用，但是到目前为止，没有任何有关P2受体拮抗剂及相关嘌呤类化合物镇痛作用的临床评价。P2受体亚型选择性拮抗剂可以作为临床前研究的有效的药理学工具。然而，药物化学家致力于开发适宜口服且水溶性好的小分子拮抗剂，它们应在体内稳定，而且容易透过血脑屏障。胞外环境中ATP的化学是动态而且复杂的，所以针对胞外的生物化学过程，调节胞外ATP合成与分解的酶则需要展开更深入的研究。人们对亚细胞区域胞外核苷酸酶的活性及其在疾病发展、生理状态的改变仍有许多疑问。胞外核苷酸酶不同亚型选择性抑制剂的发展是宝贵的一步。现在人们知道，许多不同类型的细胞释放ATP以应对机械形变、组织缺氧及其他因素的影响。

（栗原博　李善兵）

参考文献

1. 黄亿华，翁星河，周曾铨. 胞外ATP的作用、来源和命运. 生理科学进展，1998，29（2）：115～119.

2. 王永中. 中枢神经系统腺苷受体. 国外医学·生理、病理科学与临床分册，2002，22（5）：490～493.

3. Ralevic V, Bumstock G. Receptors for purines and pyrimidine. *Pharmacol Rev*, 1998, 50（3）：413-492.

4. Ferre S, Fredholm BB, Morelli M, et al. Adenosine-dopamine receptor- receptor in-

teraction as an intergrative mechanism in the basal ganglia. *Trends Neurosci*, 1997, 20 (10): 482 - 487.

5. Fredholm BB, IJzerman AP, Jacobson KA, et al. International union of pharmacology. XXV. Nomenclature and classification of adenosine receptors. *Pharmacol Rev*, 2001, 53: 527 - 552.

6. Ribeiro JA, Sebasti ao A. M, et al. Adenosine receptors in the nervous system: Pathophysiological implications. *Prog Neurobiol*, 2003, 68: 377 - 392.

7. Dixon AK, Gubitz AK, Sirinathsinghji DJ, et al. Tissue distribution of adenosine receptor mRNAs in the rat. *Br J Pharmacol*, 1996, 118: 1461 - 1468.

8. Landolt HP. Sleep homeostasis: A role for adenosine in humans. *Biochem Pharmacol*, 2008, 75: 2070 - 2079.

9. Boison D. Adenosine - based cell therapy approaches for pharmacoresistant epilepsies. *Neurodegener Dis*, 2007, 4: 428 - 433.

10. Simonato M, Tongiorgi E, Kokaia M. Angels and demons: Neurotrophic factors and epilepsy. *Trends Pharmacol Sci*, 2006, 27: 631 - 638.

11. Wang JH, Ma YY, Van den Buuse M. Improved spatial recognition memory in mice lacking adenosine A_2A receptors. *Exp Neurol*, 2006. 199: 438 - 445.

12. Doody RS, Geldmacher DS, Gordon B, et al. Donepezil study group open - label, multicenter, phase 3 extension study of the safety and efficacy of donepezil in patients with Alzheimer disease. *Arch Neurol*, 2001, 58: 427 - 433.

13. Jain N, Kemp N, Adeyemo O, et al. Anxiolytic activity of adenosine receptor activation in mice. *Br J Pharmacol*, 1995, 116: 2127 - 2133.

14. El Yacoubi M, Costentin J, Vaugeois JM. Adenosine A_2A receptors and depression. *Neurology*, 2003, 61: S72 - S73.

15. Lara DR, Dall' Igna OP, Ghisolfi ES, et al. Involvement of adenosine in the neurobiology of schizophrenia and its therapeutic implications. *Prog Neuropsychopharmacol Biol Psychiat*, 2006, 30: 617 - 629.

16. Popoli P, Blum D, Martire A, et al. Functions, dysfunctions and possible therapeutic relevance of adenosine A_2A receptors in Huntington's disease. *Prog Neurobiol*, 2007, 81: 331 - 348.

17. Morelli M, Di Paolo T, Wardas J, et al. Role of adenosine A_2A receptors in parkinsonian motor impairment and L - DOPA - induced motor complications. *Prog Neurobiol*, 2007, 83: 293 - 309.

18. Sawynok J, Liu XJ. Adenosine in the spinal cord and periphery: Release and regulation of pain. *Prog Neurobiol*, 2003, 69: 313 - 340.

19. Sandner - Kiesling A, Li X, Eisenach JC. Morphine - induced spinal release of adenosine is reduced in neuropathic rats. *Anesthesiology*, 2001, 95: 1455 - 1459.

20. 张秀军，郑国光，吴克复. P2X 受体研究进展. 生物物理学报，2003，19 (2): 125 ~ 129.

21. Khakh BS, Burnstock G, Kennedy C, et al. International union of pharmacology. XXIV. Current status of the nomenclature and properties of P2X receptors and their subunits. *Pharmacol Rev*, 2001, 53: 107 - 118.

22. 赵延东, 阮怀珍. P2X 受体在中枢神经系统中的表达及功能. 中华神经医学杂志, 2007, 6 (2): 199 ~ 201.

23. Cotrina ML, Lin JHC, Lopez - Garcia JC, et al. ATP - mediated glia signaling. *J Neuroscie*nle, 2000, 20 (8): 2835 - 2844.

24. Sorimachi M, Yamagami K, Wakomori M. Activation of ATP receptor increases the cytosolic Ca^{2+} concentration in ventral tegmental area neurons of rat brain. *Brain Res*, 2002, 935 (1 - 2): 129 - 133.

25. 曾俊伟, 阮怀珍. 神经系统 P2Y 受体功能研究进展. 神经解剖学杂志, 2008, 24 (1): 101 ~ 104.

26. Von Kügelgen I. Pharmacological profiles of cloned mammalian P2Y receptor subtypes. *Pharmacol Ther*, 2006, 110: 415 - 432.

27. Jeremic A, Jeftinija K, Stevanovic J, et al. ATP stimulates calcium - dependent glutamate release from cultured astrocytes. *J Neuro-chem*, 2001, 77: 664 - 675.

28. Kucher BM, Neary JT. Bi - functional effects of ATP/P2 receptor activation on tumornecrosis factor - alpha release in lipopolysaccharide - stimulated astrocytes. *J Neuro-chem*, 2005, 92: 525 - 535.

29. 王韦玮, 于天贵, 张庆柱. P2 受体与神经系统疾病及药物作用新靶点. 生命的化学, 2007, 27 (1): 77 ~ 80.

30. Geoffrey Burnstock. Purinergic signalling and disorders of the central nervous system. *Nat Rev Drug Discov*, 2008, 7: 575 - 590.

第八章　细胞内信使、蛋白磷酸化和膜的信号转导

细胞信号转导（signal transduction）是指细胞外信号分子与细胞上相应受体结合后，经过细胞内的信号级联反应，调节特定酶的活性或基因的表达，使细胞产生一定的生物学效应。

细胞外信号分子是指能与靶细胞上特定受体结合的小分子化合物或蛋白质，可称之为第一信使。第一信使种类有很多，根据其来源和化学结构可分为：①激素类（如去甲肾上腺素、糖皮质激素、胰岛素等）；②蛋白质类（如各种生长因子和细胞因子）；③神经递质和神经肽（如谷氨酸、γ-氨基丁酸、脑啡肽等）；④花生四烯酸衍生物（如前列腺素、血栓素、白三烯等）。

表8-1　有代表性的第一信使

分类	配体	来源	主要功能
激素类	去甲肾上腺素 糖皮质激素 胰岛素	肾上腺髓质 肾上腺皮质 胰腺	收缩血管，升高血压 调节糖、蛋白质代谢 降低血糖
蛋白质类	表皮生长因子 成纤维生长因子 脑源性生长因子	多种细胞类型 多种细胞类型 脑组织	促细胞生长 促细胞生长 神经细胞存活、生长
神经递质和神经肽	谷氨酸 γ-氨基丁酸 脑啡肽	谷氨酸神经元 γ-氨基丁酸神经元 脑啡肽神经元	中枢兴奋 中枢抑制 中枢性镇痛
花生四烯酸衍生物	前列腺素 血栓素	多种细胞类型 多种细胞类型	炎症反应，升高体温，致痛 收缩血管，血小板聚集

第一信使的作用方式可分为以下几种（图8-1）：①内分泌（endocrine）信号。信号分子进入血液中，通过血液循环到达远处的靶细胞而发挥作用。②旁分泌（paracrine）信号。信号分子局部扩散作用于邻近的靶细胞。③突触传递信号。神经元所特有的化学信号传递方式，神经递质通过突触间隙到达下一个神经元，完成信号传递。④细胞接触传递信号。通过细胞之间的接触来传递信号，细胞膜上的信号分子与靶细胞膜上的受体直接结合，将信号传递到靶细胞。

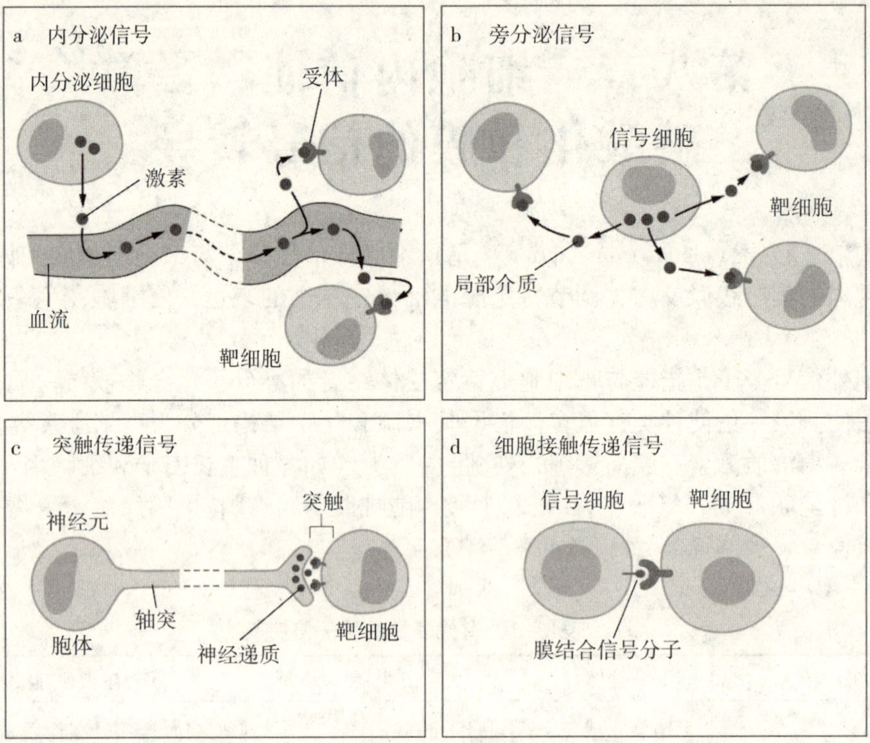

图 8-1　细胞信号的作用方式

第一信使与靶细胞上的受体结合，通过信号转导，产生多种生物学效应。靶细胞上的受体可位于细胞膜上，称之为膜受体，还有位于细胞质的胞质受体和位于细胞核内的核受体。膜受体根据其结构及信号转导的方式可分为以下 3 种类型（图 8-2）：①离子通道型受体（ligand - gate ion channels type）。此类型受体自身为离子通道，通过配体来控制其开放或关闭。如乙酰胆碱与乙酰胆碱受体结后后，Na^+ 通道开放，将化学信号转化为电信号。②G 蛋白偶联受体（G protein - coupled receptor，GPCR）。此类型受体能与 G 蛋白相互作用，当配体与其结合后，通过激活 G 蛋白，将信号向下传递。如肾上腺素与肾上腺素受体激活后，激活 G 蛋白，通过 G 蛋白调节腺苷酸环化酶的活性，生成 cAMP，cAMP 激活蛋白激酶 A，将信号进一步转导，引起糖原分解生成葡萄糖。③酪氨酸蛋白激酶受体（tyrosine - protein kinase receptor）。此类型受体本身就是一种能催化自身酪氨酸残基磷酸化的蛋白激酶，配体与它们结合后，引发自身酪氨酸残基磷酸化，激活下游的信号分子来转导信号。如表皮生长因子与受体结合后，引起受体酪氨酸残基磷酸化，进一步激活下游的接头蛋白，将信号传递下去。

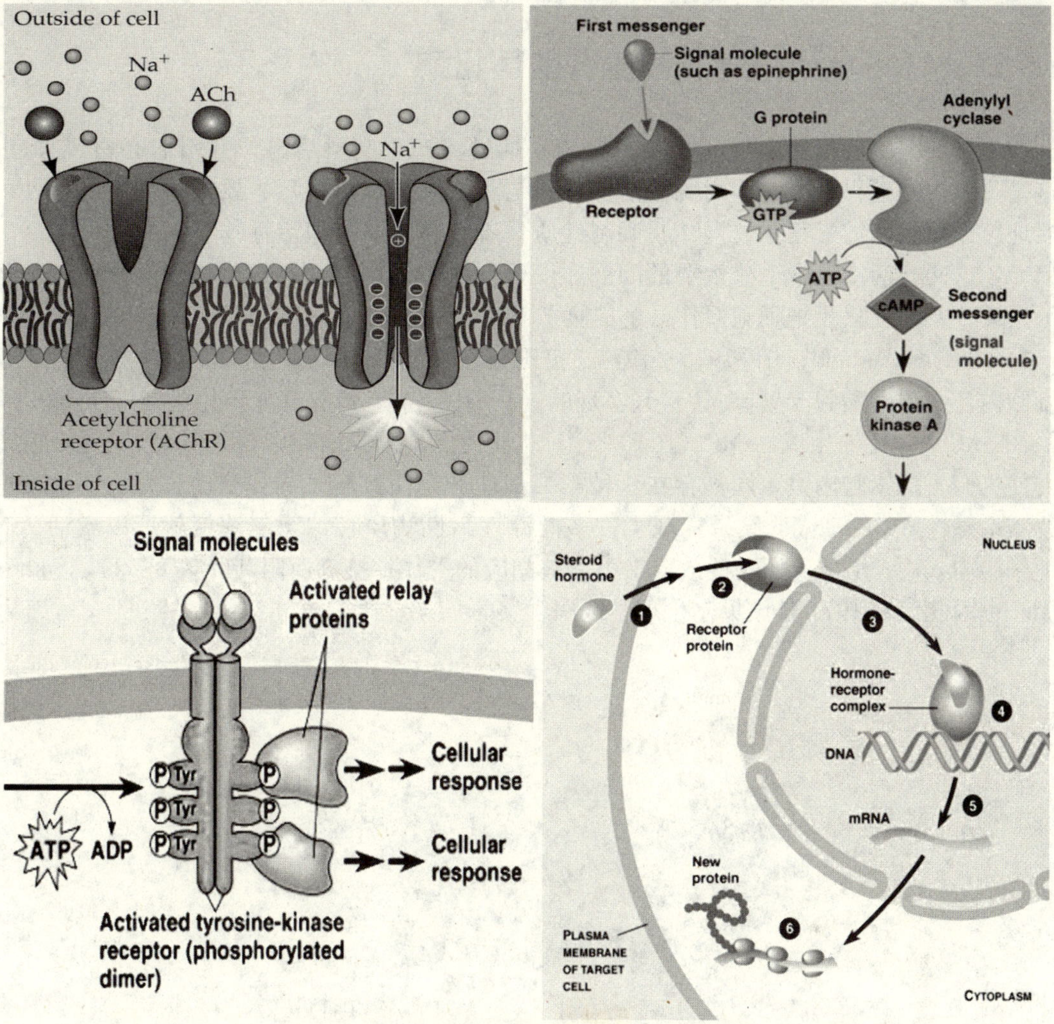

图 8－2　不同类型的受体及信号转导方式

Outside of cell：胞外；Inside of cell：胞内；Acetylcholine receptor：乙酰胆碱受体；First messenger：第一信使；Second messenger：第二信使；Epinephrine：肾上腺素；Adenylyl cyclase：腺苷酸环化酶；Signal molecule：信号分子；Protein kinase：蛋白激酶；Activated relay protein：活性转接蛋白；Activated tyrosine－kinase receptor：活化的酪氨酸激酶受体；Phosphorylated dimer：磷酸化的二聚体；Steroid hormone：甾类激素；Hormone－receptor complex：激素受体复合物。

中枢神经系统（central neverous system，CNS）细胞内信号主要产生短期和长期两种效应。短期效应是指能在短时间内快速完成或调节突触传递。如神经递质通过细胞内信号调节离子通道的开放，来完成或影响突触传递。另外，细胞内信号能改变某些基因和蛋白的表达，对突触传递产生较长时间的影响。如神经营养因子通过胞内信号引起相关基因和蛋白的表达，进而影响神经元的生长和代谢，对神经元生长或突触形成进行一个长期的调节。

一、环一单磷酸腺苷和腺苷酸环化酶

递质与突触后膜受体反应直接打开离子通道，产生突触后电位并引起兴奋或抑制，这是一种快的过程；另一些内源性活性物质与细胞膜受体反应后，要通过细胞内信使间接地起作用，这类过程比较慢，属调制性质。研究递质或其他活性物质与受体反应后如何产生这两类活动是个十分重要的问题。仅根据效应来判断递质或其他活性物质与受体的反应，实际上只是把细胞看作一个黑匣子而已。

E. W. Sutherland，Jr（1915—1974，美国科学家）发现许多激素的作用是通过增加细胞内环—单磷酸腺苷（cAMP）来实现的（1957）。ATP 经腺苷酸环化酶（adenylate cyclase，AC）作用而生成 cAMP（图 8－3），从而提出了第二信使学说（1965）。这一发现促使人们去探索脑内是否同样存在这种第二信使，因而掀起了寻找脑内各种内源性活性物质敏感性 AC 的高潮。结果发现了许多内源性活性物质在纳摩尔浓度就可以激活 AC，使细胞内 cAMP 增加，而这些效应又可以被相应的受体拮抗剂所阻断（表 8－2）。Sutherland 也因此荣获 1971 年诺贝尔生理学或医学奖。

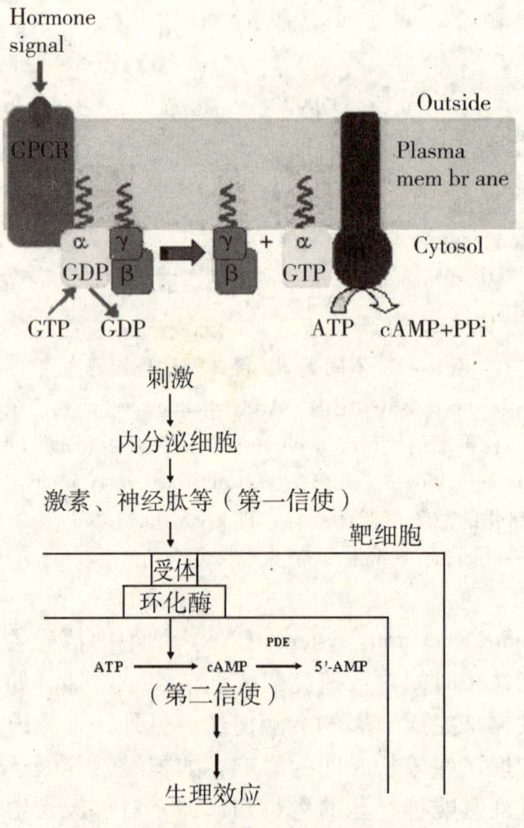

图 8－3　Sutherland 第二信使学说示意图

GPCR（G protein－coupled receptor）：G 蛋白偶联受体；受体调节亚单位在细胞膜内与环化酶催化亚单位偶联。

表 8-2 激活腺苷酸环化酶的递质

递质	拮抗剂
多巴胺（DA_1）	氯丙嗪等治疗精神病药物
5-羟色胺	LSD 等致幻剂
组胺（H_2）	丙咪嗪等
去甲肾上腺素（β）	心得安等

从表 8-2 可知，尽管各种细胞膜的受体不同，但细胞内的第二信使都是 cAMP，说明 cAMP 是高度保守的，亦即 AC 的调节亚单位可不同，但催化亚单位却相同。近年来的研究证明 AC 是一种由多亚单位组成的酶复合物，包括调节亚单位与催化亚结合蛋白（GTP-binding protein）。这种蛋白又可分为两种：与 GTP 结合后偶联调节亚单位与催化亚单位使后者激活的称为 Ns；与 GTP 结合后偶联调节亚单位与催化亚单位而使后者抑制的称为 Ni。Ns 和 Ni 对 GTP 的敏感性不同，前者 GTP $<$ 40 nmol/L 即可使之起作用，后者需 GTP $>$ 40 nmol/L 才能使之起作用。Ns 与 Ni 本身就是三磷酸鸟苷酶（GTPase），使与之结合的 GTP 水解为 GDP 与 Pi，从而使它们偶联调节亚单位和催化亚单位的作用消失，因此细胞内 cAMP 含量能较迅速地随受体激动与否而变化。霍乱毒素（cholera toxin）使 Ns ADP-核糖基化，从而使与之结合的 GTP 不易水解，致使 Ns 持久地与催化亚单位结合，且持久处于激活状态。百日咳毒素小岛激活蛋白（islet activating protein of pertussis toxin，IAP）使 Ni ADP-核糖基化，这时 Ni 固定在不激活状态，即 IAP 阻断 Ni 与催化亚单位的结合。毛喉萜（forskolln）则具有直接激活催化亚单位的作用，无须 Ns 参与。因此，现在已有 3 种分析 AC 各个亚单位的药理学手段。

二、环一单磷酸鸟苷和钙离子

除 cAMP 外，环一单磷酸鸟苷（cGMP）和钙离子也是细胞内信使。神经系统中小脑的 cGMP 含量最高，为其他脑区的数倍。小脑及其他脑区薄片经谷氨酸等兴奋性递质处理，薄片内 cGMP 含量增高。但目前对鸟苷酸环化酶（guanylate cyclase）了解得很少。

钙离子作为细胞内第二信使的资料很多。细胞内钙处于被隔离状态，游离的钙离子浓度在 10^{-8} ~ 10^{-7}mol/L 水平，但当细胞膜受体被激活后，细胞内被隔离的钙可以游离出来或钙由细胞外进入细胞内使细胞内游离钙离子达到 10^{-6} · 10^{-5}mol/L 水平，这时钙离子就可以触发一系列生理效应，如神经递质或激素的释放和肌肉收缩等。

三、第二信使依赖性蛋白磷酸化

细胞的第二信使含量增高如何导致一系列生理效应一直不清楚。1968 年，E. Krebs 等在研究使用肾上腺素增加肌肉葡萄糖含量的原理时发现，cAMP 不能直接激活磷酸化酶激酶，而是先激活一种 cAMP 依赖性蛋白激酶，后者再触发一系列的酶反应（图 8-4）。因此，cAMP 依赖性蛋白激酶是 cAMP 发挥作用的关键，这一重要发现又推动了对脑内 cAMP 依赖性蛋白激酶的寻找，结果找到了大量这种激酶。因此，Greengard（1979）提出了如下细胞内信使作用示意图（图 8－5）。

无活性 cAMP 蛋白激酶

cAMP→↓　　无活性的磷酸化酶激酶

活化的 cAMP 蛋白激酶→↓

活化的磷酸化酶激酶

↓　　　　　　糖原

磷酸化酶 b ——→磷酸化酶 a ——→↓

葡萄糖

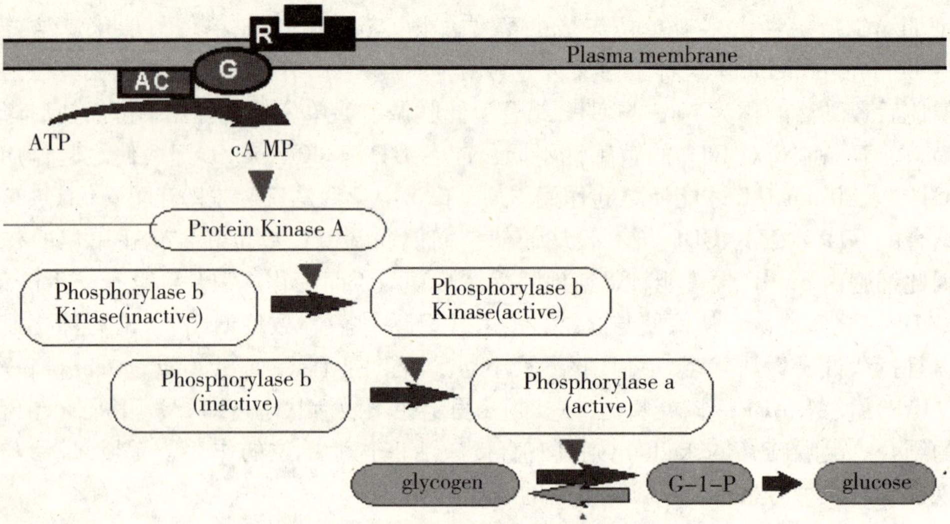

图 8－4　cAMP 激活蛋白激酶示意图

AC：腺苷酸环化酶；Plasma membrane：质膜；Protein kinase：蛋白激酶；Phosphorylase b kinase：磷酸化酶 b 激酶；Glycogen：糖原；G－1－P：1－磷酸葡萄糖；Glucose：葡萄糖。

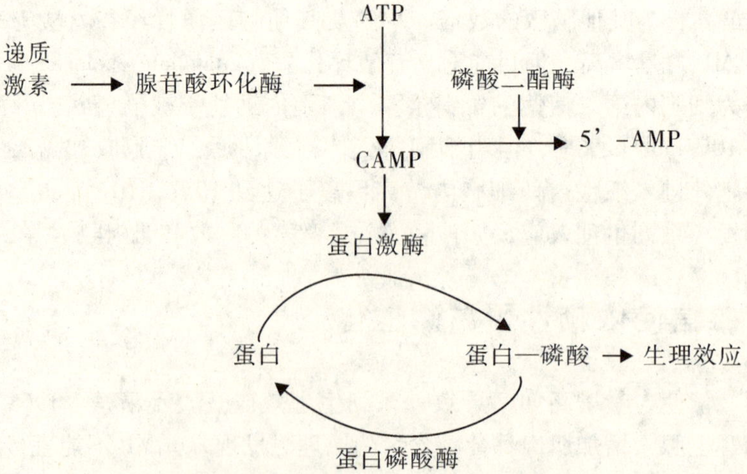

图 8－5　细胞内信使作用示意图

cAMP 依赖性蛋白激酶促使底物蛋白磷酸化是细胞内信使产生生理效应的最后共同通路。有的底物蛋白功能是已知的，如儿茶酚胺神经元中的酪氨酸羟化酶和 5 - 羟色胺神经元中的色氨酸羟化酶，当它们被磷酸化后活力就增加。但大量其他底物的功能是未知的。用［γ^{32}P］ATP、cAMP 依赖性蛋白激酶的催化亚单位与脑匀浆培育，发现有许多蛋白质被磷酸化，它们的功能都有待研究。其中突触蛋白 I（synapsin I，又名蛋白 I，protein I）就是一个例子。这种蛋白分布在神经末梢中，主要与突触囊泡相联系，钾离子去极化或电刺激神经组织可以引起它的磷酸化。不同脑区的突触蛋白 I 又可分别被多巴胺或 5 - 羟色胺处理而磷酸化。这都提示它与突触功能有关。

进一步的研究证明 cGMP 和钙这两种细胞内信使都有各自相应的依赖性蛋白激酶。和 cGMP 一样，cGMP 依赖性蛋白激酶主要集中在小脑，免疫组织化学证明它只存在于小脑 Purkinje 氏细胞内。将小脑匀浆与［γ^{32}P］ATP 及 cGMP 培育，发现有一分子量为 23 000 的蛋白质被磷酸化，称为 G 底物（G substrate）。其他脑区中没有这种底物。只是目前还不了解这种蛋白质的功能。cGMP 依赖性蛋白激酶也存在于肺、心和平滑肌。

钙依赖性蛋白激酶又可以分为两大类：一类是与钙调蛋白（calmodulin）结合后才能激活的蛋白激酶（calcium/calmodulin - dependent protein kinase），去极化引起的突触蛋白 I 磷酸化就是由该酶所催化的。但是 cAMP 依赖性蛋白激酶和钙/钙调蛋白依赖性蛋白激酶引起的磷酸化是在突触蛋白 I 分子的不同部位上。多巴胺或 5 - 羟色胺引起的突触蛋白 I 的磷酸化是通过 cAMP 依赖性蛋白激酶实现的。另一类钙依赖性蛋白激酶称为钙/磷脂依赖性蛋白激酶（calcium/phos - pholipid dependent protein kinase），又称为蛋白激酶 C（protein kinase C），由钙和磷脂（如磷脂酰丝氨酸）共同激活。当细胞膜受体激动时，细胞膜上的磷脂酶 C 将多磷酸磷脂酰肌醇（polyphosphoinosites）水解为甘油二酯（diacyl glycerol，DAG）和三磷酸肌醇（inositol 1，4，5 - trisphosphate，IP3）。甘油二酯使磷脂酰丝氨酸及钙离子与蛋白激酶 C 的亲和力增加从而激活蛋白激酶 C。静息细胞内的正常钙离子浓度已足够，而且细胞膜的磷脂酰丝氨酸含量很高，只有甘油二酯是决定因素，因此也有人认为甘油二酯才是真正的第二信使。神经肽及单胺分别激活腺苷酸环化酶及多磷酸脂酰肌醇水解。

四、细胞内信使、蛋白磷酸化与神经功能

递质与受体作用后直接打开离子通道引起的快的传递过程不需要第二信使参与，因为受体与离子通道是直接耦合的。例如，N - 胆碱受体的 5 个亚基就直接构成离子通道。通过第二信使和蛋白磷酸化的主要是慢的调制过程。调制可以发生在突触前末梢，也可以发生在突触后细胞。

近年来，细胞内信使和蛋白磷酸化在无脊椎动物的巨大神经元上得到证明，因为这种神经元容易在细胞内被记录，也可以进行细胞内注射，而且细胞可以在显微镜下识别并可在同一个细胞上重复实验。例如，在海兔的鳃缩反射弧中，5 - 羟色胺能的易化神经末梢与感觉神经元的末梢形成轴索—轴索突触，刺激易化神经元可以加强鳃缩反射及感觉神经元——后继神经元（follower neuron）的传递。直接将 cAMP 依赖性蛋白激酶的催化亚单位注射到感觉神经元内，可产生与刺激易化神经元相同的效果。若先注射 cAMP

依赖性蛋白激酶的选择性抑制剂（walsh inhibitor）至感觉神经元内，则可以阻断刺激易化神经元的加强效应。

膜片钳单通道记录证明，调质施加在膜片以外的细胞膜仍可以调制微电极孔下膜片中的单通道，说明这种作用是通过细胞内信使产生的。目前这一领域已进入单个神经元内蛋白磷酸化测定与调制相关性研究的阶段，并且正在迅速发展中。

五、神经营养因子调节的信号通路

神经营养因子（neurotrophic factor，NTF）是能促进神经细胞存活、生长和分化的蛋白质分子。它包括许多家族，尚无一个普遍接受的分类系统。多数 NTF 是根据其最初发现的作用而命名的，但后来发现其作用远非如此。如胶质细胞源性神经营养因子（glial cell line - derived neurotrophic factor，GDNF）起初被认为是由胶质细胞产生的，但后来发现其他类型的神经元也可以产生；成纤维细胞生长因子（fibroblast growth factor，FGF）被认为是一种促成纤维细胞生长的因子，但也可由胶质细胞产生。目前根据其结构的同源性和共有的信号机制分为神经营养素（neurotrophin，NT）家族、GDNF 家族、睫状神经营养因子（ciliary neurotrophic factor，CNTF）家族、表皮生长因子（epidermal growth factor，EGF）家族及 FGF 和胰岛素家族等。

神经营养素家族，包括神经生长因子（nerve growth factor，NGF）、脑源性神经营养因子（brain - derived neurotrophic factor，BDNF）、神经营养素 - 3（neurotrophin - 3，NT - 3）、神经营养素 - 4/5（neurotrophic factor - 4/5，NT - 4/5）等。NGF 是第一个被发现的神经营养因子。由 Montalcini 和 Cohen 在 1950 年首先发现。他们在使用蛇毒来水解蛋白时，意外发现单用蛇毒也能引起交感神经节细胞生长，推测蛇毒中含有促生长的因子。既然蛇毒是由唾液腺分泌的，那么其他动物的唾液腺可能也含有相似的因子。被选上的动物是小鼠。幸运的是，被选中的是成体雄鼠，因为雌鼠或未成年鼠所含生长因子要少得多，之后尝试过的其他动物的唾液腺，情况也一样。最终从小鼠唾液腺提取的物质被称为神经生长因子。他们证实 NGF 能刺激感觉和交感神经元伸出突起。他们进而显示，神经元存活也需要 NGF，用抗体阻断新生小鼠 NGF 的作用，能导致交感神经元死亡。1986 年，Montalcini 和 Cohen 因对 NGF 的研究而荣获诺贝尔生理学或医学奖。随后相继发现 BDNF、NT - 3 和 NT - 4/5 等神经营养因子，人们才知 NGF 只是神经营养素家族的一个成员。

神经营养素由神经系统一些不同的细胞产生，不同的神经营养素作用于不同的神经元亚类，但它们的作用有一些重叠。NGF、BDNF、NT - 3 和 NT - 4/5 大约有 50% 的序列是相同的。在中枢神经系统，BDNF 表达的量远大于 NGF 和 NT - 3。神经损伤和神经活动能改变靶组织分泌的神经营养素产量。分泌到胞外的 NGF 和 BDNF 的前体蛋白，能被纤维蛋白溶酶（plasmin）或其他蛋白水解酶所水解，变成成熟的蛋白质。成熟的神经营养素只有形成非共价连接的二聚体才具有活性。它们能与神经元膜上高亲和性的酪氨酸激酶受体（tropomyosin - related kinase receptor，Trk）结合，也能与低亲和性的 p75NTR 受体结合。p75NTR 受体是最早找到的 NGF 受体，糖基化后的分子量为 75 000，故称 p75。在发育期间，神经营养素是必需的，它能提高存活并且刺激中枢和外周神经元突起生长。成年后，神经营养素在神经损伤反应中扮演着关键性的角色，它能提供神经营养活性。

Trk 介导的信号途径：3 种 Trk 在它们的胞内区域有很大的同源性，而这一部分正好具有酪氨酸激酶的活性。胞外区域有很大的变异性，具有配体结合特异性。一般情况下，NGF 倾向与 TrkA 结合，BDNF 和 NT－4/5 倾向与 TrkB 结合，NT－3 倾向与 TrkC 结合。目前对 TrkA 介导的信号途径了解得最深入，TrkB 和 TrkC 的信号似乎与 TrkA 大体相似（图 8－6）。

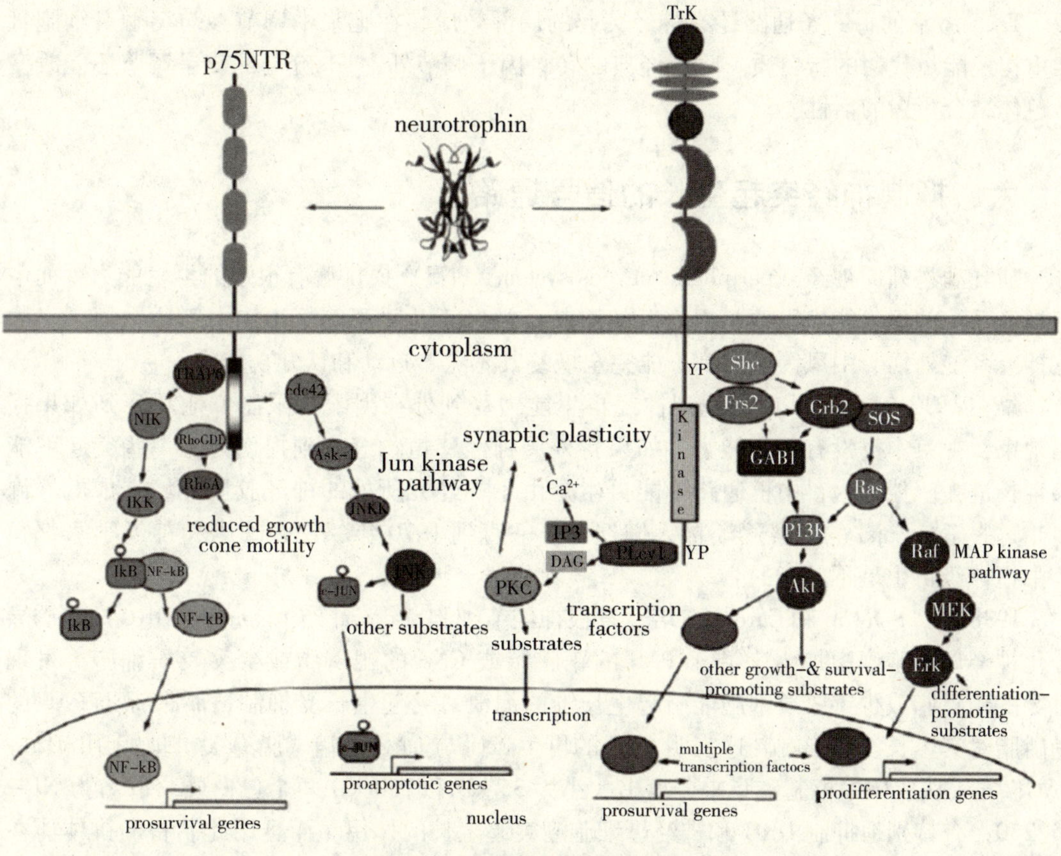

图 8－6　神经营养因子信号通路

Neurotrophin：神经营养因子；Cytoplasm：细胞质；Synaptic plasticity：突触可塑性；Reduced growth cone motility：减少生长锥运动；Jun kinase pathway：Jun 激酶通路；MAP kinase pathway：MAP 激酶通路；Substrate：基质；Transcription factor：转录因子；Other growth － & survival － promoting substrates：其他促生长与促存活基质；Differentiation － promoting substrates：促分化基质；Prosurvival genes：促存活基因；Proapoptotic genes：促凋亡基因；Prodifferentiation genes：促分化基因；Nucleus：细胞核；multiple transcription factors）：多种转录因子。（引自 Reichardt，2006）

神经营养因子结合 Trk 后，导致受体形成二聚体，引起胞内酪氨酸激酶区域的酪氨酸残基自身磷酸化，激活 Trk。激活的 Trk 在胞内形成 3 条信号通路：①依次激活接头蛋白 SHc、Grb2 和 SOS 蛋白，当 3 种蛋白连接到一起在胞浆内形成完整结构时，SOS 和 Ras 接触，促进 Ras 上的 GDP 和 GTP 交换，激活 Ras，形成 Ras/MAPK（mitogen－activated kinase，丝裂原活化蛋白激酶，也叫 extracellular reponse kinase，ERK）信号通路。②激活磷脂酶 Cγ（phospholipase Cγ，PLCγ）后，PLCγ 水解磷脂酰肌醇 - 4，5 - 二磷酸（phosphatidylinositol - 4，5 - bisphosphate，PIP_2）产生 IP3→Ca^{2+}/DAG→PKC 信号通路，直接或间接激活转录因子，改变相关基因表达。③Trk 依赖的磷脂酰肌醇 - 3 激酶（phosphatidylinositol - 3 - kinase，PI3K）激活，PI3K 能使 PIP_2 生成 PIP_3，调节 Akt 激酶的活性来影响基因转录。PI3K 主要参与细胞增殖、肌动蛋白细胞骨架的构建和细胞器之间的膜泡运输的调控，这一途径又被认为是存活的前信号，Akt 的激活能阻止抗凋亡家族成员 Bc12 的激活。Ras/MAPK 和 PI3K 信号途径能调节核糖体的活性，调节蛋白质的翻译过程。TrkA 激活的每一条通路还有神经突起的局部效应，在胞浆中调节参与突触、细胞骨架重构及能量代谢的蛋白质。除了经典的转录因子调节外，Trk 介导的转录调节还能改变染色体结合蛋白的活性。

六、抑制神经突起生长的信号通路

哺乳动物外周神经（peripheral nevous system，PNS）损伤后有很强的再生能力，而中枢神经系统的再生能力很差，损伤后的突起及神经元几乎不能再生。由于这个原因，中枢神经系统外伤、中风等疾病都不能完全恢复其感觉、运动和认知功能。

早在 1913 年，Cajal 就认识到神经再生能力受到外在因素的限制。他观察到如果损伤视束，视束本身没有再生能力。如果将外周神经移植物缝合到损伤处，一些突起就能够生长进去。他认为，中枢通路不能再生是由于神经元所处的神经胶质环境造成的。许多年过去了，Cajal 的观察逐渐被人们遗忘。一直到 1970 年，许多临床和神经学家都相信中枢神经再生是不可能的。

1988 年，Schwab 和 Caroni 在培养背根神经节细胞（dorsal root ganglia，DRG）和诱导分化神经母细胞瘤中加入来源于 PNS 的鞘磷脂或 CNS 的鞘磷脂或少突胶质细胞，发现 CNS 的鞘磷脂或少突胶质细胞能引起生长锥的崩溃，突起生长受抑制，而来源于 PNS 的鞘磷脂对其生长没有影响。这表明 CNS 的再生障碍与 CNS 的鞘磷脂有关。他们用 SDS - PAGE 方法从成体中枢髓磷脂中分离出大小为 35 kD 和 250 kD 两个蛋白质，取名为 NI - 35/250，有特别地抑制 DRG 和神经母细胞瘤突起生长的作用。而且用此制备的抗体能在一定程度上提高脊髓损伤后皮质脊髓通路的再生。

2000 年，3 个研究小组独立确定了 NI - 250 的编码序列，并命名为 Nogo - A。Nogo 基因通过不同的剪接能产生 3 种变异体：Nogo - A（1 162 个氨基酸），Nogo - B（373 个氨基酸）和 Nogo - C（199 个氨基酸）。他们的 C 末端含有相同的 188 个氨基酸，这 188 个氨基酸与 reticulon（RTN）基因家族成员具有同源性。reticulon 是由内质网相联系的蛋白质组成的一个家族，大部分蛋白质功能还不清楚，为了区别于已发现的其他 3 种，Nogo 蛋白又被称为 RTN4。3 个 Nogo 异构体含有两个疏水区，使蛋白质两次跨膜。两个跨膜区之间的细胞表面中间环区域，有一段长度为 66 个氨基酸的肽段，称为 Nogo - 66，它具有抑制轴突生长的活性。Nogo - A 另一个具有抑制突起生长活性的区域为 Nogo - $A_{544\sim725}$，它处在蛋白质的 N 末端，所以也称之为氨基 - Nogo - A（amino - Nogo - A）。不久便找到了与 Nogo - 66 结合的 Nogo - 66 的受体（nogo - 66 receptor，NgR）。后来又发现了另外两个同源的NgR，因此与Nogo-66结合的受体后来又被称为NgR1。Nogo-A主要在少突胶质细胞中表达，但在许多神经元中也能表达。

除Nogo-A以外，另两个髓磷脂来源的生长抑制分子，少突细胞髓磷脂糖蛋白（oligodendrocyte-myelin glycoprotein，OMG）和髓磷脂相关糖蛋白（myelin-associated glycoprotein，MAG）也能结合NgR1，产生抑制效应。NgR1是一种糖基磷脂酰肌醇锚定（glycosylphosphatidyl-anchored，GPI-anchored）的蛋白质，由473个氨基酸组成。该蛋白N端富含亮氨酸重复序列（leucine-rich repeat，LRR）的结构域，其C末端富含半胱氨酸结构。NgR1借助于C末端的GPI结构附着于细胞膜表面。NgR1并不是跨膜蛋白，而是GPI锚定的蛋白质，向细胞内传递信号需要其他蛋白质的参与，共同形成受体复合物来传导信号。NgR1受体复合物中的p75 NTR和LINGO-1能够转导生长抑制信号。进一步研究发现，在许多成体神经元表达的肿瘤坏死因子受体家族成员——TAJ/TROY，能够代替p75NTR，作为NgR1的共受体。

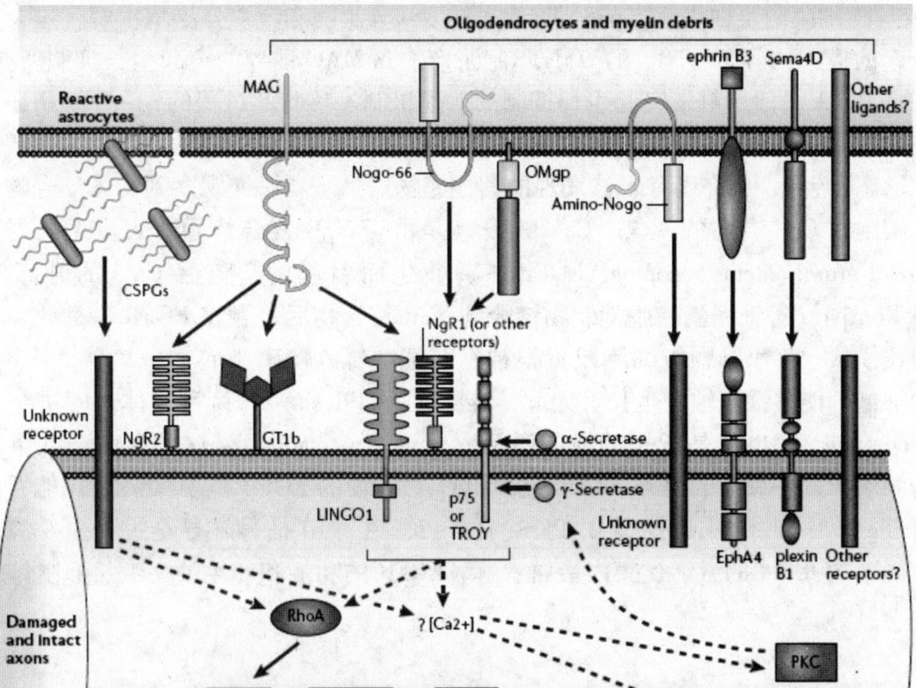

图8-7 胶质源性突起生长抑制因子及胞内信号通路

Oligodendrocytes and myelin debris：少突胶质细胞和髓鞘片段；Reactive astrocytes：反应性星形胶质细胞；MAG：髓磷脂相关糖蛋白；OMgp：少突细胞髓磷脂糖蛋白；CSPGs：硫酸软骨素；α-Secretase：α-分泌酶；γ-Secretase：γ-分泌酶；plexin：丛状蛋白；RhoA：Ras同系物基因家族成员A；ROCK：Rho关联含卷曲螺旋蛋白激酶；PKC：蛋白激酶C；Cofilin：丝切蛋白。（引自Yiu & He，2006）

Nogo－66抑制神经细胞突起生长的机制还没有完全清楚。其主要的信号转导过程是：Nogo－66是通过与神经细胞膜上的Nogo－66受体（NgR）结合，激活下游信号分子ROCK（rho－associated coiled coil－containing protein kinase）和蛋白激酶C（protein kinase C，PKC）来发挥突起生长抑制作用的（图8－7）。RhoA的激活对于NgR下游抑制信号的传导是关键的一步。RhoA属于Ras超家族，为小GTP酶，是一种GTP结合蛋白，本身具有GTP酶活性，其主要功能是调节细胞骨架的装配和基因表达。一种鸟苷酸交换因子（guanine nucleotide displacement factor，Rho－GDI）能使RhoA变成激活状态。激活的RhoA通过激活ROCK和肌动肌球蛋白（actinomyosin）收缩来抑制突起的形成，导致突起的回缩和轴突的崩溃。使用占多数无活性的RhoA或C3核糖转移酶（C3 ribosyltransferase）来阻断RhoA活性或者用Y－27632来抑制ROCK的活性，都能在体外实验中减轻髓磷脂底物的抑制效应。

那么，NgR受体的信号是如何传递到RhoA－ROCK，以及ROCK信号是怎样激活基因表达的呢？其具体机制还不太清楚。有研究报道，其传导途径是受体复合物激活后触发了p75NTR的膜内蛋白水解。p75NTR依次被α－分泌酶和γ－分泌酶水解，这个过程是PKC依赖的模式，剪切后产生的p75NTR胞浆产物是MAG诱导的突起生长抑制所必需的。这也许是RhoA激活所触发突起生长抑制的普通机制。参与此过程的γ－分泌酶还有其他底物，如β淀粉样前体蛋白（影响突触重构和产生β淀粉样蛋白）和Notch（调节发育过程中形态发生），也许还有未被发现的其他底物。另一项研究观察到受体复合物激活后产生了细胞内Ca^{2+}升高的现象。Ca^{2+}的升高是由于NgR复合体导致表皮生长因子受体（epidermal growth factor receptor，EGFR）磷酸化而引起的，随后Ca^{2+}的升高激活了RhoA。Koprivica等证明髓磷脂抑制物结合到NgR复合物后，触发EGFR磷酸化，并且是Ca^{2+}依赖模式。将小脑颗粒细胞或背根神经节细胞置入髓磷脂底物中培养，使用EGFR激酶的抑制剂能够提高轴突生长。因此，推测在EGFR和NgR两种受体之间进行了“对话”（crosstalk），也就是所说的横向激活（trans－activation）。这种横向激活可能通过Ca^{2+}的激活引发一系列的信号级联反应，如Ca^{2+}依赖的EGFR酪氨酸磷酸化能召集接头蛋白（Shc和Grb2），从而激活MAPK途径。PKC在NgR信号转导全过程中扮演多个角色，它能影响RhoA的激活、膜内蛋白水解、EGFR的功能和产生轴突生长抑制作用等。

（肖飞）

参考文献

1. Domeniconi M，Zampieri N，Spencer T，et al. MAG induces regulated intramembrane proteolysis of the p75 neurotrophin receptor to inhibit neurite outgrowth. *Neuron*，2005，46（6）：849－855.

2. Koprivica V，Cho KS，Park JB，et al. EGFR activation mediates inhibition of axon regeneration by myelin and chondroitin sulfate proteoglycans. *Science*，2005，310（5745）：106－110.

3. Liu BP，Cafferty WB，Budel SO，et al. Extracellular regulators of axonal growth in the adult central nervous system. *Philosophical Transactions of the Royal Society of London*，2006，361（1473）：1593－1610.

4. Schwab JM, Tuli SK, Failli V. The Nogo receptor complex: Confining molecules to molecular mechanisms. *Trends inmolecular medicine*, 2006, 12 (7): 293 - 297.

5. Twiss JL, Chang JH, Schanen NC. Pathophysiological mechanisms for actions of the neurotrophins. *Brain Pathology*, 2006, 16 (4): 320 - 332.

6. Yiu G, He ZG. Glial inhibition of CNS axon regeneration. *Nature Reviews Neuroscience*, 2006, 7 (8): 617 - 627.

7. Xie F, Zheng B. White matter inhibitors in CNS axon regeneration failure. *Experimental Neurology*, 2008, 209 (2): 302 - 312.

8. Gordon T, Udina E, Verge VM, et al. Brief electrical stimulation accelerates axon regeneration in the peripheral nervous system and promotes sensory axon regeneration in the central nervous system. *Motor Control*, 2009, 13 (4): 412 - 441.

9. Bongiorno D, Petratos S. Molecular regulation of Nogo - A in neural cells: Novel insights into structure and function. *The International Journal of Biochemistry & Cell Biology*, 2010, 42 (7): 1072 - 1075.

10. 李俊发，贺俊崎. 细胞信号转导研究技术. 北京：中国协和医科大学出版社，2008.

11. Reichardt LF. Neurotrophin - regulated signalling pathways. *Philosophical Transactions of the Royal Society of London*, 2006, 361 (1473): 1545 - 1564.

第九章　离子通道的药理

离子通道是细胞膜上的特殊大分子蛋白质，它在脂质双分子层膜上构成具有高度选择性的孔道，允许一种或几种离子进行跨膜转运。离子沿着电化学梯度流过通道，形成离子电流，在细胞膜产生电位变化。

离子通道具有两个共同特征，即离子选择性和门控特性。离子选择性是指在一定条件下，离子通道只允许某种或某几种离子通过。在不同状态下，离子通道对离子的通透性不同，对离子的选择性主要取决于通道类型、离子的直径、离子的种类及电荷选择性等。离子通道闸门的开放和关闭称为门控，不同的信号控制通道的开放和关闭。通道开放或关闭受细胞膜两侧的电位差调控的通道称为电压门控性通道，由化学物质控制其开放或关闭的通道称为化学门控性通道。

根据门控信号与门控机制的不同，主要可将离子通道分成两类：①电压门控性通道（voltage - gated channels），又称电压敏感性通道（voltage - sensitive channels）或电压依赖性通道（voltage - dependent channels）；②化学门控性通道（chemical - gated channels），它们通常被神经递质或第二信使物质激活，又称递质门控性通道（transmitter - gated channels）。电压门控性通道广泛分布于各类可兴奋膜上，主要功能是产生动作电位；化学门控性通道可分布在突触后膜和神经肌肉接头的运动终板，与递质受体偶联，参与突触后电位或终板电位的产生。但这种区分并非绝对的，神经递质可调制某些电压门控性通道的活动，化学门控性通道也受膜电位的影响。

在不同条件下，通道蛋白质的分子构象变化，使离子通道表现为 3 种不同的功能状态：①备用状态。此时离子通道关闭，但接受适宜刺激时可被激活。②激活状态。此时离子通道处在开放状态，允许离子进行跨膜转运。③失活状态。此时离子通道处在关闭状态，而且即使接受刺激也不能被激活。

许多化合物、金属离子、动植物毒素可作用于离子通道，影响离子的跨膜转运。这类药物的作用机制是在研究离子通道生理学的基础上逐步阐明的，这些药物作为工具在分析离子通道结构和功能的实验中被广泛应用。随着人们对离子通道的认识不断深入，可为寻找或设计药物开辟新的途径，这就是研究离子通道药理的重要意义。本章将探讨药物对各类通道的作用及作用机制。

一、作用于钠通道的药物

钠通道主要选择性允许 Na^+ 跨膜转运，绝大多数钠通道是电压门控性通道，主要生理功能是维持细胞膜的兴奋性及其传导。不同细胞部位的钠通道分布的密度不同，枪乌鲗轴突膜每平方微米上仅 553 个，占膜面积的 1/100 以下。神经元胞体、树突、轴突、末梢等部位钠通道密度不一致，这种选择性分布是神经元电兴奋性和整合特性的决定因素。例如，郎飞氏结膜通道密度达 3 000 ~ 5 000/μm^2，为结间区膜的数百倍，有髓鞘纤维的跳跃传导与此密切相关。

钠通道具有 3 个重要特性：①对 Na^+ 高度选择性。将钠通道对 Na^+、Li^+、Tl^+、K^+、Rb^+、Cs^+ 6 种金属离子和羟铵、肼、铵、胍等 7 种有机阳离子的通透性作比较，Na^+ 的通透性最大，其中 Na^+、K^+ 通透性之比为 12∶1（枪乌鲗轴突膜）。②电压依赖性激活。在去极化达到一定水平时被激活。③激活和失活速度快。激活仅需 1 ms，而失活通常在 10 ms 之内。

在电生理研究基础上建立的钠通道模型，假设通道的激活闸门（m 闸门）和失活闸门（h 闸门）分别控制通道的激活与失活，钠通道有电压感受器，其上有电荷，这些电荷在电场作用下移动，造成闸门的开放，只有当激活闸门和失活闸门全部开放时，Na^+ 才能通过通道。在静息状态下，m 闸门关闭，h 闸门开放，Na^+ 不能流过通道；去极化先开放 m 闸门，让 Na^+ 内流（激活），然后关闭 h 闸门，终止 Na^+ 内流（失活）；接着是恢复期，m 闸门关闭，h 闸门重新开放，此后钠通道才能对再次去极化作出反应。药理学研究支持上述闸门的存在：枪乌鲗巨轴突内部灌流链霉蛋白酶（pronase）选择地毁坏 h 闸门，使钠通道失活；而 m 闸门和钾通道不受影响；此时内部再灌流精氨酸或多聚甘酰精氨酸可模拟钠通道失活，灌流其他 8 种氨基酸无效。上述实验证明控制失活的 h 闸门位于钠通道内侧端，并提示膜内带正电的精氨酸残基是 h 闸门的重要成分。

作用于钠通道的药物大致分为 3 类：①通道阻滞剂。包括河豚毒素、甲藻毒素、石房蛤毒素等。②影响激活的药物。主要为促进激活的药物，包括箭毒蛙毒素、藜芦碱、木藜芦毒素、乌头碱、β－蝎毒等。③影响失活的药物。促进失活的有局部麻醉药、聚 L－精氨酸等；抑制失活的有 β－蝎毒、海葵毒素、N－甲基士的宁、本可松（pancuronium）等。

总的来说，阻滞钠通道或促进失活的药物抑制快钠内向电流（fast inward sodium current，I_{Na}），促进激活或抑制失活的药物增大 I_{Na}。

1. 河豚毒素和甲藻毒素

河豚毒素（tetrodotoxin，TTX）和甲藻毒素（saxitoxin，STX）均为水溶性杂环胍，前者存在于河豚鱼卵巢和肝脏、加利福尼亚蝾螈卵以及某些蛙类、刺鳍鱼中，后者由膝沟藻属的甲藻产生，在吞食甲藻的蛤蚧贝等贝类中含量很高。

在枪乌鲗轴突电压钳制实验中，TTX（nmol/L 级水平）选择地阻断 I_{Na}，不影响 I_k。给药 5 s 能达到稳态抑制，但作用是可逆的，洗去药物 15 s 内 I_{Na} 可以恢复。STX 的作用与 TTX 极其相似，但作用消失比 TTX 更快。结合实验发现 STX 和 TTX 竞争同一结合部位，证明这两种毒素作用于相同受体。由于毒素只能用于膜外侧，轴突内部灌流无效，说明 TTX 受体位于钠通道外侧端。

目前认为这两种毒素阻滞钠通道的机制是毒素分子结构巧妙地与通道契合：毒素带正电荷的胍基伸入钠通道的离子选择滤孔，与通道内壁上的游离羧基结合，毒素其余部分堵塞住通道外侧端，阻碍 Na^+ 进入。至于 TTX 受体是否就是离子选择滤孔，目前尚有争论。另外，并非所有钠通道都对 TTX 十分敏感，河豚、蝾螈（taricha torosa）及其他动物心肌细胞的钠通道对 TTX 相对不敏感，这可能反映 TTX 受体结构的细微变化。

2. 局部麻醉药

常用局麻药为仲胺或叔胺，与 H^+ 结合即变成离子型铵。在溶液中多数局麻药以带电铵离子和不带电胺分子两种形式存在，两者的平衡取决于 pH 值。但苯佐卡因始终以胺分子形式存在，利多卡因季胺衍生物 Q512 等只以带电形式存在。

局麻药阻滞神经传导的作用主要是因为抑制了 I_{Na}。通过电压钳实验发现局麻药增加郎飞氏结膜钠通道的失活程度，表现为钠通道失活曲线朝负电压方向移动。局麻药，尤其是季铵型局麻药抑制 I_{Na} 的作用，具有活动依赖性（use - dependence）或频率依赖性。在静息状态下局麻药作用较弱，出现较慢；增加神经电活动频率则加强并加速抑制作用，提示局麻药分子在神经活动（m 闸门开放）时始能到达受体部位。利多卡因不影响 TTX 与兔迷走神经结合，因而局麻药并不结合于 TTX 受体。

局麻药的作用机制相当复杂，早年的“膜膨胀”学说认为局麻药分子溶于膜脂质中，插入钠通道周围空间增大膜侧向压力，压迫通道阻止 Na^+ 通过。目前公认的受体学说，其证据是季铵型局麻药不能透过轴突膜，只有膜内给药有效，因此局麻药受体位于钠通道内侧端。不带电的局麻药分子易穿透膜，可在轴浆内质子化变成带电铵离子作用于受体，也可从膜脂质直接到达受体部位。局麻药和受体结合后，引起通道蛋白质构象变化，增加失活 h 闸门关闭的几率。此外，尚有局麻药影响膜表面电荷学说、局麻药诱发钠通道周围脂质相变化学说、蛋白质紊乱模型等。

3. 脂溶性神经毒素

藜芦碱（veratridine）是从百合科 Melanthaceae 亚科植物提取的藜芦生物碱类中作用最强的甾体生物碱；箭毒蛙毒素（batrAChotoxin，BTX）是从哥伦比亚箭毒蛙（phyllobates aurotaenia）皮肤中提取的甾体生物碱；乌头碱（aconittine）是舟状乌头（aconitum napellus）包含的生物碱；木藜芦毒素（grayanotoxin，GTX）Ⅰ、Ⅱ、Ⅲ存在于杜鹃花科植物的叶内，为带全氢化薁（perhydroazulene）骨架的四环类双萜。

这几种脂溶性毒素的药理作用相似，能引起神经肌肉兴奋、心律不齐等，这是由于可兴奋膜去极化，兴奋性增高所引起的。通过髓鞘神经纤维电压钳实验发现这些毒素能使一部分或所有钠通道的激活过程朝负电位方向移动，发生变化的钠通道在静息电位下持续激活。藜芦碱、BTX 和乌头碱可完全阻断钠通道的失活。

在神经母细胞瘤细胞进行离子流量测定证明这 4 种毒素间存在竞争性交互作用，提示这些结构完全不同的物质作用于相同的受体部位。TTX 非竞争地抑制了这些毒素激活钠通道的作用，因此说明 TTX 与这些毒素作用于不同部位。

目前用变构模型来解释这些毒素的作用：假定毒素和激活状态钠通道结合的亲和力大，使钠通道激活—失活状态之间的平衡发生变化。毒素和通道结合的能量改变了激活过程的电压依赖性，发生变化的钠通道在静息电位时就被激活了。

4. 多肽神经毒素

从北非蝎子（leiurus quinquestriatus）提纯的 β - 蝎毒和从美洲蝎子（centruroides sculpturatus）提纯的芦蝎毒都是由 60 ~ 70 个氨基酸组成的碱性多肽，分子量为 7 000 左右，分子中有 4 对二硫键交联，两类蝎毒氨基酸顺序有明显的同源性。海葵毒素（sea anemone toxin；condylactis toxin）最先从海葵（condylactis gigantea）线囊（nematocyst）中提取，近年获得 4 个纯品：海葵毒素 Ⅰ、Ⅱ、Ⅲ 和 anthopleurin A，分子量均为 2 500 ~ 5 000 的碱性多肽。这 4 种毒素的大部分氨基酸残基相同，但与蝎毒无氨基酸顺序同源性。

α - 蝎毒和海葵毒素对钠通道的作用类似：①在电压钳实验中减慢或完全阻滞钠通道

失活；②明显增强由4种脂溶性神经毒素引起的钠通道持续活化，使脂溶性神经毒素激活钠通道的浓度—效应曲线左移；③和受体结合具有电压依赖性，去极化减少这两种多肽毒素和受体的结合。这两种毒素的药理作用，如释放递质、致心律不齐、神经去极化、延长动作电位等，均因钠通道失活过程被抑制而产生。结合实验发现海葵毒素和α-蝎毒竞争结合部位，但两者之间缺乏氨基酸顺序同源性，因此其三级结构可能存在某种类似性。TTX不影响α-蝎毒的结合率，说明多肽毒素受体与TTX受体是分开的。多肽毒素和受体结合的电压依赖性进一步提示这种受体位于钠通道激活过程中发生构象变化的部位——电压感受分子（voltage sensor）或m闸门。毒素和m闸门结合后使激活和失活过程解联，减慢或阻滞钠通道失活。

β-蝎毒和α-蝎毒一级结构相似，作用显著不同。β-蝎毒对失活过程无影响，而将激活过程的电压依赖性朝负电压方向移动40~50 mV，使静息状态下关闭的钠通道开放，促进激活过程。β-蝎毒受体可能也位于m闸门附近。

二、作用于钾通道的药物

钾通道是选择性允许K^+跨膜通过的离子通道。钾通道广泛分布于神经、心肌、骨骼肌、血管等各类组织和细胞，其主要作用是调节细胞膜电位、调节细胞兴奋性、维持细胞体积，以及影响平滑肌的舒缩活性。现已发现数十种钾通道亚型，根据其电生理特性分为电压门控性钾通道、钙激活钾通道、ATP敏感钾通道等。电压门控性钾通道包括瞬时外向钾通道、延迟外向整流钾通道、内向整流钾通道等。

1. 瞬时外向钾通道

瞬时外向钾通道（transient outward potassium channel）广泛存在于心肌细胞上，其主要生理学特性有：①电压依赖性，该通道在细胞膜去极化时激活，K^+外流，电流大小与细胞膜电位有关；②时间依赖性，电流幅度与时间有关；③频率依赖性，通道开放频率越高，阻断剂的作用越强；④失活，指在去极化电压作用下通道开放后构型发生变化而转变为不能导通的状态。该通道在去极化时迅速激活，表现为瞬时外向钾外流（transient outward potassium current，I_{to}），随后关闭。I_{to}是参与心肌动作电位复极化过程的主要离子流。

2. 延迟外向整流钾通道

延迟外向整流钾通道电流（delayed outward potassium current，I_k）可分为快激活整流钾电流（I_{kr}）和慢激活整流钾电流（I_{ks}）。I_{kr}的激活快，失活也快，全部激活需要100 ms（0~40 mV）或几秒，I_{ks}激活时间常大于3 s，在保持除极时没有明显的失活。延迟外向整流钾通道动力学特性有：①延迟整流性，在阶跃电压去极化后，有一段明显的延迟才出现膜电导的变化；②时间依赖性；③电压依赖性。延迟外向整流钾通道参与心肌细胞动作电位的复极化过程，通道异常可导致心律失常。因此，延迟外向整流钾通道是抗心律失常药物的重要靶点。选择性作用于I_{kr}的药物大部分为Ⅲ类抗心律失常药，如胺碘酮（amiodarone）。胺碘酮对多种心肌细胞膜钾通道有抑制作用，如I_{kr}、I_{ks}、I_{to}等。减少K^+外流，延长动作电位复极过程。该药还能阻滞钙通道，以及阻断α及β受体的作用，降低窦房结、Purkinje纤维的自律性，减慢传导。胺碘酮是一个广谱抗心律失常药，可用于各种室性及室上性心律失常。

3. 内向整流钾通道

内向整流钾通道（inwardly rectifying potassium channel，K_{ir}）分布在心肌、骨骼肌、内分泌细胞等。其主要生理功能有：①决定细胞的兴奋性，在大多数细胞中，K_{ir}的主要作用是维持细胞膜静息电位，K_{ir}还参与心肌细胞动作电位复极化末期的形成；②调节血管平滑肌的舒缩。内向整流钾通道具有电压依赖性通道的共性，如电压依赖性、时间依赖性、失活等。该电流的特性表现为在负于翻转电位时的内向部分与电压呈线性关系，而正于翻转电位时没有线性关系，被称为整流特性。四乙胺、普罗帕酮、Zn^{2+}、Gd^{2+}、Cs^{2+}、Ba^{2+}是非特异性的K_{ir}阻断剂。苯吡喃衍生物 RP58866 是K_{ir}选择性的阻断剂。LY97241 和 LY97119 也是K_{ir}选择性的阻断剂。

4. 钙激活钾通道

钙激活钾通道（calcium – activated potassium channel，K_{Ca}）是一类对细胞内钙敏感的钾通道，当细胞内Ca^{2+}浓度提高时可激活该通道。当内部Ca^{2+}低于最适浓度时，这类通道同时呈现电压敏感性。钙激活钾通道广泛分布在除心肌以外的各种组织细胞，它是一个大家族，K_{Ca}分为 3 个亚型，即大电导型K_{Ca}（BK_{Ca}）、中电导型K_{Ca}（IK_{Ca}）、小电导型K_{Ca}（SK_{Ca}）。BK_{Ca}在调节血管平滑肌舒缩活动中起重要作用，其阻滞剂有 iberiotoxin、charybdotoxin 等。IK_{Ca}的阻滞剂有 cetiedil、haloperidol 等。SK_{Ca}的阻滞剂有 apamin、leiurotoxin 等。

5. ATP 敏感钾通道

ATP 敏感钾通道（ATP – sensitive potassium，K_{ATP}）分布在胰腺细胞、骨骼肌、脑神经元、平滑肌细胞等。K_{ATP}被细胞内的 ATP 抑制。胰腺细胞K_{ATP}对胰岛素分泌起重要的调节作用，磺酰脲类降糖药如格列苯脲主要阻断胰腺细胞K_{ATP}，使细胞膜去极化，导致Ca^{2+}通道开放，Ca^{2+}内流而促进胰岛素释放，用于治疗非胰岛素依赖型的糖尿病。另外，K_{ATP}可能是缺血预适应保护机制中的共同通路，K_{ATP}可能是缺血性损伤治疗药物的重要靶点。

乙酰胆碱激活钾通道是一类离子型受体，受体分子中含有离子通道。该类型中的 M 受体钾通道分布于中枢神经系统，具有时间和电压依赖性，静息时该通道处于开放状态，钾外流，以维持静息电位，降低神经元兴奋性。ACh 和 M 型胆碱受体激动剂能关闭这类钾通道，从而提高神经元兴奋性，产生慢 EPSP（在蛙交感神经节 B 型神经元其时程达数秒），并诱发重复放电。目前认为这种慢的胆碱能传递是中枢胆碱能活动的主要方式，但 ACh 调制 M 通道的机制尚未阐明。阻滞剂有Ba^{2+}、Ca^{2+}等。

实验室常用的钾通道阻滞剂为四乙铵和 4 – 氨基吡啶。

1. 四乙铵

四乙铵（tetraethylammonium，TEA）等季铵类化合物延长神经和肌纤维的动作电位，诱发重复放电，对抗K^+去极化作用，这些均可用此物质选择性地阻滞钾通道的机制来解释。四乙铵是最常用的I_{k1}的阻断剂，但对I_k也有抑制作用。

电压钳实验发现 TEA 抑制各类可兴奋膜的钾电流，作用迅速而可逆，但所需要药物的浓度和给药途径差别甚大。在枪乌鲗轴突膜，轴突内灌流 TEA 40 mmol/L 有效，而胞外溶液中给药 100 mmol/L 仍无作用。而且当内部给药完全抑制外向钾电流时，若外部溶液改为高钾溶液，内向钾电流保持正常（TEA 产生的整流）。在蛙郎飞氏结膜，TEA

1～10 mmol/L 外部给药有效，并同时抑制外向和内向钾电流，但外部给药时不再具有内部给药时表现出的电压依赖性和时间依赖性。显然 TEA 受体在不同标本，甚至同个标本内、外侧面的分布和特性都不一致。在蛙郎飞氏结膜，TEA 抑制钾外流的剂量—反应关系提示每个受体结合一个 TEA 分子。季铵类化合物构效关系的研究发现在蛙郎飞氏结膜，TEA 作用最强，四丙铵、四丁铵较弱，四甲铵无作用。若将 TEA 分子中一个乙基换成甲基、丙基或丁基，作用亦明显减弱。值得注意的是：TEA 浓度高达 120 mmol/L 时不影响 I_{Na}。

近年发现 TEA 对 3 种钾电流作用也不一致。在软体动物神经元胞体内部给药时，TEA 抑制 I_K 和 I_A 的作用几乎相等，外部浴槽给药主要抑制 I_K，对 IA 影响不大。$I_{K(Ca)}$ 对 TEA 不敏感，故测量 $I_{K(Ca)}$ 时常用 TEA 来消除 I_K 的干扰。

季铵类化合物 TEA、四丙铵、四丁铵等还作用于胆碱能机制：既能阻滞 N 型胆碱受体，又能抑制胆碱酯酶。因此 TEA 并非高度专一的钾通道阻滞剂。

2. 4－氨基吡啶

氨基吡啶类化合物有兴奋中枢神经系统，升高血压，并能对抗箭毒的作用。实验发现，这类化合物能显著增加各种化学突触由冲动诱发的神经递质释放量，促进突触传递。此作用与这类物质阻滞可兴奋细胞膜钾通道、增加递质释放密切相关。

4－氨基吡啶（4－aminopyridine，4－AP）是一种非选择性钾离子通道阻滞剂，其主要作用是阻断钾离子外流，被广泛应用于实验研究。在枪乌鲗轴突电压钳制实验中，4－AP（1～2 mmol/L）选择性地抑制钾电流，内部给药和外部给药同样有效，标本经长时间冲洗，抑制作用只能部分消除。4－AP 阻滞钾通道的作用具有电压依赖性、时间依赖性和频率依赖性的特征，增大去极化脉冲幅度，延长去极化脉冲时程，或重复给予去极化脉冲均使阻滞作用减小。4－AP 对 I_{Na} 无影响。

在氨基吡啶类化合物中，3，4－二氨基吡啶阻滞钾通道的作用比 4－AP 强 50 倍；其他化合物都比 4－AP 弱，其顺序依次为 2，3－二氨基吡啶、4－羟基吡啶、2，6－二氨基吡啶、3－羟基吡啶、2－羟基吡啶等。近年来证明 4－AP 是软体动物神经元胞体膜早钾通道的专一阻滞剂。在裸鳃目（nudibranchs）神经元，4－AP 外部给药 1.5 mmol/L 使 I_A 减小 1/2，在完全抑制 I_A 的浓度时不影响 I_K。

有人认为 4－AP 还直接作用于神经末梢电压门控性钙通道，促进 Ca^{2+} 内流，这有待进一步实验证明。

三、作用于钙通道的药物

各类可兴奋膜，从脊椎动物、无脊椎动物的神经元和肌细胞膜，具有电兴奋性的未受精卵细胞膜，到草履虫纤毛的膜上都存在电压门控性钙通道。脊椎动物所有的可兴奋性组织在胚胎发育中几乎都要经过一个能产生钙动作电位阶段，然后出现钠动作电位。钙通道的分布似比钠通道更普遍。钙通道在去极化时被激活，内向钙电流 I_{Ca} 参与动作电位的形成，内流的 Ca^{2+} 还在神经末梢兴奋—递质释放偶联中及肌细胞兴奋—收缩偶联中起重要作用。

钙通道在膜去极化时被激活，通常需要比激活钠通道更强的去极化强度。钙通道的激活和失活过程比钠通道缓慢，钙动作电位有一个低的上升速率和低的电导率，动作电位时程较长。与钠通道失活有重大区别的是，钠通道失活是电压和时间依赖性的内在过程，与 I_{Na} 大小、膜两侧 Na^+ 浓度无关。而钙通道失活可能存在两种机制——膜内 Ca^{2+} 积聚引起失活和电压依赖性失活。钙动作电位和钠动作电位形状有显著差别，前者上升支和下降支都较平缓，后者为锐利的峰电位。心肌细胞等的动作电位都包含钠峰、钙峰两种成分。

钙通道离子选择性可用下述模型解释：多价金属离子必须与钙通道外侧端的钙离子结合部位结合，再透过钙通道。亲和力低的 Ca^{2+}、Ba^{2+}、Sr^{2+} 易透过通道，亲和力高的 La^{3+}、Co^{2+}、Ni^{2+} 等因牢固结合而不能透过，在部分标本上 Mn^{2+}、Zn^{2+}、Cd^{2+} 也能透过钙通道。Ca^{2+}、Ba^{2+}、Sr^{2+} 能透过各种标本的钙通道，但相对通透性并不一致，在软体动物神经元胞体中 $Ba^{2+} > Sr^{2+} > Ca^{2+}$，在海胆卵中则 $Ca^{2+} > Sr^{2+} > Ba^{2+}$。

近年发现 NA、5－HT、GABA、生长抑素、脑啡肽等神经递质能调制某些电压门控性钙通道的活动。例如，NA 增大心肌细胞和海兔某些神经元的 I_{Ca}，抑制鸡胚胎背根神经节细胞和大鼠交感神经元的 I_{Ca}。NA 增大心肌细胞 I_{Ca} 的作用是由胞内 cAMP 作媒介的。膜片钳实验发现 Ca^{2+} 单通道的平均开放时间 τ 延长，关闭间隔缩短，阐明了拟肾上腺素药物正性肌力作用的分子机制。

钙通道可以分为：①外钙内流通道，细胞外 Ca^{2+} 主要通过电压门控性钙通道、受体操纵性钙通道和钙库调控性钙通道内流；②内钙释放通过的钙通道，内质网或肌浆网是细胞内的钙库，内质网或肌浆网膜上有钙通道，如受三磷酸肌醇（IP_3）激活的三磷酸肌醇受体/钙通道（IP_3R）、受 ryanodine 激活的 ryanodine 受体/钙通道（RyR）。

作用于钙通道的药物分为两类：①钙通道阻滞剂（calcium channel blockers），能选择性地阻滞钙通道，抑制 I_{Ca}；②钙通道激动剂（calcium agonists），能开放钙通道，增大 I_{Ca}。以下主要阐述电压门控性钙通道阻滞剂和激动剂。

1. 电压门控性钙通道阻滞剂

钙通道阻滞剂是一类选择性阻滞电压依从性钙通道、抑制 Ca^{2+} 内流的药物。钙通道阻滞剂发展极其迅速，目前已批准用于临床的有数十种，如维拉帕米、地尔硫卓、尼莫地平等，主要用于防治心血管系统疾病。

1992 年，国际药理学会提出将钙通道阻滞剂分为 3 大类。一类，选择性作用于 L－型钙通道上明确位点的药物，根据其化学结构又分为Ⅰa 类（二氢吡啶类），如硝苯地平、尼莫地平等；Ⅰb 类（地尔硫䓬类），如地尔硫䓬、克仑硫䓬等；Ⅰc 类（苯烷胺类），如维拉帕米等；Ⅰd 类，如 粉防己碱等。二类，选择性作用于其他电压门控性钙通道的药物，如作用于 T 型钙通道的苯妥英、右美沙芬等，作用于 N 型钙通道的芋螺毒素等，作用于 P 型钙通道的蜘蛛毒素，如 Aga Ⅳ A 等。三类，非选择性钙通道调节物，如普尼拉明等。

钙通道阻滞剂化学结构各异。根据化学性质，可将其分为无机阻滞剂和有机阻滞剂两类，前者主要应用于实验研究，后者是治疗心绞痛、心律不齐、高血压等疾病的有效药物。

无机阻滞剂包括 Co^{2+}、La^{3+}、Mn^{2+}、Cd^{2+}、Ni^{2+} 等多价金属离子，实验发现这些离子浓度低于 10 mmol/L 时能抑制钙动作电位。根据钙通道离子选择性模型，这些离子与 Ca^{2+} 竞争钙通道外侧端的钙离子结合部位，因其亲和力比 Ca^{2+} 高得多，从而影响 Ca^{2+} 结合并透过钙通道，故无机阻滞剂的作用强度与亲和力一致。然而不同标本中多价金属离子的相对作用强度并不相同，在节肢动物藤壶（barnacle）肌纤维，$La^{3+} > Co^{2+} > Mn^{2+} > Ni^{2+} > Mg^{2+}$，在蜗牛神经元，$Ni^{2+} > La^{3+} > Cd^{2+} > Co^{2+} > Mg^{2+}$。$Mn^{2+}$、$Zn^{2+}$、$Cd^{2+}$除能阻滞$I_{Ca}$外，在部分标本可携带内向电流，是“激动—拮抗”型的钙通道阻滞剂。作用弱的无机阻滞剂须与无Ca^{2+}外液合用，才能完全消除I_{Ca}。最近还发现氟离子在软体动物神经元和被囊类卵细胞内部灌流时能不可逆地阻滞钙通道，同时抑制钙通道I_g，但不影响钠通道和钾通道，其机制尚未阐明，并有待于在其他标本中进一步证实。应当指出，有机阻滞剂的选择性不强。

有机阻滞剂包括苯烷基胺类戊脉胺（异搏定，verapamil）、甲氧基戊脉胺（D600）等，双苯烷基胺类双苯丙胺（prenylamine）、利多氟嗪（lidoflaziae）等，双氢吡啶类硝苯吡啶（nifedipine）、nitrendipine 等，以及 benzothiazepine 类硫氮草酮（diltiazem）等结构不同的化合物。在猫心室乳头肌，戊脉胺 4 mol/L 或 D600 1 mol/L 显著抑制I_{Ca}，不影响I_{Na}，硝苯吡啶作用更强。D600 抑制平滑肌、骨骼肌I_{Ca}需要较高的浓度（10 mol/L）。阻滞枪乌鲗轴突膜、蜗牛神经元的钙通道的 D600 浓度在 100 mol/L 以上，说明不同组织钙通道的敏感性不一样。戊脉胺、D600 还可抑制I_K，硝苯吡啶增大I_K；高浓度戊脉胺、D600 或硫氮卓酮都抑制I_{Na}。受体结合试验提示钙通道或其附近有：①双氢吡啶受体（媒介双氢吡啶类药物的作用）；②戊脉胺受体（媒介戊脉胺、双苯丙胺和硫氮草酮的作用）；③多价金属离子结合部位。有机阻滞剂结合于相应受体就能干扰Ca^{2+}透过通道，这 3 个部位之间存在复杂的交互作用。这项研究阐明了化学结构不同的药物为何具有相同的作用原理，应用双氢吡啶受体专一配体［^3H］－nitrendipine 进行放射自显影，发现脑内［^3H］－nitrendipine 结合部位密度最高，边缘系统海马尤甚，而且集中在突触区，但有机阻滞剂并不影响脑神经元的钙依赖性功能（如递质释放），因此这些高密度结合部位的功能有待阐明。

2. 电压门控性钙通道激动剂

大多数钙通道激动剂可增加Ca^{2+}内流，促进递质和激素的分泌，引起心肌和平滑肌收缩，主要作为实验室研究的工具药。已发现多种钙通道激动剂：①刺尾鱼毒素（maitotoxin，MTX）存在于热带和亚热带海域珊瑚礁周围的甲藻中，鱼类因吞食甲藻而长期带毒。MTX 是非肽大分子，化学结构已部分确定，有强心、收缩血管平滑肌等作用，是毒性最强的海洋毒素，小鼠最小致死量为 TTX 的 50 倍。中毒症状为胃肠道、心血管紊乱及运动障碍。②二氢吡啶类。本类药物的化学结构与硝苯地平相似，但作用与硝苯地平相反。BAY K8644 是该类化合物中最常用的。MTX 和 BAY K8644 的作用分别被戊脉胺和硝苯吡啶竞争性拮抗，说明它们分别在戊脉胺受体和双氢吡啶受体上发挥激动剂的作用。当肾上腺素受体、组胺受体、加压素受体等被激活时，通过 G 蛋白介导而使钙通道开放。钙激动剂的发现启发人们去寻找可能存在的调制钙通道生理功能的内源性配体。

四、作用于氯通道的药物

氯通道广泛存在于所有真核细胞、植物细胞、原生物、细菌的生物膜，氯通道在细胞增殖、凋亡、容积调节、兴奋性调节等细胞生理过程中起重要作用。氯通道的选择性不高，它不仅允许 Cl^- 通过，还可让 I^-、F^-、Br^-、NO_3^- 等阴离子通过，因此，有人称之为阴离子通道。在大多数情况下，氯通道对 Cl^- 的渗透性最高。

目前，多数学者倾向于根据通道激活的机制将氯通道分为5大类：①电压依赖性氯通道，如CLC家族氯通道；②容积激活性氯通道；③钙激活的氯通道；④蛋白激酶或核苷酸介导的氯通道，如囊性纤维化跨膜转导体（cystic fibrosis transmembrane conductance regulator，CFTR）；⑤配体激活的氯通道，如GABA激活的氯通道。到目前为止，仅有少数氯通道的分子结构得到确定，如CLC家族氯通道、CFTR、GABA激活的氯通道，其他氯通道分子结构还不清楚，如容积激活性氯通道、钙激活的氯通道等。氯通道的开放与细胞容积增大、膜电位、细胞内ATP的水解、细胞内 H^+、Ca^{2+} 浓度变化等有关。

目前还没有高亲和力CLC家族氯通道阻滞剂，CPB［S－（－）2－（4－chlorophenoxy）propionic acid］、CPP［clofibric acid stereo－enantiomers S－（－）］、Zn^{2+} 是CLC1氯通道阻滞剂，9－AC、NPPB、Zn^{2+} 阻滞CLC2氯通道，他莫昔芬阻滞CLC3氯通道。

CFTR在跨上皮盐类转运、调节离子浓度、调节胰腺、汗腺和小肠水盐分泌中起重要作用。CFTR基因突变导致囊性纤维化病，这种病人的CFTR通道功能缺失，表现为缺乏碱化能力，胆汁淤积，导致组织损伤。CFTR激动药主要是嘌呤碱基和黄酮类化合物，如黄酮类化合物金雀异黄素。CFTR阻滞剂有DPC、NPPB、DIDS、SITS和磺酰脲类等。

容积激活性氯通道的结构尚未确定，现发现几种蛋白与细胞容积调节相关，称之为容积激活性氯通道的候选蛋白，如核酸敏感性氯通道（nucleotide sensitive chloride channel protein，pIcln）、P－糖蛋白（p－glycoprotein，P－gp）、CLC2和CLC3氯通道等。容积激活性氯通道与调节性容积减小、细胞增殖、周期、分化、凋亡等有关。容积激活性氯通道可被DIDS、NPPB、他莫昔芬、ATP、尼氟灭酸等阻滞，但目前还没有发现容积激活性氯通道的特异性激动剂和阻滞剂。

现已鉴定了几个钙激活氯通道的分子克隆，钙激活氯通道参与细胞黏附、动作电位形成等。细胞内钙增加激活该通道，该通道具有电压依从性，在正电压区被激活，负电压时失活。目前还没有高亲和力钙激活氯通道阻滞剂，DIDS、NPPB、SITS、尼氟灭酸等均可阻滞钙激活氯通道。

五、作用于化学门控性通道的药物

化学门控性离子通道由神经递质或其他化学物质调控。递质结合于受体后，通道大分子构象发生变化，由关闭状态转变为开放状态；递质和受体解离时，通道又由开放状态恢复到关闭状态。上述过程可用二态模型表示：

$$\underset{\text{（关闭状态）}}{T + R \cdot C} \longleftrightarrow \underset{\text{（开放状态）}}{T \sim R \cdot C}$$

式中T为递质，R·C为受体—通道偶联大分子。目前ACh受体—通道的结构已被阐明，ACh受体也就是通道，两者不可分，由5个亚基 $\alpha_{1\sim2}$、β、γ、δ 呈环状排列组成，中央构成 Na^+、K^+ 通道。因此5个亚基都参与通道的形成，两个α亚基上有ACh结合部位。GABAA 是一个大分子复合体，是神经元膜上的配体—门控性 Cl^- 通道，受体—通道是由 GABA 受体、苯二氮䓬识别部位和氯离子通道所组成。巴比妥盐识别部位位于氯离子通道蛋白上。

作用于化学门控性通道的药物就是各类神经递质的拟似剂和拮抗剂。应用经典电压钳方法是无法分析递质或药物怎样影响这类通道闸门机制的，因为不可能像改变控制电压那样迅速、精确地改变递质或药物的浓度。在起伏分析和单通道记录出现以后，这方面的工作才取得进展。例如，在蛙运动终板，各种拟胆碱药的区别表现为单个 ACh 受体—通道的平均开放时间 τ 不一致：carbacoline 为 11 ms，ACh 为 26 ms，suberyldicholine 为 45 ms。据认为这反映了配体和受体结合时间的差异。筒箭毒、α-银环蛇毒等抗胆碱药则以全或无的方式抑制 ACh 受体—通道的开放：它们减小单个 ACh 受体-通道的平均开放频率 n，但不影响单通道电导 γ 和平均开放时间 τ；ACh 脱敏现象（desensitization）的机制与此相同。最近又发现 GABA、β-丙氨酸、甘氨酸等抑制性氨基酸对单个氯离子通道的参数的影响相同，提示不同的抑制性氨基酸受体可能与相同的氯离子通道偶联。可以预期，研究技术的日臻完善将为阐明化学门控性通道的闸门机制创造条件。

应当强调，递质对于化学门控性通道的影响不同于递质对电压门控性通道的调制作用。在化学门控性通道，从递质结合于受体—通道偶联大分子到通道开放之间仍是一个“黑箱”，推测发生了大分子构象变化，至于这些变化是如何发生的，目前还不清楚。调制作用已明确是由胞内信使（环核苷酸、Ca^{2+} 等）所媒介，继而发生蛋白质的磷酸化，再引起生物学效应。

（陈丽新）

参考文献

1. Frank H Yu, William A Catterall. Overview of the voltage-gated sodium channel family. *Genome Biology*, 2003, 4 (3): 207-213.

2. 杨宝峰. 离子通道药理学. 北京：人民卫生出版社. 2005.

3. Clark R, Proks P. ATP-sensitive potassium channels in health and disease. *Adv Exp Med Biol*, 2010, 654: 165-192.

4. Dunn KM, Nelson MT. Potassium channels and neurovascular coupling. *Circ J*, 2010, 74 (4): 608-616.

5. Tristani-Firouzi M, Chen J, Mitcheson JS, et al. Molecular biology of K^+ channels and their role in cardiac arrhythmias. *Am J Med*, 2001, 110 (1): 50-59.

6. O'Leary ME, Hancox JC. Role of voltage-gated sodium, potassium and calcium channels in the development of cocaine-associated cardiac arrhythmias. *Br J Clin Pharmacol*, 2010, 69 (5): 427-442.

7. Lixin Chen, Liwei Wang, Linyan Zhu, et al. Cell cycle-dependent expression of volume-activated chloride currents in nasopharyngeal carcinoma cells. *Am J Physiol Cell Physiol*, 2002, 283: 1313-1323.

8. McRory JE, Santi CM, Hamming KS, et al. Molecular and functional characterization of a family of rat brain T－type calcium channels. *J Biol Chem*, 2001, 276 (6): 3999－4011.

9. 周宏灏. 分子药理学. 哈尔滨：黑龙江科学技术出版社，1999.

10. 贾宏钧等. 离子通道与心脑血管疾病. 北京：人民卫生出版社，2001.

第十章　神经营养因子及其受体

一、神经营养因子及其他具有神经营养作用的物质

（一）神经营养因子

神经营养因子（neurotrophic factor，NTF）是一类对中枢和外周神经系统均有营养活性的小分子多肽或蛋白质，能支持神经细胞存活，促进其生长、发育和分化，维持其功能。这类物质包括神经生长因子（nerve growth factor，NGF）、脑源性神经营养因子（brain－derived neurotrophic factor，BDNF）、神经营养素－3（neurotrophin－3，NT－3）、神经营养素－4/5（neurotrophin－4/5，NT－4/5）、神经营养素－6（neurotrophin－6，NT－6）、睫状神经营养因子（ciliary neurotrophic factor，CNTF）、胶质细胞源性神经营养因子（glial cell line－derived neurotrophic factor，GDNF），以及一些已知的生长因子或细胞因子，如成纤维细胞生长因子（fibroblast growth factor，FGF）、胰岛素样生长因子（insulin－like growth factor，IGF）、转化生长因子 β（transforming growth factor type β，TGFβ）等。继 Levi－Montalcini 发现第一种 NTFs——神经生长因子以来，目前已发现的神经营养因子有 20 多种，其中以神经生长因子、脑源性神经营养因子、神经营养素－3、神经营养素－4/ 5、神经营养素－6 等最为著名。

目前对于 NTFs 的定义较为一致的观点是：① NTFs 是一类为神经系统提供营养微环境的可溶性多肽因子。②在出生前，NTFs 主要维持神经系统的正常发育和神经元存活以及对神经突起生长方向的诱导作用；在成体，NTFs 对神经系统可塑性、结构的完整和功能的维持具有重要的调节作用。③NTFs 不仅来源于靶细胞（逆行转运），也来源于传入神经元及神经鞘细胞（旁分泌），甚至来源于支配神经元本身（自分泌）。④作用方式具有多样性和多效性，在特定情况下有特异性，一个由神经元组成的系统往往需要多种神经元。⑤不同的 NTFs 可以结合同一受体或亚单位。

1．神经生长因子家族

神经生长因子家族由神经生长因子（NGF）、脑源性神经营养因子（BDNF）、神经营养素－3（NT－3）、神经营养素－4/5（NT－4/5）、睫状神经营养因子（CNTF）、胶质细胞源性神经营养因子（GDNF）以及源自非哺乳动物的神经营养素－6（NT－6）和神经营养素－7（NT－7）组成。它们在氨基酸序列和结构上具有高度同源性，但表现出既有重叠也有各自不同的功能特征。

（1）NGF。

NGF 是 Levi－Montalcini 1952 年发现的第一种 NTFs，最早是从小鼠的颌下腺提取的。NGF 的全部氨基酸序列于 1971 年从鼠 NGF 中得到。在人类基因定位于 1 号染色体的短臂上，以蛋白质五聚体形式存在，包括 2 个 α、1 个 β 和 2 个 γ 亚单位，相对分子质量总

计 130 $\times 10^3$，沉降速率为 7 s。NGF 的等电点（pI）>10，pH 值在 5～8 范围内较稳定。NGF 的 β 亚单位是 NGF 分子的生物功能活性单位，它是含有 118 个氨基酸的多肽，相对分子质量为 12×10^3，沉降速率为 2.5 s。NGF 的 γ 亚单位是一个肽酶，在蛋白前体分子的剪切过程中起作用，从而释放有活性的 β 亚单位。α 亚单位的功能尚不清楚。正常情况下，额叶、海马、丘脑有少量分布，但顶叶缺乏。NGF 是由神经元自身所支配的靶组织产生的特异蛋白质分子，通过神经元轴突逆行运输到神经元胞体，与特异受体结合，激活细胞代谢，调节细胞生长。研究表明，NGF 能使神经元前体细胞增殖，而对于胆碱能神经元、单胺类神经元、肽类神经元、交感神经元、γ－氨基丁酸能神经元具有支持存活作用；在周围神经系统中参与交感神经元等的发育、存活及损伤修复，对于中枢神经系统（CNS），基底前脑胆碱能神经元也有作用。

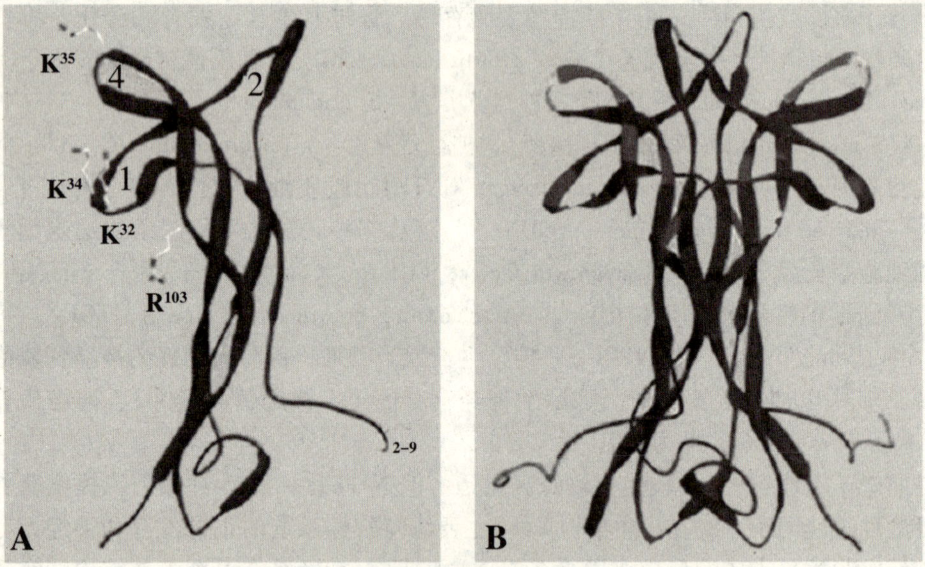

图 10－1　神经生长因子（NGF）的结构

A：NGF 单体结构，具有可变的 β－弯环，标记 1、2 和 4。第 32 号位赖氨酸（K^{32}）、第 34 号位赖氨酸（K^{34}）及第 95 号位赖氨酸（K^{95}）为 p75NTR 结合位点；第 103 号位精氨酸和氨基末端第 2～9 位残基是 TrkA 的结合位点。B：NGF 的二聚体结构，具有与 p75NTR 相互作用的残基（W^{21}，D^{30}，I^{31}，K^{32}，K^{34}，E^{35}，K^{74}，H^{75}，K^{88}，K^{95}，R^{100} 和 R^{103}），也有与 TrkA 结合的残基（S^2，S^3，H^4，P^5，I^6，F^7，H^8，R^9，I^{31}，N^{45}，G^{94}，K^{95}，Q^{96}，A^{97}，A^{98} 和 R^{103}），以及与两者受体均结合的残基（I^{31}，K^{95}，R^{103}），即两种受体的结合位点可相互重叠。（引自 Longo FM，et al. *Curr Med Chem－Central Nervous System Agents*，2005）

（2）BDNF。

BDNF 是第二种被鉴定的 NTFs。1982 年，由德国神经生物学家 Barde 及其同事首次从猪脑中发现和纯化，是一种具有防止神经元死亡的功能性蛋白质，其单体来源于含 252 个氨基酸残基的前体，经加工形成有 119 个残基、分子量为 13 kD 的成熟碱性蛋白，等电点为 9.99。1991 年，Ozcelik 等证实人的 BDNF 基因位于 11q13。BDNF 广泛分布于额叶、顶叶、海马和丘脑。研究表明，BDNF 在体内能营养某些对 NGF 无反应的感觉神经元，对胆碱能神经元、多巴胺能神经元、运动神经元、γ-氨基丁酸能神经元的存活和生长，对延缓神经元的变性和自然死亡也有很好的生物学活性，尤其对运动神经元具有更好的生物学效应。BDNF在海马突触的传递过程中及可塑性方面起重要作用，与学习记忆过程密切相关。

（3）NT-4/5。

NT-4/5支持体外培养的胆碱能神经元存活，能使这些细胞胆碱乙酰转移酶（ChAT）表达上调。切断穹窿海马伞后，NT-4/5对被切断轴突的胆碱能神经元有与NGF相似的神经保护作用。海马能产生较高水平的NT-3，基底前脑胆碱能神经元能表达TrkA、TrkB、TrkC mRNAs，能逆行运输至海马，这些都支持NT在体内对胆碱能神经元有直接作用。另外，NT还能支持外周神经系统的感觉神经元和交感神经元以及中枢神经元的存活，调节神经元表型及神经元的连接，并参与神经再生。

（4）CNTF。

CNTF是1984年从鸡眼球组织中提纯的，因具有支持鸡胚睫状体神经节内副交感神经元的存活而得名。CNTF由星形胶质细胞和雪旺细胞产生，为酸性蛋白，由200个氨基酸残基组成，分子量为22.8 kD。CNTF能抑制交感前体细胞的繁殖并促进其分化，深刻影响交感神经元的神经表型，参与这些神经元从肾上腺素能表型过渡到胆碱能表型，其作用类似胆碱能神经元分化因子，能支持感觉神经元的存活。在CNS，CNTF支持脊髓节前交感神经元、黑质多巴胺能神经元、海马神经元和胚胎运动神经元的存活，能影响其靶神经元的兴奋性，如调节成神经瘤细胞的电压门控离子通道和增强神经递质的释放；对于非神经元细胞，CNTF能促进胶质祖细胞分化为Ⅱ型星形胶质细胞。少突胶质细胞的存活和成熟也依赖于CNTF。

（5）GDNF。

1993年，Lin等从大鼠胶质细胞来源的B49细胞株的条件培养基中成功分离和纯化了GDNF。GDNF基因位于人类第5号染色体短臂，包含3个外显子和2个内含子。GDNF基因由超过12 000个碱基对组成，编码134个氨基酸，由二硫键连接形成同源二聚体的糖基化蛋白。它的结构特点提示GDNF也是转化生长因子家族中一个新的亚家族，在全身包括神经组织等多种组织中均有表达，在组织发育的不同阶段及神经组织损伤后再生过程中的不同阶段也有不同程度的表达。最初对GDNF的研究多为其对多巴胺能神经元的高特异性营养作用，随着研究的深入，发现GDNF对发育或成熟的运动神经元亦有神经营养活性，且是迄今为止发现的神经营养因子中作用最强的。此外，对交感神经元、感觉神经元也有一定的作用。对CNS中的胆碱能神经元有营养作用，能扭转运动能力的下降，改善运动失调，明显促进体外培养的大鼠脊髓运动神经元存活及突起的生长，并有剂量依赖性。GDNF不仅对体外培养的胚胎中脑多巴胺能神经元的存活有促进作用，在体内对黑质纹状体多巴胺能系统也有保护和修复作用。GDNF是多巴胺能神经元的一个高度特异性神经营养因子，也是中枢运动神经元和去甲肾上腺素能神经元、周围神经系统感觉神经元和自主神经系统神经元的存活因子。

胶质细胞成熟因子（glia maturation factor，GMF）是从成年牛脑中提纯的一种酸性蛋白质，它能刺激O-2A祖细胞繁殖和向少突胶质细胞分化，但却延缓少突胶质细胞的成熟。GMF主要在神经系统中合成，用单克隆抗体研究显示它定位在大鼠脊髓的星形胶质细胞和小脑的 Bergmann 胶质细胞。

2. 细胞（生长）因子家族

（1）成纤维细胞生长因子（FGF）。

FGF 是 1984 年从牛脑和垂体中纯化出的一种多肽因子，因对培养的成纤维细胞有促增殖作用而得名，现已确定 FGF 并非单一因子，而是由多种多肽因子组成的一个家族。FGF 家族至少有 17 个成员，其中最早发现且研究得较透彻的是 FGF－1（aFGF）和 FGF－2（bFGF），两者均由单一肽链组成，有 55% 的氨基酸序列相同。FGF 家族成员一般由 150～250 个氨基酸残基构成，大多能与肝素高亲和结合。一些 FGF（包括 FGF－21 和 FGF－22）由于缺少信号肽序列而不能从细胞分泌出来。缺少分泌信号提示这些因子也许在损伤时释放出来，从而参与调节 CNS 的可塑性，而不是以靶源性方式释放来影响发育期间细胞的存活和表型。另外一些 FGF 家族成员含有经典的分泌信号，也许能通过经典的旁分泌模式来调节发育期间细胞的存活和生长。神经系统中 FGF 的分布和功能的研究主要集中于 FGF－1 和 FGF－2。FGF－1 和 FGF－2 主要在出生后表达，FGF－1 定位于基底前脑、黑质、感觉系统、运动系统及皮质下核团神经元，FGF－2 定位于海马 CA2 区的锥形神经元和星形胶质细胞中。FGF 蛋白在成体 CNS 中的总体水平很高，与神经营养素相似，表明 FGF 在调节成体 CNS 的功能中发挥着重要作用。

bFGF 是神经干细胞永生化的条件之一，是啮齿类动物神经干细胞的有丝分裂原，这些神经干细胞分布在脑的纹状体及脊髓等处。同时，它在神经干细胞的增殖、分化方面也起着重要的调节作用。给幼鼠皮下注射 bFGF，能刺激包括海马和小脑的颗粒层在内的神经生发区域神经干细胞增殖；若注入的是 bFGF 的中和抗体，则神经生发区域神经干细胞的增殖速度明显降低；若将 bFGF 注入成年鼠的侧脑室内，则可引起其室下区干细胞数量及神经元数量的增加。bFGF 除了可以促进神经干细胞的增殖与分化外，还可以决定其分化方向。有趣的是，这些细胞的增殖和分化与 bFGF 浓度有着直接的关系。bFGF 浓度介于 0～1 ng/mL 时，皮质神经干细胞发生增殖并可分化成神经元；而 bFGF 浓度介于 1～20 ng/mL 时，皮质神经干细胞除了发生增殖外，还可分化成神经元和少突胶质细胞；若再加入其他因子如胶质细胞成熟因子（GMF）、内皮素（endothelin，ET）等，则皮质神经干细胞可分化成星形胶质细胞。bFGF 浓度决定了它与不同受体的亲和力，从而引起信号传导的通路不同，最终决定了它的不同分化途径。

（2）表皮生长因子（epidermal growth factor，EGF）家族。

EGF 家族至少有 5 个成员（EGF、TGFα、AR－SGDF、HB－EGF、HRGα/NDF），而且它们都有共同的受体（EGFR）。神经元和星形胶质细胞表达的 EGF 主要是转化生长因子 α（transforming growth factor α，TGFα）。EGF 能刺激人胶质细胞系 787CG 的增殖，亦能刺激原代培养的成星形胶质细胞的增殖和分化。同时，EGF 反应性细胞还可以由 FGF 触发产生。EGF 能够调节神经干细胞的增殖与分化。Reynolds 和 Weiss 将脑组织消化后进行培养，用 EGF 刺激，观察到一些由分裂细胞形成的漂浮球状物。通过对单个小球的免疫细胞化学检测，发现胚胎脑的神经干细胞可以生成神经元、星形胶质细胞和少突胶质细胞。如果把原代培养形成的漂浮小球消化成单细胞后，再在含 EGF 的培养液中培养，结果发现有少数的细胞能够再次形成漂浮小球，而且在培养过程中都有上述三种类型的细胞出现。这提示脑组织中的神经干细胞具有多潜能性且能增殖；同时，也说明

EGF能促进神经干细胞的增殖及分化。也有人推测，EGF的主要作用是维持神经干细胞的生存，而bFGF对神经干细胞的分化起重要作用。在神经干细胞的增殖分化过程中，还有许多因子（如血小板生长因子、转化生长因子等）起着协同作用。

（3）血小板源性生长因子（platelet-derived growth factor，PDGF）。

PDGF由两条多肽链组成，可分为PDGF-AA、AB和BB三种。体外培养的星形胶质细胞能表达和分泌PDGF-AA，但在体内，星形胶质细胞只略微表达PDGF-AA mRNA。在体外培养，PDGF能诱导成星形胶质细胞的增殖，伸出较短的突起并使血小板结合蛋白（thrombospondin）合成增加，也对成星形胶质细胞具有趋化性作用。PDGF还能刺激O-2A祖细胞增殖和延缓其分化，但其作用较FGF短暂。若联合应用FGF和PDGF，则此作用大为加强。成星形胶质细胞及其条件培养基对O-2A祖细胞的促分裂作用，也是由于培养基血清中有PDGF存在，以及成星形胶质细胞能合成PDGF所致。

（4）转化生长因子β（transforming growth factor β，TGFβ）。

体内外的星形胶质细胞均能表达三种转化生长因子β，即TGFβ1、TGFβ2和TGFβ3。TGFβ1能抑制成星形胶质细胞的增殖，对O-2A祖细胞的增殖有较弱的刺激作用，但与bFGF联合应用时其作用是双相的，即低浓度TGFβ1加强bFGF的促细胞分裂作用，高浓度时却抑制bFGF的作用。TGFβ1是介导炎症反应及组织特异损伤反应的主要因子。TGFβ1对CNS中瘢痕的形成起主要作用。TGFβ1 mRNA及其蛋白在正常脑组织中未见表达，但在缺血性或创伤性脑损伤时可见表达增强。

另外，一些细胞因子也可以调节神经变性和神经再生的过程，如肿瘤坏死因子-α（tumour necrosis factor-α，TNF-α）的mRNA在神经轴突内表达，可以看到3个不同的峰，这可能与血—神经屏障的破坏及循环巨噬细胞的聚集有关。在整个变性过程中，白介素-10（IL-10）mRNA持续表达，可能减弱巨噬细胞或其他细胞引起的炎性细胞因子的产生，发挥抗炎作用。IL-1可加强巨噬细胞的清洁功能，增强神经营养因子如NGF和白血病抑制因子（leukemia inhibitory factor，LIF）的合成。在实验性神经变性模型中，NGF、LIF、IL-6和TGFβ1过多表达，可促进轴突生长。

3. 激素类

雌激素、肾上腺皮质激素、甲状腺素、胰岛素等除其本来效应之外，对神经元有直接刺激生长作用，很多不是内分泌效应细胞的神经元有激素受体表达，说明这些激素可能兼有NTFs样的作用。

胰岛素样生长因子（IGF）及其家族成员胰岛素和胰岛素原均属多功能细胞因子，它们与其受体广泛分布于发育的CNS，按不同的时空调控表达，刺激细胞增殖、分化、成熟和存活，在个体生长和发育中发挥着重要作用。IGF可能是CNS发育时期重要的自分泌和旁分泌信号分子。IGF-1曾被认为是胶质祖细胞和少突胶质细胞的存活因子，能诱导体外培养的少突胶质细胞的发育，还能增强神经元的分化，刺激原代培养的交感神经节细胞的有丝分裂。IGF-2主要存在于脉络丛、脑和脑脊液中。此外，IGF-1和IGF-2均可作为肌源性神经营养因子（muscle-derived neurotrophic factor，MDNF），去神经肌组织能诱导IGF-1基因表达，产生IGF-1，刺激肌内神经突起生长和成纤维细胞增殖。

（二）其他具有神经营养作用的物质

1. 雷公藤氯内酯醇（tripchlorolide）

Li 等从中药雷公藤中提取了具有免疫抑制作用的雷公藤氯内酯醇，研究其是否发挥类似他克莫司（tacrolimus，FK506）的神经营养和神经保护作用。结果发现，在体内给予雷公藤氯内酯醇（1 mg/kg，ip）28 日能够促进轴突的延长并对 1－甲基－4－苯基吡啶阳离子（MPP^+）（浓度低至 10－12 ～10－8 M）诱导的多巴胺能神经元损伤有保护作用，防止模型鼠纹状体多巴胺含量降低。Li 等还用原位杂交的方法发现了雷公藤氯内酯醇能够激发 BDNF mRNA 的表达。其机制与神经营养作用和激活 BDNF 表达有关。这一发现为雷公藤氯内酯醇成为一种神经保护剂提供了第一手资料。

2. 油酸（oleic acid）

Velasco 等报告在星形胶质细胞中加入白蛋白，即从发育脑中提取的血清蛋白，可以诱导硬脂酰辅酶 A 去饱和酶 1（stearoyl－Co A desaturase 1，SCD1）和油酸合成限速酶，继而激活胆固醇调节元件结合蛋白 1（sterol regulatory element binding protein－1，SREBP－1），促成油酸的合成。并且有体内实验证明小鼠脑部该变化的过程。白蛋白在出生后第 1 日的脑内达到最大量，与 SREBP－1 一致，此蛋白为激活负责油酸合成转录酶所需的物质。另外，SREBP－1 被激活后伴随着 SCD1 mRNA 表达，两者息息相关。SCD1 mRNA 在出生后 3～5 日表达量达到最大，之后生长相关蛋白 43（growth－associated protein 43，GAP－43）mRNA 的表达在出生后 7 日也达到最高点。因此，实验结果支持油酸的合成与鼠脑发育和神经分化相关的假设，油酸具有神经营养作用。脑在出生后的发育中通过激活 SREBP－1 和 SCD1 而使 GAP－43 表达。

3. 促红细胞生成素（erythropoietin，EPO）

EPO 作为一种重要的造血因子受到广泛重视。近年来研究发现，EPO 也可在 CNS 中表达、分布，并通过调节神经干细胞的生长、发育，以及抗神经元凋亡和神经营养等对 CNS 起保护作用。Csete 等认为外源性的 EPO 在活体内是一个有效的神经营养因子，在脑局部缺血动物模型和中风病人身上能起神经元保护作用。此外，EPO 能通过与特异性受体结合透过血脑屏障，这是许多神经营养因子所不具备的。因此，其临床应用前景被看好。

4. 氟西汀（fluoxetine）

Foubert 等给动物口服氟西汀，每日 1 次，连续 4 日，分别用原位杂交和免疫细胞化学来检测 BDNF mRNA 及其蛋白的表达，同时用 ELISA 法测定 BDNF 含量。结果氟西汀降低了 BDNF mRNA 的表达，治疗 7 日也未明显提高 BDNF mRNA 的水平，但治疗 14 日后在特定区域 BDNF mRNA 明显提高。氟西汀治疗 21 日后，BDNF 蛋白水平保持不变，但 BDNF 免疫反应阳性细胞的数量增加，在海马 CA1 和 CA3 区锥体细胞层尤为明显，而在海马其他亚区则少有。因此，BDNF 在海马各亚区的表达，明显依赖氟西汀给药时间的长短，这也解释了为什么抗抑郁剂的活性是随着 5－羟色胺选择性地重摄取而缓慢起作用的。本实验提示氟西汀是一种神经营养物质。

5. 半乳凝素－1（galectin－1）

Sasaki 等发现半乳凝素－1 为 β－半乳糖苷结合蛋白家族的一个成员，可诱导星形胶质细胞的分化，抑制星形胶质细胞的增殖。分化的星形胶质细胞在很大程度上提高了 BDNF 的生成。Endo 认为半乳凝素 -1 是影响星形胶质细胞的特效物质。预防 CNS 神经元的丢失对保持脑功能非常重要。哺乳动物内源性半乳凝素引起的神经保护作用是通过激活星形胶质细胞来实现的，这可能是减少神经元丢失的一个新机制，可在治疗神经退行性疾病中发挥作用。

6. 卵磷脂（lecithin）

Kitagawa 等通过实验证实，在 BDNF 中加入卵磷脂分子能提高前者在体内的生物学活性。近来的研究表明，卵磷脂化的 BDNF（PC - BDNF）比原 BDNF 对神经前体细胞有更高的亲和力。BDNF 只是轻微地提高 Mash - 1、p35、68 kD 神经细丝和 TrkB 受体的表达，而卵磷脂化的 BDNF 却很明显。在持续激活 p42/p44 细胞外调控激酶（extracellular - regulated kinases）之后，卵磷脂化的 BDNF 同时也增加神经细丝蛋白的水平和大大提高 TrkB mRNA 基因的表达，因此以 PC - BDNF 细胞移植治疗脊髓损伤也就比 BDNF 更加有效。

7. 2 - 氨基 -5 - （2，4 - 二氯苯基）嘧啶［2 - amino - 5 - （2，4 - dichlorophenyl) pyrimidine，FU248］

Kayo 等将胚胎鼠皮质神经元在无血清条件下培养，3 日后很多神经元死亡，以此为模型发现了一种新的支撑神经元生存的化合物，取名为 FU248。半定量 RT - PCR 分析显示，皮质神经元短时间内给予 1 mg/mL FU248，可明显提高包括 BDNF、NGF、NT - 3 等在内的神经营养因子基因的表达，减少神经元的死亡。在给予 FU248 后 6 小时可最大限度地提高上述营养因子的基因表达水平，直到 24 小时后才回到原来的水平。BDNF 的量分别是 NT - 3 和 NGF 的 9 倍和 16 倍，但 NT - 4 的表达在实验期间未见升高。Kayo 等还用一种抗 BDNF 的抗体抑制 FU248 的作用，发现这种抗体对于神经元存活没有作用。说明 FU248 不仅仅通过影响 BDNF 而发挥其神经保护作用。

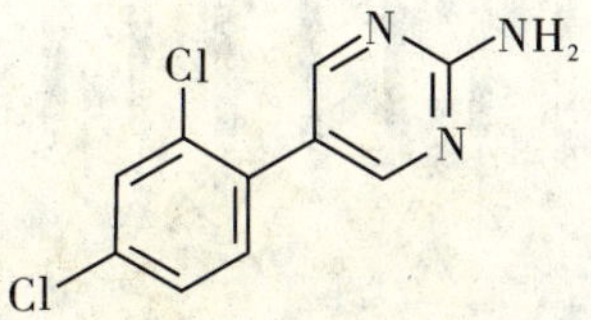

图 10 - 2　FU248 的分子结构

综上所述，神经营养因子及其他具有神经营养作用的物质很多，且不断有新的发现，它们对神经细胞的增殖、分化都起着不可忽视的作用。随着人们对神经营养因子及其他具有神经营养作用物质的深入研究，这类物质的临床应用前景将逐渐呈现出来，神经营养因子及其他具有神经营养作用的物质必将成为相关疾病治疗的有效物质。

二、神经营养因子受体

自从 1987 年 Lichtman 提出神经营养因子的概念以来，人们对神经营养因子的认识得到了系统而长足的发展，但对其受体的研究却远远滞后，而神经营养因子受体正是启动信号转导，产生生物学效应的重要物质。只有阐明了神经营养因子受体的结构、生物学功能及信号转导通路，才能更好地研究神经营养因子的确切生物学效应和机理，探求疾病的发生病因，以便进一步应用神经营养因子或其受体的调控来治疗疾病。

下面从结构、功能、信号转导通路等方面，对神经营养因子的相应受体作一介绍。

（一）神经生长因子家族（NGF、BDNF、NT－3 和 NT－4/5）受体

这些因子最具有代表性的受体为 Trk 受体和 P75 受体，P75 受体隶属于肿瘤坏死因子受体家族。

1. Trk 受体

（1）Trk 的结构。

Trk 受体家族包括 TrkA（p140Trk，主要结合 NGF）、TrkB（p145Trk，主要结合 BDNF、NT－4/5）和 TrkC（相对特异地结合 NT－3）。它们在发育的不同时期、不同组织的神经细胞表达不同，而神经生长因子家族的生物学效应主要由高亲和力受体介导，使其表达具有明显的阶段特异性和组织特异性。

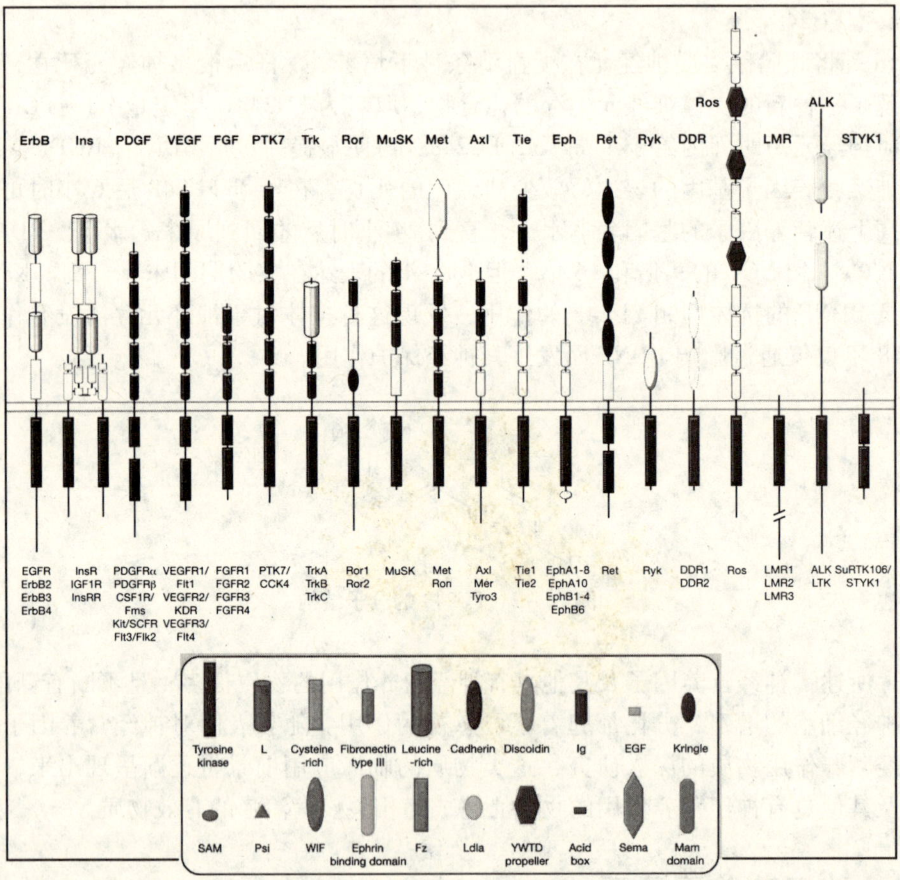

图 10－3　受体酪氨酸激酶家族

人类受体酪氨酸激酶（RTKs）包含 20 个亚家族，它们的细胞外结构域是通过结构测定或序列分析鉴定的。（引自 Lemmon & Schlessinger. *Cell*，2010）

Trk 受体的细胞膜外结构包括独特的 IgG－C2 区及富含半胱氨酸、亮氨酸的重复结

构。以往研究证实，生长因子的结合部位位于第二个免疫球蛋白样重复序列上，它的氨基酸排列顺序就决定了不同的 Trk 受体的特异性及与不同的生长因子的亲和力的大小。Ultsch 已成功探测出各 Trk 受体上与配体结合的部位的晶体结构。此外，Wiesmann 等也公布了 NGF 与 TrkA 结合部位的结构。此结构包括两部分：一部分是所有神经营养因子所共有的保守序列，另一部分是 TrkA 所特有的。膜内结构为酪氨酸激酶及短的 C 末端，当生长因子与其特异性受体结合后，即可促使受体聚集，形成多聚体，受体酪氨酸激酶即被激活（图 10－3），催化受体自身特定序列的酪氨酸残基磷酸化。磷酸化的酪氨酸残基及两侧的短序列即可与胞浆中的具有 Src 同源性结构域的信号传递分子特异性识别并结合，广泛连接多种信号成分，激活不同的信号转导通路。

（2）Trk 的功能。

TrkA 由位于 1 号染色体上的原癌基因编码，是一种分子量为 140 kD 的跨膜蛋白质。人类的 TrkA 几乎表达于神经系统的所有细胞，以及其他结构细胞和免疫、内分泌系统中的非神经细胞。NGF 与 TrkA 结合后，诱导细胞的增殖、分化和存活，抑制凋亡，增加神经元的兴奋性并诱导表达 TrkA 的细胞释放介质。

BDNF 绝大部分通过与 TrkB 受体结合而实现其神经功能，两者结合后诱导 TrkB 受体的二聚化、磷酸化，激活胞内的酪氨酸结构域，引发信号转导，从而实现其生物学效应。在啮齿类动物中发现了 TrkB 的 3 种亚型：全长型 TrkB. FL、缩短型 TrkB. T1 和 TrkB. T2，这三者具有不同的信号转导功能。

缩短型缺少胞内酪氨酸激酶结构域，但在胞内却有不同的短小尾部，缩短型受体的生物学活性与这些尾部息息相关。最近研究发现人脑 TrkB 基因中有一种新异的亚型 TrkB－T－Shc，这种亚型主要表达于人脑。TrkB－T－Shc 的跨膜区域包含一个 Shc 结合区域，这与 TrkB. FL 非常相似，但它缺乏胞内的激酶区域且有一个独特的缩短型的 C 端。

全长型和缩短型的 TrkB 共同表达于中枢神经元，但这两种形式的亚型似乎有着不同的功能。TrkB. T1 和 TrkB. T2 至少有两种功能。作为配体限制分子控制神经营养因子的区域有效性或作为神经营养因子对异二聚体反应的负显相受体。最近的研究发现，缩短型受体在一些细胞中对发育、记忆和损伤变化有着潜在作用。如过度表达 TrkB 的小鼠长时程记忆受到影响，但海马长时程增强（LTP）却正常；TrkB 激酶结构域缺陷的小鼠表现出严重的感觉神经元缺失，这说明缩短型受体可以通过干扰催化型 TrkB 受体来影响神经元的存活。有报道在成年鼠的海马内轴突萌发时或经过长期的地塞米松治疗可以诱导非催化型 TrkB 受体的表达。尽管如此，BDNF 与缩短型受体结合并不影响基因表达。

BDNF 和 TrkB 的基因表达随不同年龄和功能的需要而变化。在海马、皮质和小脑颗粒神经元中，BDNF 可以下调 TrkB 的表达，但在神经母细胞瘤细胞中 BDNF 可以在几秒内上调 TrkB 的表达。TrkB. FL 和缩短型 TrkB. T1 的共同表达可以导致细胞表面 TrkB. FL 水平的下降，这说明 TrkB. T1 可以削弱全长型受体生物学功能的发挥，因此全长型和缩短型受体的比例对于各种神经网络的发育、成熟和维持具有重要的作用。而且，TrkB 受体对各种实验和生理条件非常敏感，任何损伤、应激等都会造成 TrkB 受体水平的改变。

在神经生长因子家族中，NT－3 较同家族的其他成员发现得更晚，且具有一些特殊性质，目前 NT－3 正成为该领域的一个研究热点。NT－3 在神经系统的发育和分化过程中，在调节神经元活动、神经损伤以及在非神经系统中都起着重要的作用。NT－3 可阻止胚胎期和出生后运动神经元的死亡，对感觉神经元的存活也有作用。在体外，NT－3 可促进肠神经元和神经胶质细胞的发育。NT－3 的作用主要通过 Trk 受体来实现，尤其是 TrkC 受体。实验证实，TrkC 缺陷小鼠四肢骨骼肌的脊髓本体感受器传出神经完全缺失。

（3）Trk 的信号转导。

许多体外实验证实，激活 Trk 受体可影响神经元的功能，如持续性激动 TrkA 受体能维持交感神经的存活，这种正性作用是通过小 GTP 结合蛋白（small GTP binding protein）如 Ras 和丝裂原激活的蛋白激酶（mitogen－activated protein kinase，MAPK）及 PI3K 通路实现的。对于许多依赖 Trk 受体生长的神经元，PI3K 起了极其重要的作用。激动 Trk 依赖性的 PI3K 可以是 Ras 依赖性的，也可以不是 Ras 依赖性的。对许多神经元来说，Ras 依赖性通路是神经营养因子促进神经细胞生长的重要路径，是 Ras/ PI3K/ PKB 组成神经元存活的主要信号转导通路，抑制 Ras 可引起 NGF 介导的 PI3K 的活性减弱。非 Ras 依赖性的 PI3K 需要 Shc－Grb2 复合物来连接胰岛素受体底物 IRS－1、IRS－2 和 Gab－1，使得 PI3K 接近底物。PI3K 产生磷酸脂类，从而诱导细胞膜磷酸肌醇依赖性蛋白激酶（phosphoinositide－dependent kinase 1，PDK1）及其底物蛋白激酶 B（PKB）的聚集。特别值得一提的是，PKB 是 PI3K 诱导神经元存活的关键中介因子，是不同促存活信号转导的汇合点。PKB 使底物磷酸化进而控制神经生长，这些底物包括 Bc1－2 家族成员 Bad、半胱天冬蛋白酶－9（cysteine－requiring aspartate protease－9，caspase－9）、IkB 激酶、糖原合酶激酶－3（GSK－3）以及 Forkhead 家族成员，如 FKHR 等。

最新的研究发现，Trk 受体亦可以负性地影响神经元的存活。如激动 Trk 受体可引起成神经管细胞瘤的死亡；BDNF 可引起皮质神经元的坏死，抑制 TrkB 可以阻止此作用。研究显示，BDNF 与 TrkB 结合后可引发一股 Na^+ 流，说明神经兴奋性的提高对 Trk 的负性作用有一定的促进作用。但激动 Trk 受体进而负性影响神经元存活的机制需进一步研究与探讨。

Trk 信号转导的另一条通路是 Ras－MEK－MAPK。该通路对于神经元有许多作用，包括突触的可塑性、长时程增强效应和维持存活。MEK 诱导的存活信号转导通路的主要作用是保护受损神经元，但在缺乏 NTs 时不能维持神经元的存活。MEK 是通过刺激抗凋亡蛋白的表达来促进神经元存活的，这些抗凋亡蛋白包括 Bc1－2 和 cAMP 反应元件结合蛋白（CREB）。当连接蛋白（connexin）Shc 与磷酸化的 Trk 第 490 位酪氨酸结合后，通过 Grb－2、FRS－2 和 SOS 激活 Ras，并引起下游信号转导通路包括 c－Raf/B－Raf/ERK1/ERK2 和 p38MAPK 的依次激活。近来的研究发现，ERK 激活 RSK，继而 p38MAPK 和 RSK 使 CREB 磷酸化，是促进神经元存活的一条重要通路。

此外，由于 Trk 羧基末端磷酸化的 Y785 为 PLC－γ1 提供了结合位点，因此，Trk 也可磷酸化而激活 PLC－γ1，后者随即水解磷脂酰肌醇（phosphatidylinositol，PI）产生 DAG 和 IP3，IP3 诱导内源性 Ca^{2+} 的释放从而提高胞内 Ca^{2+} 的水平，进而激发多条由 Ca^{2+} 控制的信号转导通路；而 DAG 激活蛋白激酶 C（PKC）－δ，PKC－δ 可以激活 ERK 级联反应，从而促进轴突生长。

激动 Trk 受体可对 p75 介导的信号转导产生重大的影响。例如，激动 Trk 受体可通过影响 p75 而抑制 Jun 激酶的级联反应和鞘磷脂（sphingomyelin）的水解，但不诱导 NF－

kB 的级联反应。在交感神经中，激动 Ras 也可抑制 Jun 激酶级联反应，从而抑制 p53 依赖性的凋亡途径的激活。因此，Trk 信号转导在很大程度上抑制了 p75 的前凋亡作用，而保留了其激动 NF - kB 的促神经元存活作用。

2. **p75 受体**

（1）p75 的结构。

p75 属于 TNF 受体/Fas/CD40 受体超家族。人类神经营养因子受体 p75（p75 neurotrophin receptor，p75NTR）前体包含一个可溶性 28 氨基酸信号肽，当 p75 插入细胞膜时，这个信号肽从前体分子中脱落，剩余部分形成一个由 399 个氨基酸组成的跨膜蛋白，即 p75NTR。这个蛋白的胞外结构域被 N - 糖基化，其近膜结构域亦被多重 O - 糖基化，也被称为“茎”结构域。p75NRT 膜外结构域部分为 4 个重复的富含半胱氨酸的带负电荷区，且膜内结构域包含一个 80 氨基酸的死亡结构域，这些特征均标志着 p75NTR 隶属于肿瘤坏死因子受体家族。在成熟蛋白中，膜内结构域中的半胱氨酸 279 被十六酰化，多重丝氨酸和苏氨酸被磷酸化。选择性剪接和合成后的蛋白水解作用，使 p75NTR 形成了各种各样的截断的亚型。这些合成后的 p75NTR 分子是如何变化的及其功能是如何改变的，乃是当今研究和争议的热点问题。

尽管 p75NTR 与 TNF 受体家族的其他成员有相似之处，但 p75NTR 在有些方面是独一无二的。例如，其他死亡受体家族成员结合三聚体配基，而 p75NTR 却结合 NGF 同二聚体。或许受体—配体化学计量学中最不寻常的发现便是二聚体 NGF 与 p75NTR 的结合，但这种结合阻止了受体二聚化的形成。这种单个受体分别与两个不同位置的 NGF 结合，在对称体上每个 NGF 各占一面。研究表明，单个 p75NTR 结合 NGF 均需要 NGF 二聚体的共同作用。另外，p75NTR 结合 NGF 二聚体的结合位点，都是神经营养因子家族成员的高度保守的残基部分。

综上所述，p75NTR 可以划分为 3 个结构域：结合神经营养因子的胞外结构域、跨膜结构域和含有类似于 TNF 受体家族“死亡结构域”的胞内结构域。跨膜区域存在一个 γ - 分泌酶切割位点，最近有证据证实，NGF 与 p75NTR 的胞外结构域结合可以引发 γ - 分泌酶介导的完整受体的裂解。这种现象引起了人们的兴趣，因为近期发现这种裂解是由于神经营养因子缺乏时胞内结构域的活动所引起的；并且，被敲除 p75NTR 的小鼠，其外显子 - 3 已存在大量缺失，但却仍表达 p75NTR 的胞内结构域。

（2）p75NTR 的功能。

p75NTR 的功能原先被定位为辅助 Trk 受体发挥作用。这两种受体均被称为 NGF 受体，当它们各自单独与 NGF 结合时，两个结合位点相距 10^{-9} M；当 NGF 与表达在同一细胞上的 p75NTR 和 Trk 结合时，两个结合位点只相距 10^{-11} M。这种独特的现象说明，p75NTR 和 Trk 之间存在某种联系，即 p75NTR 和 Trk 形成的复合物为高亲和受体，而单独的 p75NTR 则为低亲和受体。在许多通过 Trk/p75NTR 的信号转导体系中，需要其他蛋白质的参与，其中包括 MAGE（melanoma antigen gene）家族。

最近的研究表明，p75NTR 除了与 Trk 之间有交互作用外，还可以单独行使其他功能。作为 TNF 受体家族中的一员，p75NTR 可以诱发或阻止凋亡的产生。在一些体系中，单独 p75NTR 自身可以诱导细胞死亡，但当与 NGF 结合后却又可以防止细胞死亡，p75NTR 也因此被称为营养因子依赖性受体。在另一些系统中，p75NTR - Trk 有促凋亡性

(pro - apoptosis)，而其他的 TNF 家族成员的功能则相反。不同的因子与 p75NTR 结合，激活不同的信号转导系统（图 10 - 4）。

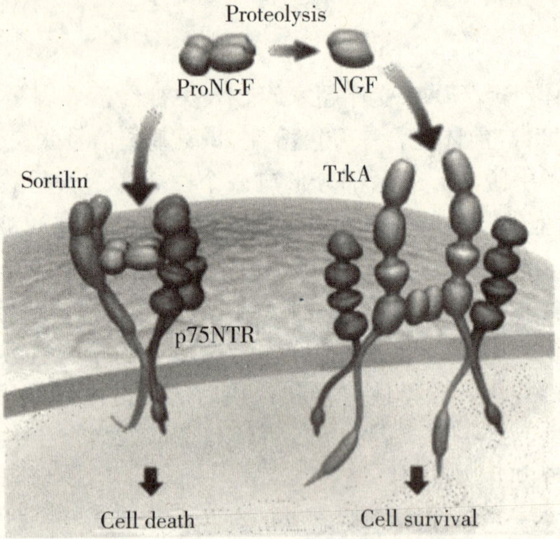

图 10 - 4　TrkA 受体与 p75NTR 受体复合结构示意图

分拣蛋白（sortilin）是神经生长因子前体（ProNGF）发挥促凋亡作用（pro - apoptotic action）所必需的。(引自 Nykjaer, et al. *Nature*, 2004)

在小鼠体内，外显子 - 4 的完全突变可以导致 p75NTR 的缺失。p75NTR 缺失的小鼠基底前脑胆碱神经元的数量持续性增加，周围神经元缩小、数量减少，大血管膨胀甚至破裂。以上现象说明，p75NTR 在中枢和周围神经系统以及血管系统对相应的细胞中有着不同的作用。

除了维持细胞存活外，p75NTR 在调节轴突生长方面也起着很重要的作用，这是由于 NGF 与 p75NTR 结合而阻止了 p75NTR 与 Rho GTPase 的结合，从而阻止了由 Rho 介导的抑制神经元轴突生长的作用。因此，也可以说 NGF 间接地增强了轴突的生长。

髓鞘引起的轴突生长抑制可能是通过 p75NTR 及其对 Rho 的作用而实现的。髓鞘相关糖蛋白（myelin associated glycoprotein, MAG）通过三唾液酸神经节苷酯 - 1（GT - 1）和 p75NTR 的复合物以及敌敌畏受体来激动 Rho，从而抑制轴突生长。活化的 Rho 使细胞内的肌动蛋白聚合，细胞骨架变得更加坚硬，因而阻止了轴突的延伸。这也说明 p75NTR 不仅在决定细胞生死时起着重要的作用，而且在决定轴突生长的可塑性方面也起着重要的作用。

有证据显示，p75NTR - NGF 参与了对发育中的神经系统神经递质选择的调节。另外，p75NTR 可与黑色素瘤抗原基因（melanoma antigen gene, MAGE）家族成员或类 MAGE 蛋白包括抑蛋白（necdin）、与神经营养因子受体相互作用的 MAGE 同系物（neurotrophin receptor - interacting MAGE homolog, NRAGE）、类 necdin 蛋白发生交互作用。这些交互作用决定了 p75NTR 是单独行使功能还是作为 TrkA 的协助因子产生作用，而且可以调控 E2F 转录因子 1（E2F transcription factor 1, E2F1）诱导的凋亡和细胞周期的进行。

最新的研究显示，除细胞存活和轴突再生外，影响神经细胞迁移可能也是 p75NTR

的一个功能。实验发现，胚胎期鼠脊索成神经细胞表达高亲和力受体 TrkA，并在低浓度的 NGF 诱导下神经细胞沿化学梯度直接发生迁移。与神经元相反，发育期的施旺细胞表达低亲和力受体 p75NTR。施旺细胞在经 NGF 处理过的去神经支配组织中的迁移速度要比在未用 NGF 处理的组织中快。在发育期间，p75NTR 对施旺细胞的迁移具有重要意义，p75NTR 缺失的幼鼠从背神经节迁移出来的施旺细胞明显减少。

（3）p75NTR 的信号转导。

当 p75NTR 对某种配体结合特定受体（如 NGF 结合 TrkA，BDNF 结合 TrkB）起辅助作用时，它本身并不改变信号转导的通路，而是增强特定受体与其配体的亲和力。在这种情况下，p75NTR 不作为独立的信号。

当细胞不表达 Trk 受体或 p75NTR 与 Trk 之比大于 10：1 时，p75NTR 可以与 NGF 结合独立介导信号转导，并有多种不同的通路。如其他许多肿瘤坏死因子家族成员那样，p75NTR 通过 NF-kB 的激活和易位来传导信号。但一些研究也发现，与其他肿瘤坏死因子家族成员不同，p75NTR 不能直接激活 NF-kB，所产生的 p65 的水平也比配体与其他 TNF 受体结合时产生的低。另外，当衔接蛋白如受体相互作用蛋白（receptor interacting protein 2，RIP2）与 p75NTR 的死亡结构域连接时，可以辅助依赖 NGF 的 NF-kB 的核转运，从而将引起细胞死亡的信号变成促进细胞存活的信号。变异的 RIP2 则使 NF-kB 的激活和易位减少，细胞死亡数量增加。这使人们认识到 RIP2 及其类似蛋白的突变可引起细胞生存或死亡信号的改变，从而引发组织细胞功能的紊乱。在该体系中，p75NTR 通过激活 NF-kB，诱导氧化亚氮受体表达而起抗凋亡作用。

p75NTR 的促凋亡作用则是由细胞类型和引起凋亡的信号通路所控制的。在皮质少突胶质细胞中，NGF 所引发的凋亡通过 caspase-9 继而激活 Ras 相关补体 C3 肉毒杆菌毒素底物 1（Ras-related C3 botulinum toxin substrate 1，Rac1）、丝裂原活化蛋白激酶激酶（MAPKK）、丝裂原活化蛋白激酶激酶激酶（MAPKKK）、c-jun 氨基末端激酶（c-jun N-terminal kinase，JNK）和 c-jun。在过度表达 p75NTR 的神经细胞中，凋亡的发生通过一个 JNK 依赖的机制，而在表达较少时，通过一个 c-jun 独立机制引发凋亡。在嗜铬细胞瘤细胞（PC12）中，p75NTR 通过 PI3/PKB 途径介导而使细胞生长停滞。

p75NTR 发生作用不仅需要与神经营养因子结合，而且需要完整的胞外结构域。最近的研究表明，在 p75NTR 缺陷的 PC12 细胞中，单独的 p75NTR 的胞内结构域有恢复氧化应激的功能。

（二）胶质细胞源性神经营养因子（GDNF）受体

1. GDNF 受体结构

GDNF 家族受体由两类亚基组成：一是由糖基磷脂酰肌醇（GPI）锚定的可与 GDNF 成员高度亲和的膜受体——胶质细胞源性神经营养因子受体 alpha（GFRαs）亚基；二是由原癌基因 c-ret 编码的跨膜的受体酪氨酸激酶（RTK）RET 亚基。GFRαs 亚基又可分为 4 个亚型，即 GFRα1～4。GDNF 通过与 GFRα1～4 特异性结合，激活 RET 蛋白，三者形成复杂的受体复合物进行胞内信号转导。

GFRα1、GFRα2、GFRα3 都有 3 个富含半胱氨酸的区域，每个区域之间由保守性不强的氨基酸连接，且 C 端的最前方是 3 个小氨基酸，形成一个 GPI 结合位点，锚定于细胞膜外表面。RET 基因作为一个原癌基因，其编码物含有一个与其他蛋白酪氨酸激酶（PTK）类似的跨膜酪氨酸激酶结构，胞外域含有 4 个纵排的重复钙粘连素（cadherin）样区域。所以，RET 是一种跨膜受体酪氨酸激酶。

2. GDNF 受体的功能

GDNF 发挥效应依赖于与其受体结合，即 GDNF 受体的存在是各种神经元对 GDNF 产生应答的前提。最先发现的 GDNF 功能是其对多巴胺能神经元的营养作用，后来众多的研究也大多集中于此，并得到了一致的结果，即 GDNF 对多巴胺能神经元有特异性的营养作用，是一种有效的多巴胺能神经营养因子。GDNF 可以减少体外培养的多巴胺能神经元的凋亡，增加多巴胺能神经元的存活数量及其对多巴胺的摄取，增大多巴胺能神经元的体积，并促进其轴突的延伸，还可以保护或减轻 1－甲基－4－苯基吡啶阳离子（1－methyl－4－phenylpyridinium，MPP^+）对多巴胺能神经元的毒性作用。研究还发现，GDNF 与其受体结合还具有营养运动神经元的作用。此外，GDNF 对自主神经元和感觉神经元同样也有营养作用，能促进体外培养的交感神经元和副交感神经元的存活。

3. GDNF 受体的信号转导通路

在 GDNF 家族成员的受体系统中，GFRαs 和 RET 蛋白有着明显不同的分工。RET 不能与 GDNF 结合，而 GFRαs 却能与 GDNF 高度亲和，但不能代替 RET 蛋白进行胞内信号的传递，亦即 RET 蛋白在系统中起信号转导作用。具体而言，GDNF 首先与 GFRαs 结合，引起 GFRαs 的二聚化，但 GFRαs 固定于细胞膜的外层，没有跨膜部分，故不能发出传导信号。两者结合后可发挥协同作用，促进 GFRαs 与 RET 蛋白的结合，进而使 RET 蛋白磷酸化，激活下游的细胞内信号分子，再通过 Ras 和磷脂酰肌醇－3 激酶（phosphatidyl－inosital－3－kinase，PI3K）进行信号转导。Ras 激活后，其下游的信号传导通路即 Ras－MAPK 通路在 PI3K 激活后，使磷脂酰肌醇衍生物代谢加强，这些信号分子再激活不同的信号转导通路，从而发挥不同的作用。MAPK 通路对促进神经细胞分化至关重要，但 PI3K 通路在促进神经元存活和神经信号传递方面更为重要。它们最终的生物学效应如细胞形态的改变、细胞的迁移、细胞的分化等取决于细胞的类型和发育的需要。

最近的研究表明，GDNF 可不依赖于 RET 而只通过 GFRα1 激活细胞内信号通路。在缺乏 RET 的细胞系及初级神经元中，GDNF 可通过 GFRα1 激活 SFK，引起 MAPK、PLC－γ、CREB 等的磷酸化及 c－fos 的表达。但是，这种 RET 非依赖信号转导的机制目前还不清楚，因为 GFRα1 不能直接激活胞内信号分子，这也预示着有新的跨膜蛋白和连接受体的存在。

（三）睫状神经营养因子（CNTF）受体

1. CNTF 受体的结构

CNTF 受体复合体由 gp130、CNTFR－α、LIFR－β 3 个亚基组成，其中 CNTFR－α 决定受体的特异性。其膜外区约 200 个氨基酸残基，含有 4 个保守的半胱氨酸残基，近膜区的保守序列为配体结合部位，膜内区无酪氨酸蛋白激酶（TPK）活性。近膜的 60 个氨基酸残基为保守序列，可与不同的受体型 TPK（如 Jak 家族）结合。CNTF 受体缺乏保守的跨膜区域，一般认为它是通过 GPI 键连接而锚定在细胞膜上的。

CNTF 受体在中枢神经系统以小脑 CNTFR－α mRNA 水平最高，其他依次为后脑、中脑、丘脑、下丘脑、纹状体、海马、皮质和嗅球，且脑脊液中也存在可溶性 CNTFR－α。

2. CNTF **受体的功能**

CNTF 通过 GPI 连接 CNTFR－α，使 CNTFR－α 锚定在细胞膜上，但 CNTFR－α 只是低亲和力受体，CNTF 还需要结合另外两种跨膜的高亲和力受体 gp130、LIFR－β 来启动膜内的信号传导通路。不过 CNTFR－α 决定信号转导通路的各个组分的特异性。因此，尽管 gp130、LIFR－β 普遍存在于神经系统，但 CNTF 只在表达 CNTFR－α 的细胞产生作用。CNTFR－α 以膜结合或可溶的状态发挥功能，后者是磷脂酶－C（phospholipase C，PLC）介导的膜结合性受体分裂时产生的。人们在脑脊液和血浆中都发现可溶性受体的存在，但是在单独存在时与 CNDF 的亲和力较低。免疫沉淀实验发现，CNDF－受体复合物中的 CNDF、CNTFR－α、gp130 和 LIFR 以 2∶2∶1∶1 的比例构成。当 gp130、LIFR－β 与细胞表面结合后，CNTFR－α 以可溶的形式成为功能性受体，完成一系列生理功能。如促进鸡胚神经节的存活，也可以促进体外培养的交感、副交感神经元、感觉神经元、脊髓运动神经元和海马神经元的存活，具有神经营养作用。CNTF 还可以与其他神经营养因子协同联合发挥营养作用，使作用更加明显。

CNTF 在中枢神经系统的作用与外周相似，在中枢神经受损后，相应部位的 CNTF 含量迅速增高，作用于损伤的神经元及神经胶质细胞发挥神经营养作用。

CNTF 属于细胞因子大家族的成员，因此它对非神经组织生理、病理过程也有调节作用。体外实验证实，CNTF 能够微弱抑制外周血单核细胞产生白介素－8（interleukin－8，IL－8）和前列腺素 E2（prostaglandin E2，PGE2），加入 CNTFR－α 后，CNTF 的这种抑制作用大大加强。此外，CNTF 能抑制胚胎干细胞的分化，诱导肝细胞表达急性期反应蛋白（acute phase protein，AP），皮下注射 CNTF 可预防失神经支配的肌肉发生萎缩。

与 CNDF 缺陷的小鼠相比，被敲除 CNTFR－α 的小鼠通常死于围产期且表现出更为严重的运动神经缺陷。与其相似的是 gp130 缺陷的小鼠有较高的胚胎死亡率和不同类型的胚胎缺陷，而 LIFR 受体缺陷的小鼠多死于胚胎发育期且表现为胎盘、骨骼、神经和代谢的缺陷。

3. CNTF **受体的信号传导通路**

CNTF 主要是通过 Janus 激酶/信号转导子与转录激活子（Janus kinase/signal transducer and activator of transcription，JAK/STAT）途径来实现信号的跨膜转导的。CNTF 与 CNTFR－α 结合，引起 gp130 和 LIFR－β 聚合（异二聚体化），激活 gp130 上 Box－1 区的 JAK1 和 JAK2。激活后的 JAK1 进一步使 1α、1β 分子上的酪氨酸残基磷酸化，而 JAK2 使 STAT3 磷酸化。激活的 STAT 分子即形成聚合体，进入核内，与特定 DNA 序列结合，促进相应基因的转录，如 tis－11、c－fos、cis、socs－3 等即早反应基因（immediate early gene），从而调节一种或多种神经肽的分泌、细胞的生长、分化及凋亡。

此外，CNTF 与受体结合后，还可以通过增加二酰基甘油（DAG）的量来激活蛋白激酶 C（PKC），由 DAG－PKC 通路来进行信号转导，调节基因的表达。

（四）其他神经营养物质受体

TGFβ 超家族受体均为多组分复合体，由不同的糖蛋白 1（GP1）和共享的跨膜酪氨酸激酶受体（RET）构成，其中 CP1 是配体结合亚基，而 RET 则通过自身磷酸化来传导信号，并且有可能参与调节 GP1 的结合特异性。这种转导通路的特点是：具有不同底物特异性的多种配体结合亚基可以激活同一条信号转导通路，使不同的外来因子在功能上具有灵活性。这种受体结构也存在于 CNTF 受体系统。

综上所述，第一，神经营养因子受体在不同的生理环境和发育阶段有着不同的作用，而且受体之间的相互作用在神经系统的发育和损伤后修复中有着重要的作用，有时是决定性的作用。如 Trk 可以通过抑制凋亡蛋白的产生及其活性或激活抗凋亡蛋白来促进神经元的存活。p75NTR 在一些情况下是配体激动的凋亡受体，引起细胞凋亡，或抑制 Trk 介导的神经元存活与生长；而在另一些情况下，p75NTR 又可以辅助 Trk 受体促进神经元的存活。同样，Trk 也可以作用于 p75 而抑制其凋亡作用。第二，细胞内的信号系统是一个复杂的信号网络，几乎每一种神经营养因子受体都同时有两种或两种以上的信号转导通路，不同的信号转导通路可能在不同阶段和不同环境起截然不同的作用，也可能作用于同一效应蛋白产生同样的生物学效应。同时，各种神经营养因子受体的信号转导也存在相通之处，受体与受体之间存在着共同的信号通路，这些途径对于神经营养因子协同控制神经细胞的存活、生长或分化及凋亡起着非常重要的作用（图 10－5）。第三，通过探究受体结构及更精细地研究受体结构的各个部分是如何行使其特殊的功能、具有何作用，可以深化人们对于这一复杂信号网络的认识。

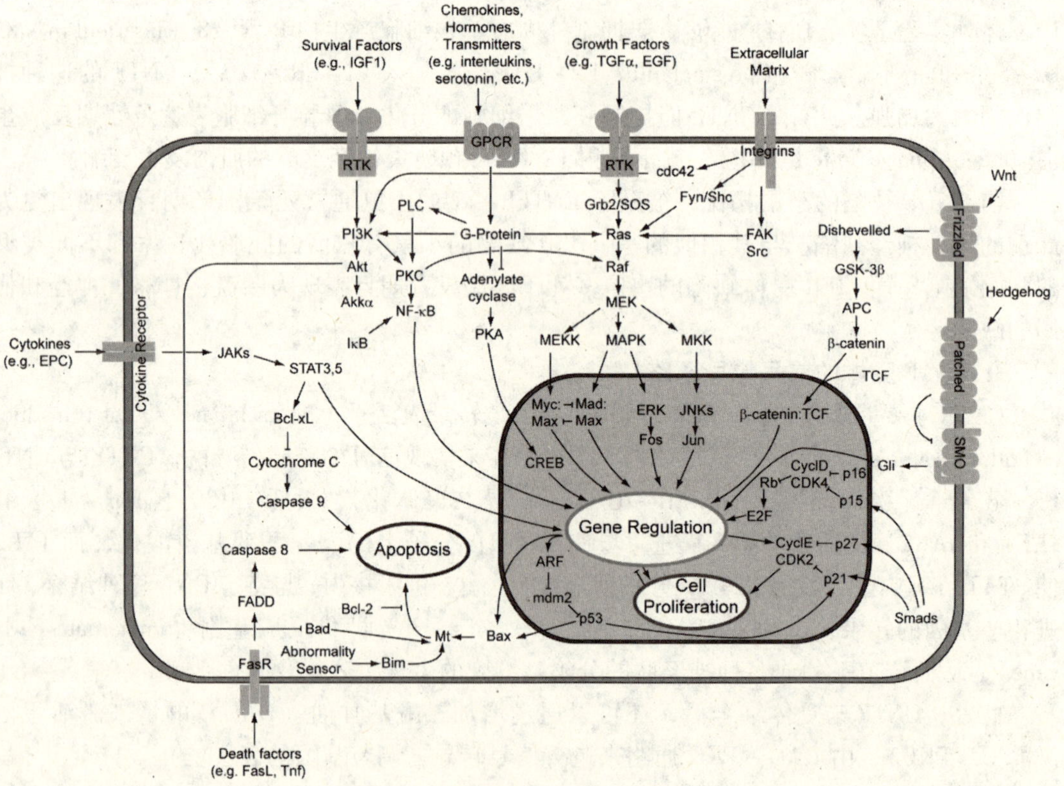

图 10－5　细胞内信号转导通路

（引自 Roadnottaken. *Wikipedia*，2003）

神经营养因子作为一种天然的生物蛋白质可以维持神经元的正常结构与功能，神经生物学家热切希望将它们作为特效药物用于治疗包括神经退行性疾病在内的神经系统疾病。而神经营养因子需要与其受体结合起来才能行使其功能。神经营养因子受体可以在多个水平调节神经元的存活或凋亡。对神经营养因子受体的研究将为探求神经系统疾病的发病机制以及为临床应用或治疗方案的制订提供重要的理论依据。因此，这些研究必将成为神经生物学领域的热门课题。神经营养因子作用的分子机制还有许多细节尚待阐明，这也昭示人们进一步探索。

（罗焕敏　陈美婉　路露）

参考文献

1. Knusel B, Winslow JW, Rosent hal A, et al. Promotion of central cholinergic and dopaminergic neuron differentiation by BDNF but not NT－3. *Proc Natl Acad Sci USA*, 1991, 88: 961－965.

2. Leibrock J, Lottspeich H, Hohn A, et al. Molecular cloning and expression of brain derived neurotrophic factor. *Nature*, 1989, 341 (6238): 149－152.

3. Zuccato C, Cattaneo E. Brain－derived neurotrophic factor in neurodegenerative diseases. *Nature Reviews Neurology*, 2009, 5: 311－322.

4. Friedman B, Kleinfeld D, Ip NY, et al. BDNF and NT－4/5 exert neurotrophic influences on injure adult spinal motor neurons. *Neurosci*, 1995, 15: 1044－1056.

5. Lin LF, Doherty DH, Lile JD, et al. GDNF: A glial cell line derived－neurotrophic factor for midbrain dopaminerigic neurons. *Science*, 1993, 260 (5111): 1130－1132.

6. Reynolds B A, Weiss S. Generation of neurons and astrocytes from isolated cells of the adult mammalian central nervous system. *Science*, 1992, 255: 1707－1710.

7. Tanaka J, Horiike Y, Matsuzaki M, et al. Protein synthesis and neurotrophin－dependent structural plasticity of single dendritic spines. *Science*, 2008, 19 (5870): 1683－1687.

8. Chao MV. Increasing the specificity of neurotrophic factors. *Proc Natl Acad Sci USA*, 2010, 107 (31): 13565－13566.

9. Li FQ, Cheng XX, Liang XB, et al. Neurotrophic and neuroprotective effects of tripchlorolide, an extract of Chinese herb Tripterygium wilfordii Hook F, on dopaminergic neurons. *Experimental Neurology*, 2003, 179 (1): 28－37.

10. Velasco A, Tabernero A, Medina JM. Role of oleic acid as a neurotrophic factor is supported in vivo by the expression of GAP－43 subsequent to the activation of SREBP－1 and the up－regulation of stearoyl－CoA desaturase during postnatal development of the brain. *Brain Research*, 2003, 977: 103－111.

11. Csete M, Rodriguez L, Wilcox M, et al. Erythropoietin receptor is expressed on adult rat dopaminergic neurons and erythropoietin is neurotrophic in cultured dopaminergic neuroblasts. *Neuroscience Letters*, 2004, 359: 124－126.

12. Foubert GDE, Carney SL, Robinson CS, et al. Fluoxetine－induced change in rat brain expression of brain－derived neurotrophic factor varies depending on length of treament.

Neuroscience, 2004, 128: 597 - 604.

13. Endo T. Glycans and glycan - binding proteins in brain: Galectin - 1 - induced expression of neurotrophic factors in astrocytes. *Curr Drug Targets*, 2005, 6 (4): 427 - 436.

14. Kitagawa A, Nakayama T, Takenaga M, et al. Lecithinized brain - derived neurotrophic factor promotes the differentiation of embryonic stem cells in vitro and in vivo. *Biochemical and Biophysical Research Communications*, 2005, 328 (4): 1051 - 1057.

15. Kayo M, Kyoko Y, Yasuko K, et al. Possible involvement of induction of brain - derived neurotrophic factor in the neuroprotective effect of a 5 - phenyl pyrimidine derivative. *Biochemical Pharmacology*, 2003, 66: 1019 - 1023.

16. Guyton AC, Hall JE. *Textbook of medical physiology*. 11th Edition. Philadelphia: Elsevier Saunders, 2006.

17. Ultsch MH, Wiesmann C, Simmons LC, et al. Crystal structures of the neurotrophin - binding domain of TrkA, TrkB and TrkC. *J Mol Biol* , 1999, 290: 149 - 159.

18. Wiesmann C, Ultsch MH, Bass SH, et al. Crystal structure of nerve growth factor in complex with the ligand - binding domain of the TrkA receptor. *Nature*, 1999, 401: 184 - 188.

19. Simi A, Ibáñez CF. Assembly and activation of neurotrophic factor receptor complexes. *Dev Neurobiol*, 2010, 70 (5): 323 - 331.

20. Baxter GT, Radeke MJ, Kuo RC, et al. Signal transduction mediated by the truncated trkB receptor isoforms, TrkB. T1 and TrkB. T2. *J Neurosci*, 1997, 17: 2683 - 2690.

21. Saarelainen T, Pussinen R, Koponen E, et al. Transgenic mice overexpressing truncated TrkB neurotrophin receptors in neurons have impaired long - term spatial memory but normal hippocampal LTP. *Synapse*, 2000, 38: 102 - 104.

22. Blum R, Kafitz KW, Konnerth A. Neurotrophin - evoked depolarization requires the sodium channel NaV1. 9. *Nature*, 2002, 419: 687 - 693.

23. Patapoutian A, Reichardt LF. Trk receptors: mediators of neurotrophin action. *Current Opinion in Neurobiology*, 2001, 11: 272 - 280.

24. Von Schack D, Casademunt E, Schweigreiter R, et al. Complete ablation of the neurotrophin receptor p75NTR. *Nature Neuroscience*, 2001, 4: 997 - 998.

25. He XL, Garcia KC. Structure of nerve growth factor complexed with the shared neurotrophin receptor p75. *Science*, 2004, 304: 870 - 875.

26. Tcherpakov M, Bronfman FC, Conticello SG, at al. The p75 neurotrophin receptor interacts with multiple MAGE proteins. *J Biol Chem*, 2002, 277: 49101 - 49104.

27. Dechant G, Barde YA. The neurotrophin receptor p75 NTR: Novel functions and implications for diseases of the nervous system. *Nature Neuroscience*, 2002, 5: 1131 - 1136.

28. Kuwako K, Taniura H, Yoshikawa K. Necdin - related MAGE proteins differentially interact with the E2F1 transcription factor and the p75 neurotrophin receptor. *J Biol Chem*, 2004, 279: 1703 - 1712.

29. Longo FM, Xie Y, Massa SM. Neurotrophin small molecule mimetics: Candidate ther-

apeutic agents for neurological disorders. *Curr Med Chem – Central Nervous System Agents*, 2005, 5: 29 – 41.

30. Lemmon MA. Schlessinger J. Cell signaling by receptor tyrosine kinases. *Cell*, 2010, 141: 1117 – 1134.

31. Nykjaer A, Lee R, Teng KK, et al. Sortilin is essential for proNGF – induced neuronal cell death. *Nature*, 2004, 427: 843 – 848.

第十一章　抗脑衰老及抗老年痴呆药物

一、抗脑衰老药物

衰老不同于某种疾病，是机体发育到成体以后的正常生理过程，表现为机体各个系统的生理机能逐渐减退，直至死亡。在衰老过程中，一些疾病的发病率显著增加，如脑卒中、癌症、神经退行性疾病（如老年痴呆）等。随着世界人均寿命的提高，人类逐渐进入老龄化社会，如何延缓衰老，减少老年相关疾病的发病率，提高老年人的生活质量日益为人们所关注。

衰老为什么发生以及是如何发生的，目前还不清楚。不同的学者从不同的角度提出了各种衰老学说，包括自由基或氧化应激、线粒体、神经内分泌、基因调控、端粒酶及炎症学说，使人们对衰老有了一定的认识，但还没有取得突破性进展。现在人们逐渐认识到，衰老可能涉及从分子到细胞再到系统的整体网络调节的改变，而非单一方面的因素改变而引起的，可能需要采用一些新的方法，如系统生物学，从更广、更深的角度去研究衰老这一问题。

从古至今，人们都梦想长生不老，寻找各种药物以求永生，但从来就没有实现过。或许阻止衰老是不可能的，但延缓衰老的进程应该是可行的。单纯延长寿命，不注意提高健康质量，也是没有意义的。即便活到了一百岁以上，但听觉、视觉、运动、认知等功能极差，加上各种疾病的困扰，也很难保证有一个健康幸福的生活。目前的很多研究都只是以生命长度作为测试指标，缺乏评价健康质量的有效指标，是否真正提高了健康质量还有待进一步研究。因此，在抗衰老延长个体寿命的同时，还应注意提高其健康质量。

抗衰老策略主要有3个方面：一是干预衰老引起的生化改变；二是纠正衰老症状的生理改变；三是降低衰老相关疾病的易感性，减少老年相关疾病的发病率。目前有很多抗衰老药物正处于实验室研究阶段，真正在人群中研究过的抗衰老药物主要有抗氧化剂和激素。

（一）抗氧化剂

衰老的自由基或氧化应激学说最早由 Harman 提出，现已成为衰老的主流和研究得最多的学说。该学说认为，随着年龄的增长，细胞代谢过程中产生的自由基会逐渐对细胞产生累积性损伤，导致衰老有关的生理功能下降和增加一些与衰老有关的病理。线粒体是产生氧自由基的主要场所，氧化应激反应能损伤生物大分子，如蛋白质、DNA、脂质等。并且氧化应激反应在动脉粥样硬化、癌症、帕金森症和老年痴呆的发病中都起到一定的作用。尽管该学说很有吸引力，且有一些研究证据支持，但大分子的氧化损伤与衰老之间缺乏必然的相关性。最近在转基因小鼠中的研究则不支持该学说，通过基因敲除的方法，将小鼠的锰超氧化物歧化酶（该酶是机体清除氧自由基的主要酶）敲除后，小鼠出现了大量增加的 DNA 氧化应激损伤及相关病理，但小鼠的寿命并没有缩短。其他一些关键抗氧化酶被敲除的小鼠，其寿命同样没有改变。因此，该学说还有待进一步深入研究。抗氧剂用于抗衰老的治疗是以此学说为基础的，也是目前使用最为广泛的抗衰老药物。很多保健食品中的营养添加剂都具有抗氧化的特性，但其抗氧化能力和机制各不相同。研究最多的抗氧化剂是维生素 C（vitamin C）、维生素 E（vitamin E）和β-胡萝卜素（β-carotene）。

1. 抗氧化剂对心脑血管疾病的影响

三项研究发现抗氧化剂对心脑血管疾病没有改善作用，一项研究发现抗氧化剂能减少脑中风的发病危险。在内科医生的健康前瞻性群组研究（prospective cohort study）中，Muntwyler 等分析了 83 639 名男性内科医生，其中 29% 使用了维生素 C 和维生素 E，并没有发现这些医生的心脑血管疾病的发病率明显下降。在另一项前瞻性群组研究中，以 43 738 名 40 岁到 75 岁之间的没有心血管疾病和糖尿病的男性为样本，他们在服用维生素 C 和维生素 E 之后，并没有降低中风的发病率。在一项随机对照的心脏病预防实验中，55 岁以上的心血管疾病或糖尿病的病人，每天服用 400 IU 的维生素 E 约 4 年半后，并没有改善心脏病或肾病。与以上结果相反，一项在 26 593 名 50 岁到 69 岁的人群中的研究，则发现 β-胡萝卜素的摄入能减少中风的危险。

2. 抗氧化剂对认知的影响

一些研究表明抗氧化剂可预防认知功能下降，而另一些研究则不支持。一项研究表明，对 65 岁以上的病人使用维生素 E 和维生素 C，能降低阿尔茨海默症的发病率。另一项研究表明维生素 E、维生素 C 和 β-胡萝卜素对老年人的认知功能没有促进或改善作用。一项在 4 809 名老年人中进行的记忆功能和抗氧化剂水平的研究结果表明，血浆中较低的抗氧化剂水平与记忆功能的下降没有因果关系。在使用维生素 E 治疗阿尔茨海默症的随机双盲试验中，其中只有一项研究证实，使用维生素 E 能使患者的认知功能下降得更慢。

3. 抗氧化剂对死亡率的影响

Vivekananthan 等对以往的几项研究进行了荟萃分析（meta-analysis），以评价维生素 E 对脑血管死亡率的影响。结果表明，维生素 E 并不能降低死亡率和心脑血管意外的发病率。在另一项对以往 19 个临床试验进行的荟萃分析表明，与安慰剂对照组相比，8 个试验中使用低剂量的维生素 E 对死亡率没有影响，而 11 个试验中使用高剂量的维生素 E（≥400 IU/d）反而能轻度增加死亡率，其原因可能是高剂量维生素 E 的抗凝血作用所引起的。

（二）激素替代疗法

很早人们就观察到衰老过程中伴随着激素水平的下降，认为神经内分泌可能在衰老过程中起作用，随后提出了衰老的神经内分泌学说。该学说认为神经内分泌功能不仅能调节机体的生长、发育和对环境的适应能力，还能对寿命和机体的衰老过程进行调节。寿命由机体生物钟所控制，生物钟则通过神经内分泌系统来完成衰老的一系列过程。在神经内分泌系统中，下丘脑—垂体—肾上腺轴被认为是一个基本调控者，一些慢性生理、心理刺激能削弱该轴对内外环境的生存适应能力。衰老被认为是生存应激能力的下降所导致的结果，应激与长寿之间存在着密切的联系。

血液循环中的许多激素，如生长激素、睾丸激素、雌激素和其他一些激素随着年龄的增加而下降，使用激素治疗曾被认为是“青春之泉”（fountain of youth），尽管一些激素替代疗法能改变一些与衰老有关的生理功能，但一些副作用也随之发生。以往的流行病学研究证实，雌激素替代疗法对健康产生一些好处，但最近的研究表明，长期使用雌激素能提高卵巢癌的发生率。褪黑激素能使老鼠的寿命延长5%，但与此同时也增加了肿瘤的发生率。这些研究结果提示寿命的延长似乎是以肿瘤和其他疾病更高的发生率为代价的。因此，有必要深入研究衰老过程中激素信号之间的级联通路以及不同激素之间的相互作用，使用药物对神经内分泌信号进行系统的调节和干预，可能会避免一些副作用。总之，激素替代疗法有待进一步的研究加以确认。

1. 生长激素

在机体衰老的过程中，生长激素水平大约每10年下降14%，伴随着胰岛素样生长因子1的下降。在20世纪90年代初进行的生长激素替代疗法看起来很有希望，因为它能增加机体肌肉的重量而减少脂肪的重量。但随后的一些研究证实增加的肌肉重量并不能代表肌肉力量或有氧代谢能力的增加。而且有1/3的被试出现了明显的副作用，如腕管综合征、下肢浮肿、关节痛、糖尿病等。另一项随机对照的临床试验表明，接受生长激素治疗的病人的死亡率是没有使用生长激素治疗的病人的两倍。由于生长激素治疗的一些明显副作用，美国食品药品管理局（food and drug administration，FDA）没有批准生长激素用于治疗生长激素缺陷以及后天获得性免疫缺陷综合征。

2. 脱氢表雄酮

脱氢表雄酮（dehydroepiandrosterone，DHEA）是合成睾丸激素、雌酮和雌二醇的中间产物。在许多保健食品中都含有天然的DHEA。在人体内，DHEA的水平平均每年降低2%，到80岁时，体内DHEA水平只有20岁时的20%。尽管低水平的DHEA与低的肌肉重量和力量相关联，但还没有证据表明DHEA替代疗法能延长生命或预防衰老。3项研究证实每天服用50 mg的DHEA能增加肌肉重量和减少脂肪重量。随后的2项研究也证实，使用同样剂量的DHEA并不能增加老年人的肌肉力量，对老年人没有明显的益处。DHEA对认知功能的影响，研究结果不相一致。一项研究证实其能提高老年人的学习和记忆力，另一项研究则不能证实使用DHEA对老年的认知功能有所提高。和其他激素疗法一样，DHEA被认为具有潜在的副作用，如痤疮、头痛、高脂血症和增加前列腺癌的发病危险。由于缺乏大规模的样本研究，还不清楚DHEA是否确实有这些副作用。

3. 睾丸激素

睾丸激素水平每10年下降1 μg/L，正常人的睾丸激素随着年龄增长而下降，这并不会导致性腺机能减退（hypogonadal）。睾丸激素在临床上主要用于治疗性腺机能减退。对于没有性腺机能减退的正常老年人，使用睾丸激素治疗并不是常规疗法。研究表明，睾丸激素的使用能减少正常老年人的脂肪、增加肌肉和骨矿物质的密度，但不能增加肌肉力量、全身活动能力和性功能。而性腺机能减退的患者经过睾丸激素治疗后能增加其肌肉力量。睾丸激素对认知功能的影响还不明确，有研究认为其能改善视觉空间记忆力和言语流畅性，另一些研究则证实其对认知功能没有提高作用。对19项临床试验的荟萃分析结果表明，使用睾丸激素使前列腺癌有更高的发生率。因此，老年人使用睾丸激素治疗时应该慎重考虑，应该监测血中的前列腺癌标记蛋白，对前列腺癌进行早期监测。

二、抗老年痴呆药物

阿尔茨海默症（Alzheimer's disease，AD），即老年痴呆，是以进行性记忆减退和认知功能障碍为特征的神经退行性疾病。细胞外的老年斑（senile plaque，SP），细胞内的神经原纤维缠结（neurofibrillary tangle，NFT）和神经元及突触丢失是 AD 的主要病理学改变。随着世界人口的老龄化，AD 发病率呈明显上升趋势，已成为老年人中最常见的一种痴呆症，是仅次于心脑血管、肿瘤又一严重威胁老年人健康的疾病。AD 的病因和发病机制尚未完全弄清，缺乏完全模拟 AD 特征的理想动物模型，治疗 AD 缺乏有效药物。研究 AD 的病因和发病机制，开发治疗 AD 的有效药物，提高老年人健康质量是当今生物医学研究领域的重大课题。

（一）老年痴呆发病机制

AD 病因的确很复杂，是环境和遗传因素相互作用的结果，其具体发病机制还不是很清楚。随着研究的不断深入，一些新的发病机制不断出现，以往的发病机制不断修正，学者从不同的角度提出了多种发病假说或机制，主要有胆碱能损伤、β 淀粉样蛋白、tau 蛋白、炎症、氧化应激、轴突运输缺陷、血管功能障碍等假说。多数学者倾向于 Aβ 过多的生成和聚集是 AD 发病的始发因素和中心环节。但由于神经元退行性变、凋亡和最终死亡是一个相当复杂的过程，受多种因素影响，难以区分哪些变化是原发性的，哪些变化是继发性的，且大多是多种因素相互交织作用的结果，最终使神经网络遭受破坏，导致大脑认知功能障碍，形成 AD。

1. 胆碱能假说

20 世纪 70 年代中期，AD 的第一个神经化学线索来自神经元合成与释放乙酰胆碱（acetylcholine，ACh）发生了严重的退行性变，人们发现在病人边缘系统与大脑皮质区域与 ACh 合成、降解有关的胆碱乙酰转移酶和乙酰胆碱酯酶（acetylcholinesterase，AChE）的含量与活性下降，并且伴随这些区域胆碱能神经元胞体的丢失和内侧隔核与基底前脑胆碱能系统功能降低。这个发现使药理学家的研究聚焦在如何提高突触间隙 ACh 的水平，通过抑制 ACh 的降解来实现。这些努力的结果最终促使胆碱酯酶抑制剂类的药物用于 AD 治疗。

现已确认胆碱能系统的活性与人的学习记忆、认知活动过程密切相关。基底前脑胆碱能神经元、海马和皮质以及它们之间的通路，是学习记忆功能的重要结构基础。AD 患者基底前脑胆碱能神经元大量损伤或死亡、突触前 ACh 的合成、胆碱乙酰转移酶的活性以及对胆碱的摄取能力都明显下降，这些变化的程度与患者认知功能损害的程度呈正相关。因此认为脑内胆碱能系统的退化是 AD 学习记忆功能减退的主要原因之一。

20 世纪 80 年代初，随着其他神经递质缺失相继在 AD 脑组织中被发现和确定，AD 发病机制变得越来越清楚。AD 不同于帕金森症，不是单一的神经递质退行性疾病，而是由混合在一起的多种递质系统退化所引起的。人们的注意力逐渐集中到突触功能障碍和神经元退化的机制上，因为它们会影响到边缘系统和联合皮质多种类型的神经元。这种新的认识可以解释为什么大多数服用胆碱酯酶抑制剂病人的远期疗效并不理想。

2. β淀粉样蛋白假说

20世纪末，随着分子生物学方法及相关科学的进步，人们对AD的病理进行了深入的研究，发现AD老年斑的主要成分是Aβ。Aβ的产生、代谢、降解、生理和病理的作用逐渐引起人们的关注。人们对Aβ及相关蛋白进行了大量研究，并提出了β淀粉样蛋白假说。

（1）β淀粉样前体蛋白。

Aβ来源于β淀粉样前体蛋白（amyloid β－protein precursor，APP）。APP是中枢神经系统广泛表达的跨膜蛋白。在APP水解产生Aβ的过程中，也能产生APP的分泌片段（secreted APP，sAPP）以及短的APP胞内段（APP intracelluar domain，AICD），并参与一系列生理的信号转导过程（轴突运输、生长、突触形成等）。APP不仅仅产生Aβ，它本身及其代谢产物也在人体发育、生长的生理过程及AD的病理过程中起作用。

APP基因经过不同的剪切过程，能产生三种蛋白产物，即APP695、APP751和APP770。在不同组织细胞和不同的时期，其表达的质和量也不一样。在脑组织神经元中，APP695的表达量最高。更长的APP751和APP770，比APP695多一个Kunitz型丝氨酸蛋白酶抑制基序（motif），主要在胶质和非神经细胞中表达。在发育过程中，在突起生长和突触生成最集中的时期，其表达量有一个相关的增高。APP在神经元的胞体囊泡、轴突、树突和突触中广泛表达。产生的APP在高尔基体进行加工，除一部分到达胞体树突质膜外，大部分被迅速转运到快速轴突运输囊泡中，通过顺行运输到达突触，当囊泡与轴突膜和突触膜融合后，APP便出现在细胞膜表面，发挥其功能。

（2）β淀粉样蛋白。

Aβ是正常体内代谢产生的蛋白质，由36～43个氨基酸组成，由APP依次水解生成。根据APP代谢是否产生Aβ而分为两条途径：第一条为非Aβ产生途径，在该途径中将不产生Aβ。APP首先被α分泌酶（α－secretase）裂解，产生APP的α分泌片段（secreted APP α，sAPPα）和C83蛋白；第二步在γ分泌酶（γ－secretase）的作用下，C83水解产生P3和AICD。第二条为Aβ产生途径，在该途径中将产生Aβ。APP首先被β分泌酶（β－secretase，β－site APP－cleaving enzyme，BACE）裂解，产生APP的β分泌片段（secreted APP β，sAPPβ）和C99蛋白；第二步也是在γ分泌酶的作用下，C99水解产生Aβ和AICD。生成的Aβ主要有两种长度的蛋白片段，40个氨基酸的$A\beta_{40}$和42个氨基酸的$A\beta_{42}$，正常情况下，$A\beta_{40}$的数量比$A\beta_{42}$多。较长的$A\beta_{42}$疏水性更强，易于聚集沉淀形成老年斑，在AD发病原因中占有更重要的地位。Aβ主要经过脑啡肽酶（neprilysin，NEP）、胰岛素降解酶（insulin－degrading enzyme，IDE）等进行降解。

Aβ具有某种生理功能，早期研究认为低浓度可溶性状态的Aβ能促进神经元存活、轴突分支作用及调节K离子通道的功能并对神经元正常运作起作用。Kamenetz等观察到从神经元分泌出的Aβ能够对突触活动有反应，Aβ能以负反馈的形式下调突触传递。

由可溶性Aβ聚集形成不溶性的Aβ纤维（Aβ fibrils）对体外培养的神经细胞具有毒性，并且电子显微镜下看到的Aβ纤维，其形态与老年斑的淀粉纤维极为相似。将纤维化的Aβ注入动物脑内也能造成记忆损害。纤维形式的Aβ引起细胞损伤、凋亡和死亡的机理主要有3个方面：①钙超载—氧化应激神经损伤。促进胞外钙内流，细胞内钙超载，激活单胺氧化酶，产生过氧化物和自由基，促进活性氧（reactive oxygen species，ROS）

的产生，启动脂质过氧化，破坏离子稳态，进一步促进钙内流，钙内流又可进一步生成ROS，恶性循环，促进氧化应激反应对神经细胞的损伤。②诱导神经细胞凋亡。激活c-Jun氨基末端激酶，引起抗凋亡基因Bcl2表达减少以及线粒体促凋亡蛋白Smac的释放。激活蛋白磷酸酶2A（protein phosphatase 2A，PP2A），PP2A再激活ASK1，ASK1再激活p38MAPK，后者又激活了促凋亡蛋白p53和Bax的表达。同时激活的p38MAPK还可促使NF-κB的p65和p50亚单位的核转位，激活NF-κB，引起下游凋亡相关基因的表达，引起细胞凋亡。③继发的免疫反应。主要是小胶质和星形胶质细胞的激活以及细胞因子的释放，如IL-1，IL-6和TNF-α等，产生细胞毒作用。

纤维形式Aβ和单体形式Aβ的作用完全不同，甚至相反。如何解释这种看似矛盾的现象？1992年，Hardy和Higgins提出了AD发病的“淀粉样蛋白级联假说”（amyloid cascade hypothesis）。该假说认为：大脑过度产生Aβ，可溶性Aβ聚集形成不可溶性的纤维化Aβ时，纤维化Aβ便具有神经毒性，引发神经毒性和免疫炎症级联反应，引起神经元凋亡甚至死亡，记忆和认知功能出现障碍，并在脑内沉积形成老年斑，最终形成AD。纤维化Aβ成为淀粉样蛋白级联假说的基础。

随后在家族性AD中发现了APP和PS1基因的突变，这些突变基因能引起Aβ的过度产生，转染这些致病基因的小鼠能产生与AD相似的老年斑，这些证据有力支持了淀粉样蛋白级联假说。就在人们以为找到了AD的发病根源而欢欣鼓舞时，却仍然有许多不能解释的问题。主要原因是在AD病理研究中，淀粉纤维斑的数量与神经功能障碍程度只有弱的相关性，与AD痴呆相关程度最高的病理是突触丢失。转染APP基因小鼠在淀粉纤维斑形成以前，就已发生了行为异常，突触丢失程度与可溶性Aβ水平相关。越来越多的研究证实，比纤维化Aβ更小的弥散Aβ寡聚体（diffuse Aβ oligomers）与神经功能的异常相关。

Aβ寡聚体是指Aβ来源的弥散配体（Aβ-derived diffusible ligands，ADDLs），由数个至数十个Aβ分子聚集而成，一般不超过24个Aβ分子，寡聚体在不同环境中产生的类型及数量有较大的差异。Aβ寡聚体在纳摩尔浓度时，就能在组织培养中杀伤成熟的神经元。AD病人脑额叶中Aβ寡聚体的水平比正常老年人高出近70倍。越来越多的证据表明Aβ寡聚体导致突触功能障碍，是AD病人早期记忆损害的主要原因。鉴于此，Hardy和Selkoe对传统的“淀粉样蛋白级联假说”的内容进行了一定的修正，纤维化的Aβ在假说中的地位下降，而代之以Aβ寡聚体。

新的研究表明，体外环境中产生的Aβ寡聚体能与突触后蛋白PSD-95结合，损害突触功能，上调Arc基因。体外条件下产生的Aβ寡聚体、Aβ原纤维及Aβ纤维，其浓度和形成方式与体内环境的寡聚体存在着巨大差异，聚集状态及大小很难控制，不符合其体内形成过程。最近这个问题被Walsh等解决了，他们使用转染突变型APP的CHO细胞系，发现Aβ天然寡聚体能在特殊的胞内囊泡内形成，随后被分泌到培养基中。培养基中含有Aβ单体和对SDS稳定的Aβ寡聚体，但没有淀粉纤维产生。只含寡聚体的培养基使脑片上的LTP被抑制，而LTP是中枢神经系统突触可塑性的经典模型。2005年，James等在其发表在*Nature*的文章中指出，使用转基因CHO细胞系分泌的Aβ天然寡聚体，通过侧脑室注射Aβ天然寡聚体，造成大鼠记忆力一过性下降。2006年，Matthew等采用分子大小排阻层析方法，从转染突变型APP基因CHO细胞系培养基中分离Aβ天然寡聚体，发现三聚体（trimers）能完全抑制 LTP。2008 年，Shankar 等在其发表在 *Nature Medcine* 的文章中报道可溶性的 Aβ 寡聚体是损害突触结构和功能的主要分子。Selkoe 等报道自然分泌的 Aβ 寡聚体能弥散到突触间隙，减少神经细胞树突棘的数量，损害大鼠的学习记忆能力。Nimmrich 等在其发表在 *Journal of Neuroscience* 的文章中报道 Aβ 寡聚体减少了突触囊泡的释放，从而抑制神经细胞的自发性突触活动。同一时期，Resende 等在其发表在 *Neuroscicence* 的文章中证实 Aβ 寡聚体能促进内质网中的钙离子释放，引起细胞内钙离子浓度升高，激活磷酸酶 C，导致神经元凋亡。

综上所述，Aβ 在正常脑中是以低水平代谢，并主要以单体的形式存在的。AD 病人中，各种原因引起 Aβ 过度产生并异常聚集，产生 Aβ 寡聚体，寡聚体可进一步聚集产生更大的 Aβ 原纤维甚至纤维化 Aβ。传统 AD 病理研究中，淀粉染色方法看到纤维化 Aβ 居于老年斑的核心，而寡聚体却看不见，加上纤维化 Aβ 在体外细胞培养中确实能杀伤神经元，使人们认为纤维化 Aβ 是 AD 的主要病因。回顾起来，纤维化 Aβ 并不是 AD 病理中最主要及唯一的毒性形式，寡聚体和原纤维同样具有潜在神经毒性。Aβ 寡聚体在 AD 早期发病中占有更为重要的地位，Aβ 寡聚体成为突触损害、神经元网络破坏的主要元凶。

3. Tau 蛋白假说

AD 的另一个重要病理改变是神经原纤维缠结，其由高度磷酸化的 tau 蛋白构成。Tau 由 17 号染色体上的 tau 基因经不同剪切形成长度不等（352 ~ 441 个氨基酸）的 6 种蛋白异构体。正常情况下，可溶性 tau 分布于轴突，结合聚合的微管蛋白，在微管蛋白之间建立短的连接桥。细胞控制 tau 的磷酸化来调节微管组装、突起生长和轴突运输。Tau 的磷酸化和去磷酸化由相应的激酶和磷酸酶控制，两种形式的 tau 保持平衡状态。参与 tau 磷酸化的激酶有周期素依赖性蛋白激酶 -5、钙调蛋白依赖的蛋白激酶Ⅱ（calcium calmodulin kninaseⅡ，CaMK -Ⅱ）和糖原合成酶激酶 -3。使磷酸化的 tau 去磷酸化的酶有磷酸酶 1（protein phosphatase 1，PP1）、PP2A、PP2B 和 PP2C。

在病理条件下，6 种 tau 都被高度磷酸化，变成不溶性，不能与微管蛋白相结合，重新分布于胞体和树突，并聚集形成双螺旋丝或直纤维丝。很多学者认为 tau 的高度磷酸化形成神经原纤维缠结才是 AD 发病的起因。该学说认为，高度磷酸化的 tau 蛋白相互聚集成双螺旋丝或直纤维丝，使神经元微管结构被破坏，神经元轴突运输功能出现障碍，最终导致神经元损伤、甚至死亡，形成 AD。Tau 基因突变能导致其过度磷酸化，已在 17 号染色体相连帕金森额颞叶痴呆（frototemporal dementia with Parkinsonism linked to chromosome 17，FTDP -17）中发现了超过 30 种 tau 基因突变，但 AD 病人中却没有发现相关的基因突变。AD 中过度磷酸化的原因还不清楚，可能与各种原因导致蛋白激酶和磷酸酶的水平失衡有关。一些与衰老相关的过程，如氧化应激的增加、蛋白折叠功能的受损、蛋白酶体和自噬（autophagic）调控的受损、蛋白清除缺陷等，都会加速 Aβ 和 tau 蛋白的异常聚集。

4. 炎症假说

虽然很早以前就观察到了 AD 病理过程中的炎症反应，但是关于 AD 发病的炎症假说直到最近才提出。许多证据都表明炎症在 AD 发病中占有重要的地位，特别是大脑固有免疫系统（innate immune system）在启动 AD 炎症中的作用逐渐受到人们的关注。固有免疫系统是在种系发育和进化过程中形成的天然免疫防御功能。与机体另一种特异性免疫应答相比，它能对各种有害物质进行迅速的反应，以保护机体。但有害物质（如聚集形式的 Aβ）长期而不可控制的刺激，在启动固有免疫系统的同时，也会产生对大脑的损害作用。

该学说认为，Aβ 聚集形成 Aβ 寡聚体和 Aβ 纤维，它们通过与细胞膜上的模式识别受体（pattern recognition receptors，PRRs）相结合，这些受体包括有 Toll 样受体（toll-like receptors，TLR）、NOD 样受体（NOD-like receptors，NLR）、晚期糖基化终产物受体（receptor for advanced glycation end products，RAGE）等。Aβ 寡聚体与这些受体结合，启动胞内信号通路，使小胶质细胞激活。小胶质细胞激活后，启动炎症级联反应，释放神经毒性物质，这些物质包括细胞因子、趋化因子、活性氧、活性氮（reactive nitrogen species，RNS）和各种蛋白水解酶，最终导致神经元的退行性变。有研究认为，在这个过程中 Aβ 聚集引起小胶质细胞的激活能导致 tau 磷酸化并聚集形成神经原纤维缠结。

5. 氧化应激

各种原因（如 Aβ 聚集、钙失衡、衰老等）能损伤线粒体，引起粒体功能障碍，大量活性氧自由基释放，导致神经元氧化应激损伤。Aβ 是活性氧和活性氮的重要制造者，被认为首先启动氧化应激损伤。RAGE 能介导 Aβ 对神经元、小胶质细胞和脑血管细胞的氧化应激前反应。一些二价过渡态金属离子（铜、锌和铁）及三价金属铝离子水平的升高能通过几种不同的途径影响活性氧介导的神经损伤反应，而这些离子本身还能增加 tau 的磷酸化和聚集。

6. 轴突运输缺陷

APP 的功能目前已有研究，但仍不清楚，其令人难以捉摸的生物学功能始终是 AD 研究的一个谜团。APP、β 分泌酶和 PS1 一起经过快速轴突运输到达纤维末端并在那里水解释放 Aβ。轴突运输的损伤能导致 APP、囊泡、驱动蛋白的聚集并形成轴突肿胀，局部出现 Aβ 沉积和神经退行性变。推测轴突运输缺陷或突触障碍可能是导致 AD 发生的早期事件，在 AD 病人和动物模型的早期阶段，可发现轴突转运功能的不足。如前所述，一些 APP 基因敲除鼠虽然能存活，却表现出与 AD 相似的突触缺陷及认知功能障碍。因此，APP 在 AD 发病中的作用除了产生 Aβ 外，可能还参与其他生理或 AD 病理过程。

7. 血管功能障碍

AD 虽不同于血管性痴呆，但临床上许多痴呆病人实际上是两者的特点都具备。据统计，1/3 的血管性痴呆患者有 AD 的病理学特征。而 60% 的 AD 患者受到缺血性疾病的影响。AD 患者脑内 Aβ 不仅只是在大脑实质中产生淀粉样沉积物，在大脑皮层小动脉、小静脉及毛细血管也会产生淀粉样沉积物，形成淀粉样沉积的微血管病。一方面，淀粉样沉积对脑血管的损害很可能影响局部血管功能（氧气和能量供应），促进神经元的退行性变；另一方面，血管是脑实质与外周血中 Aβ 进行交换的场所，Aβ 分别通过低密度脂蛋白受体（low-density lipoprotein receptor-related protein，LRP）和 RAGE 介导转运出脑实质并进入脑实质。该学说认为，血管功能的失调可能会引起 Aβ 向外周转运失衡，过多的 Aβ 进入大脑或过少的 Aβ 从大脑内转运出去，导致脑内过多 Aβ 的沉积。

8. 其他机制

AD 发病还有衰老、基因调控异常、钙超载、脑代谢障碍等机制。

综上所述，尽管 AD 病因和发病机制的研究取得了许多进展，特别是近些年在 Aβ 代谢的关键酶、Aβ 寡聚体、免疫炎症和轴突运输等方面所取得的进展，使人们能更进一步深入了解 AD 的发病机制，寻找有效的药物干预靶标。多数学者倾向于 Aβ 过多的生成和聚集是 AD 发病的始发因素和中心环节。但由于神经元退行性变、凋亡和最终死亡是一个相当复杂的过程，受多种因素影响，难以区分哪些变化是原发性的，哪些变化是继发性的，而这往往是多种因素相互交织作用的结果，因此必须更深入研究 AD 发病的病理、生理机制。

（二）抗老年痴呆药物治疗现状

随着世界人口老龄化，AD 已成为现代社会严重的医学问题。据统计，在 60 岁时 AD 的发病率为 1%，而到 90 岁时发病率上升到 35%。2000—2006 年，美国因心脏疾病而死亡的人数下降 12%，因中风而死亡的人数下降 18%，而 AD 引起的死亡人数却增加了 47%。2009 年，AD 患者约为 530 万，到 2050 年估计会达到 1 100 万 ~ 1 600 万人，AD 引起的直接和间接经济损失将达到每年 1 480 亿美元。

治疗 AD 缺乏有效药物，尤其是对中、晚期痴呆患者，远期疗效更不理想。到目前为止，美国 FDA 一共批准了 5 种已上市的 AD 治疗药物。其中 4 种为胆碱酯酶抑制剂，分别是多奈哌齐（donepezil）、加兰他敏（galantamine）、重酒石酸卡巴拉汀（rivastigmine）、他克林（tacrine）。还有一种为 N - 甲基 - D - 天门冬氨酸（N - methyl - D - aspartate，NMDA）受体拮抗剂美金刚胺（memantine），这是当前唯一不是作用于胆碱能神经递质系统的治疗药物。石杉碱甲（huperzine A）是我国自行研制生产的胆碱酯酶抑制剂。胆碱酯酶抑制剂仍在临床上使用，有相似的疗效和副作用，包括恶心、呕吐、腹泻和其他胆碱能症状，通常这些药物被交替使用。在临床实践中，许多病人的记忆力和认知功能在测试中并没有提高，少数病人的某个项目分数有适度提高或者在数月到一年时间内分数保持不变。如果病人用药后没有任何的提高将会换用另一种胆碱酯酶抑制剂，但这并不能明显提高疗效。一段时间后，由于缺乏明显的疗效，许多内科医生和病人决定不再使用此类药物。

以上这些药物虽然能在短期改善 AD 症状，但它们既不能治愈 AD，也不能明显改变疾病进程，远期疗效较差。它们是对症治疗药物，促进和增强没有受损或者受损不太严重的神经元的功能，不能从根本上阻止 AD 的发生和发展。

近年来，随着 AD 研究的不断深入，针对不同发病机制的 AD 治疗方法和药物大量涌现。有的处在临床前研究阶段，有的正在进行临床试验，还有一些经过临床试验后被证实无效。总的来说，主要有 4 种类型的治疗策略：①针对 Aβ 假说的治疗策略；②针对 tau 假说的治疗策略；③神经保护策略；④神经再生策略。

1. 胆碱酯酶抑制剂

基于胆碱能损伤发病机制的胆碱能替代疗法是为了提高脑中 ACh 的水平，恢复胆碱能神经传导，从而改善患者的记忆、认知和行为。目前临床上使用较多的是作用于突触间隙的乙酰胆碱酯酶抑制剂（AChE inbibitor，AChEI），通过抑制 AChE 的活性来间接延长 ACh 的作用时间，从而提高胆碱能神经元的功能。此类药物有他克林、多奈哌齐、石杉碱甲等。

2. 针对 Aβ 假说的治疗策略

Aβ 过度产生和聚集被认为是 AD 发生和发展的关键因素。针对 Aβ 的治疗方法主要有减少 Aβ 的过度产生，抑制 Aβ 聚集和增加 Aβ 降解。

（1）减少 Aβ 的产生。

①β 分泌酶抑制剂：β 分泌酶是产生 Aβ 的第一个关键酶，抑制 β 分泌酶的活性可减少其产生。1999 年，四个不同的制药公司和一个学院实验室各自独立报道了 β 分泌酶的发现和确立。这些研究确认 β 分泌酶为由 501 个氨基酸组成的跨膜天冬氨酸蛋白酶，包括一个接近羧基端的跨膜区、信号序列以及氨基端前体蛋白区域。两个天冬氨酸，即 D93 和 D289，是保持活性所必需的。β 分泌酶基因位于 11 号染色体，但家族性 AD 患者在此基因上没有发现突变。β 分泌酶 mRNA 在人类各种组织中均能表达，在脑组织和胰腺组织中表达最高，神经元 β 分泌酶 mRNA 的水平较神经胶质细胞高。

人们已寻找到许多 β 分泌酶抑制剂，如 StatV、OM99－1、OM99－2、SIB－1281 和 KMI－429 等，并加紧进行新药研究，其中化合物 KMI－429 能明显降低转基因动物脑内 Aβ，在临床前试验中效果良好。但目前还没有与此类药物相关的临床试验报道。

②γ 分泌酶抑制剂：γ 分泌酶是产生 Aβ 的第二个关键酶，抑制其活性就可减少 Aβ 产生，并且对产生 $A\beta_{40}$ 和 $A\beta_{42}$ 的比例起着关键作用。γ 分泌酶是由多个蛋白组成的蛋白复合体，由糖蛋白 nicastrin、膜蛋白 PEN－2 和 APH－1 及 PS1 组成的 γ 分泌酶复合体（γ－secretase complex），PS1 蛋白是酶的活性中心。γ 分泌酶与普通蛋白酶相比，有其独特的功能，其酶切 APP 的位点在细胞膜内，它能进行受控膜内蛋白水解（regulated intramembrane proteolysis，RIP）。水解蛋白质一般需要在溶于水的条件下进行，而细胞膜内是不含水的，因此，它是如何进行酶切的成为人们研究的热点。γ 分泌酶不仅参与 APP 的水解过程，而且参与 Notch 和p75NTR的代谢过程。使用 γ 分泌酶抑制剂治疗 AD 会干扰 Notch 和p75NTR 信号系统，其安全性值得考虑。

目前，γ 分泌酶抑制剂已有许多报道。本实验室发现中药五味子提取物五味子乙素能在体外抑制转染 APP 基因的 CHO 细胞 γ 分泌酶的活性，从而减少 $A\beta_{42}$ 的过度生成。化合物 DAPT 在转基因动物模型中能明显减少脑内 Aβ 含量，改善认知功能。在已进行的 6 周临床试验中，化合物 LY450139 能使病人血浆中的 $A\beta_{40}$ 减少 38%，而脑脊液中的 $A\beta_{40}$ 却没有明显改变。由于 γ 分泌酶参与许多生理过程，抑制其活性可能会出现许多不良反应。

③α 分泌酶激活剂：目前已找到两个 α 分泌酶，即来自解整联蛋白—金属蛋白酶（a disintegrin and metalloprotease，ADAM）家族的肿瘤坏死因子 α 转化酶（tumor necrosis factor－α converting enzyme，TACE or ADAM－17）和 ADAM－10。TACE 作用于肿瘤坏死因子 α 前体蛋白，释放其胞外区域，生成肿瘤坏死因子 α，其水解过程与 α 分泌酶水解 APP 过程类似。抑制 TACE 的活性或敲除 TACE 基因都会减少 sAPPα 的产量。激活 α 分泌酶可以使 APP 通过非 Aβ 产生途径代谢而间接减少 Aβ 的生成，还可以产生有神经营养作用的 sAPPα。理论上这是一个不错的靶标，但关于这方面的药物研究还很少。原因可能是 α 分泌酶激动是一个减少 Aβ 的间接途径，没有研究证实 α、β 分泌酶的水解过程是互相排斥的，它激动时对机体其他方面的影响远远大于 APP 代谢本身的影响。

（2）抑制 Aβ 的聚集。

Aβ 容易聚集形成具有神经毒性的寡聚体及更大的纤维，因此，抑制其聚集能减少有毒物质的生成。Fusheng Yang 等报道，姜黄提取物姜黄素能在体外抑制 Aβ 寡聚体的形成，在转基因小鼠中减少淀粉样蛋白的含量。小分子化合物 scyllo - inositol 能直接结合 Aβ 寡聚体，保护神经突触免受其毒性损伤，并且能通过主动转运透过血脑屏障进入脑内。该化合物的Ⅱ期临床试验正在进行当中。氯碘喹啉（clioquinol）是治疗肠道感染的一种抗生素，具有结合铜离子的功能。而铜、铁、锌、铝被认为在脑中积累，能引起 Aβ 的聚集，导致 AD 发病。氯碘喹啉在Ⅱ期临床试验中，效果不太明确，统计学表明，早期只是在一些较严重的病人组认知测试有阳性结果，但 36 周试验结束后，并没有发现有改善作用。口服氯碘喹啉能导致亚急性视神经炎，可能是由于其引起维生素 B12 的缺乏所致。另一种抑制 Aβ 聚集的药物 tramiprosate，在Ⅱ期临床试验中能降低病人脑脊液中 $Aβ_{42}$浓度，该药于 2007 年进入Ⅲ期临床试验，却得到了令人失望的结果。该药已于 2008 年商业化，作为保健食品销售。

（3）增加 Aβ 的清除。

①免疫治疗：尽管免疫系统清除 Aβ 的机制目前还不是很清楚，但相关的治疗方法已在进行。AD 的免疫治疗包括刺激宿主免疫系统识别 Aβ 或提供针对 Aβ 的外源性抗体，从而提高 Aβ 清除和/或阻止其沉积。用 $Aβ_{42}$免疫转基因 PDAPP 小鼠后，发现小鼠大脑淀粉斑和营养不良轴突的形成被抑制。之后，小鼠 $Aβ_{42}$免疫法在其他几个实验室也取得了成功。

鉴于免疫治疗在转基因小鼠模型上取得的良好效果，临床试验开始启动。在这些免疫治疗采用的抗原中，AN - 1792 是含有合成的 $Aβ_{42}$和佐剂 QS - 21 的混合物。AN - 1792 在Ⅰ期临床试验具有良好的耐受性。Ⅱ期临床试验招募了 375 个 AD 病人，主动治疗组接受最高剂量 $Aβ_{42}$和最低剂量的 QS - 21 进行治疗。然而，这个试验由于出现了无菌性脑膜炎而被迫在 2002 年 1 月终止。虽然 AN - 1792 的临床研究没有继续进行下去，但由于脑内淀粉斑部分被清除，人们仍在继续积极地追求安全和有效的免疫治疗方法。两种第二代免疫治疗产品 CAD106 和 PF - 04360365 正在进行Ⅱ期临床试验。

除了主动免疫疗法外，另一种是使用针对 Aβ 抗体进行的被动免疫疗法。两种单克隆抗体（临床试验号分别为 NCT00574132 和 NCT00904683）正在进行Ⅱ期临床试验。另一种含有 10% 抗体的静脉注射剂（临床试验号：NCT00818662）正在进行Ⅲ期临床试验。

②激活 Aβ 降解酶：脑啡肽酶是降解 Aβ 的主要酶之一，是一种基质中的金属蛋白酶。脑啡肽酶基因被敲除的小鼠，其脑内 Aβ 水平升高。老年人和 AD 患者脑内的脑啡肽酶活性下降，这可能是其 Aβ 浓度增加的原因。其他的金属蛋白如胰岛素降解酶、内皮素转化酶和血管紧张素转化酶在体外实验中也可以降低 Aβ 水平。目前并没有相关药物的临床试验报道。

③影响 Aβ 的转运：Aβ 通过低密度脂蛋白受体（LRP）从脑内向外周转运，而通过晚期糖基化终产物受体（RAGE）从外周向脑内转运。通过激动 LRP 以增加脑内 Aβ 向外周运输，或者拮抗 RAGE 以抑制外周 Aβ 向脑内运输，以清除脑内的 Aβ。一种 RAGE 拮抗剂 PF - 04494700 正在进行Ⅱ期临床试验。

3. 针对 tau 假说的治疗策略

Tau 异常磷酸化导致的神经原纤维缠结是 AD 另一重要的病理改变，减少其产生和抑制其聚集成为主要的治疗策略。小分子肽 NAP 能进入中枢神经系统，在临床前的动物实验中发现其能明显减少 tau 的磷酸化，现正准备进入临床研究。亚甲蓝能阻断 tau 的聚集，并且有提高线粒体功能的作用，与之相关的Ⅱ期临床试验正在进行。

4. 神经保护策略

这一类药物主要是保护神经元免受有害因素的损伤，包括拮抗 Aβ 神经毒性损伤、炎症损伤、氧化损伤、拮抗兴奋性毒性损伤等。

（1）拮抗 Aβ 神经毒性损伤。

Aβ 引起突触丢失和神经元凋亡已有许多报道。在体外实验中，碱性成纤维细胞生长因子、人参皂甙、咖啡酸、五味子醇甲等具有拮抗其毒性、抑制细胞凋亡、保护神经元的作用，其机理可能与调节神经元凋亡信号转导有关。目前，此类药物的临床研究未见报道。

（2）拮抗炎症损伤。

过度或长期的炎症反应对神经元有害，抗炎成为治疗 AD 的一条途径。早期的前瞻性观察研究报道，非甾体抗炎药具有降低 AD 危险和减缓其发病的作用。Tarenflurbil 是一种临床上使用的非甾体抗炎药，被用于治疗 AD。2005—2008 年，招募轻度 AD 患者，给药组和安慰剂组分别每天两次服用 800 mg 的 Tarenflurbil 或安慰剂，主要观察指标为 AD 评定量表认知次量表（Alzheimer's disease assessment scale - cognitive subscale，ADAS - Cog）和 AD 日常生活活动量表（Alzheimer disease cooperative studies - activities of daily living，ADCS - ADL）。服用该药 18 个月后，研究者对给药组和安慰剂组患者的认知和生活能力进行测评。给药组的这两项测量指标与安慰剂组相当，均没有优于安慰剂组。另外，此类型药物有许多副作用，如胃肠出血和肾功能损害。AD 病理中观察到激活的星形胶质细胞包围老年斑并释放一些活性氧和活性氮等有害物质。化合物 ONO - 25067 是一种星形胶质细胞调节剂，能阻止星形胶质细胞的激活，减少其释放有害物质，现正在进行Ⅱ期临床试验。

（3）氧化损伤。

中草药银杏叶（ginkgo biloba）提取物是一种富含黄酮的抗氧化剂，在转基因动物实验中能改善其学习记忆能力。在为期一年随机对照的临床试验中，银杏叶在某些指标上有治疗效果，但随后进行的两次 6 个月的临床试验中，却没有发现任何改善 AD 的作用。在抗氧化剂维生素 E 预防和治疗 AD 的一个临床试验中，维生素 E 不能减少 AD 发生的风险和减轻 MCI 症状。

（4）拮抗兴奋性毒性损伤。

兴奋性谷氨酸在学习与记忆的通路上也起一定的作用，但过高水平的谷氨酸能导致神经元功能障碍，引起兴奋性毒性而导致神经元死亡。美金刚胺是 NMDA 受体的拮抗剂，能拮抗兴奋性氨基酸对神经元的毒性。临床试验表明，其对中度和重度 AD 患者的认知功能有轻度改善作用，2003 年上市用于治疗 AD。2005 年，FDA 拒绝了将其使用范围扩大到轻度 AD 患者的申请。

5. 神经再生策略

正常人和老年人大脑中发现了神经干细胞，能够产生新生神经元，对传统的神经元不能增加只能减少的观念提出了挑战。AD 病理研究中也发现，AD 患者脑中也存在神经再生现象，只是作用太弱，不足以弥补神经元丢失。广义的神经再生包括两个方面：一是神经元胞体的再生，即由神经干细胞分裂补充丢失的神经元，这种称之为神经生成或神经发生（neurogenesis）。通过激活大脑的内源性干细胞或外源性干细胞移植来补充已死亡或受损的神经元，以达到治疗 AD 的目的。二是神经突起的再生，即受损的神经元重新生长出突起或已受损的神经突起再生长，与其他神经元重新建立连接，恢复神经网络，即通常所说的神经再生（nerve regeneration），也有人称之为神经恢复（neurorestoration）。

（1）干细胞移植。

对于许多晚期疾病，干细胞移植治疗是很有前景的治疗方法。干细胞基本上可分为 3 种类型：第一类是全能性干细胞，它具有形成完整个体的分化潜能。如胚胎干细胞，可以无限增殖并分化为全身 200 多种细胞类型。第二类是多能性干细胞，这种干细胞具有分化出多种细胞组织的潜能，但却失去了发育成完整个体的能力，发育潜能受到一定的限制，骨髓造血干细胞是典型的例子，它可分化出至少 12 种血细胞，但不能分化出除造血系统以外的其他细胞。骨髓间充质干细胞亦属于多能性干细胞。第三类是单能干细胞（也称专能、偏能干细胞），这类干细胞只能向一种类型或密切相关的几种类型的细胞分化，如神经干细胞只能分化成神经元或神经胶质细胞。

目前干细胞移植治疗 AD 处于实验室研究阶段，这方面的报道有很多。由于神经系统存在血脑屏障，干细胞移植的途径、移植后的长期疗效、移植安全性及伦理等问题尚待解决，真正应用到临床还有很大距离。

（2）神经营养因子。

神经营养因子（neurotrophic factor，NTF）是能促进神经细胞存活、生长和分化的蛋白质分子。它包括许多家族，尚无一个普遍接受的分类系统。神经生长因子（nerve growth factor，NGF）是第一个发现具有促神经存活和生长的蛋白质。NGF 对神经细胞有保护作用，是促进神经系统发育和维持神经系统功能的重要蛋白质。NGF 在老年动物和 AD 动物模型中都有促胆碱能神经元存活、恢复神经突起的功能，它可改善认知功能障碍，逆转其认知功能的下降，但 NGF 分子量大，不易透过血脑屏障，造成治疗上的困难，其临床使用受限。一种 NGF 临床治疗方案是用腺病毒载体表达 NGF，将其注射到病人的 meynert 基底核，高效产生 NGF，促使胆碱能神经功能恢复，该项研究正在进行Ⅰ期临床试验。

（3）具有神经营养作用的小分子药物。

小分子药物容易穿透血脑屏障到达脑部发挥作用，因此寻找具有神经营养作用的小分子药物是治疗 AD 的良好方向。这些小分子药物能模拟神经营养素的功能激活 Trk 受体，或者促进神经元自身分泌神经营养素以达到促神经元存活和突起生长的作用。Cerebrolysin 是一种小分子肽，在 APP 转基因动物模型中证实其具有神经营养活性，能促进突起再生，减轻动物认知行为缺陷。在为期 24 周的Ⅱ期临床试验中，该药改善了病人的认知功能障碍和日常活动障碍。另一种非肽类化合物 xaliproden，具有增加神经元自身分泌 NGF 和 BDNF，在动物实验中证实其有抗 AD 的药理作用，目前正在进行Ⅲ期的临床试验。

6. **其他治疗机制**

（1）抗衰老。

白藜芦醇（resveratrol）是从红葡萄皮上提取的化合物，在动物实验中具有抗衰老作用，可以延长酵母存活时间，改善小鼠衰老症状，但没有增加其寿命。在转基因动物模型实验中，红葡萄和白藜芦醇都能明显减少老年斑的形成。目前，白藜芦醇正在进行临床试验。

（2）降胆固醇药。

流行病学研究表明 AD 病人服用降脂药 statins 能减少 AD 的发病风险。Statins 在 1987 年被首次批准用于心血管疾病的治疗，它通过抑制 β－羟基－β－甲基戊二酸单酰 CoA 还原酶来减少肝脏胆固醇的产生，降低血液中的胆固醇。在体外研究表明其可以抑制 Aβ 的生成。在最初的临床试验中，statins 能改善病人的认知，病人脑脊液中 sAPPα 和 sAPPβ 水平减少了，但 Aβ 水平却并没有降低。在随后更大规模的多中心研究中，也没有改善作用。最近的一次流行病学调查也不能支持其有降低 AD 发生风险的作用。

（3）二十二碳六烯酸（docosahexanoic acid，DHA）。

DHA 是一种对人体非常重要的多不饱和脂肪酸，属于 Omega－3 不饱和脂肪酸家族中的重要成员。它是大脑和视网膜的重要组成成分，对神经细胞的生长及维持起着重要作用。但在Ⅲ期临床试验中，DHA 治疗组在认知和行为学评分上与对照组并没有统计学差异。

（肖飞）

参考文献

1. West GB, Bergman A. Toward a systems biology framework for understanding aging and health span. *The Journals of Gerontology*, 2009, 64 (2): 205－208.

2. Van Remmen H, Jones DP. Current thoughts on the role of mitochondria and free radicals in the biology of aging. *The Journals of Gerontology*, 2009, 64 (2): 171－174.

3. Sierra F. Biology of aging summit report. *The Journals of Gerontology*, 2009, 64 (2): 155－156.

4. Tosato M, Zamboni V, Ferrini A, et al. The aging process and potential interventions to extend life expectancy. *Clinical Interventions in Aging*, 2007, 2 (3): 401－412.

5. Kamel NS, Gammack J, Cepeda O, et al. Antioxidants and hormones as antiaging therapies: High hopes, disappointing results. *Cleveland Clinic Journal of Medicine*, 2006, 73 (12): 1049－1058.

6. Cummings JL, Doody R, Clark C. Disease－modifying therapies for Alzheimer disease: Challenges to early intervention. *Neurology*, 2007, 69 (16): 1622－1634.

7. Deane R, Zlokovic BV. Role of the blood－brain barrier in the pathogenesis of Alzheimer's disease. *Current Alzheimer Research*, 2007, 4 (2): 191－197.

8. Gotz J, Deters N, Doldissen A, et al. A decade of tau transgenic animal models and beyond. *Brain Pathology*, 2007, 17 (1): 91－103.

9. Grutzendler J, Helmin K, Tsai J, et al. Various dendritic abnormalities are associated with fibrillar amyloid deposits in Alzheimer's disease. *Annals of the New York Academy of Sciences*, 2007, 109 (7): 30 - 39.

10. Tang BL, Liou YC. Novel modulators of amyloid - beta precursor protein processing. *Journal of Neurochemistry*, 2007, 100 (2): 314 - 323.

11. Yang HQ, Ba MW, Ren RJ, et al. Mitogen activated protein kinase and protein kinase C activation mediate promotion of sAPP alpha secretion by deprenyl. *Neurochemistry International*, 2007, 50 (1): 74 - 82.

12. Zhou B, Teramukai S, Fukushima M. Prevention and treatment of dementia or Alzheimer's disease by statins: A meta - analysis. *Dementia and Geriatric Cognitive Disorders*, 2007, 23 (3): 194 - 201.

13. Zhu HY, Guo HF, Hou HL, et al. Increased expression of the Nogo receptor in the hippocampus and its relation to the neuropathology in Alzheimer's disease. *Human Pathology*, 2007, 38 (3): 426 - 434.

14. Atamna H, Nguyen A, Schultz C, et al. Methylene blue delays cellular senescence and enhances key mitochondrial biochemical pathways. *Faseb J*, 2008, 22 (3): 703 - 712.

15. Duyckaerts C, Potier MC, Delatour B. Alzheimer's disease models and human neuropathology: Similarities and differences. *Acta Neuropathologica*, 2008, 115 (1): 5 - 38.

16. Eikelenboom P, Veerhuis R, Familian A, et al. Neuroinflammation in plaque and vascular beta - amyloid disorders: Clinical and therapeutic implications. *Neuro - Degenerative diseases*, 2008, 5 (3 - 4): 190 - 193.

17. Gao HM, Hong JS. Why neurodegenerative diseases are progressive: Uncontrolled inflammation drives disease progression. *Trends in Immunology*, 2008, 29 (8): 357 - 365.

18. Hellstrom - Lindahl E, Ravid R, Nordberg A. Age - dependent decline of neprilysin in Alzheimer's disease and normal brain: Inverse correlation with A beta levels. *Neurobiology of Aging*, 2008, 29 (2): 210 - 221.

19. Matsuoka Y, Jouroukhin Y, Gray AJ, et al. A neuronal microtubule - interacting agent, NAPVSIPQ, reduces tau pathology and enhances cognitive function in a mouse model of Alzheimer's disease. *The Journal of Pharmacology and Experimental Therapeutics*, 2008, 325 (1): 146 - 153.

20. Nimmrich V, Grimm C, Draguhn A, et al. Amyloid beta oligomers [A beta (1 - 42) globulomer] suppress spontaneous synaptic activity by inhibition of P/Q - type calcium currents. *J Neurosci*, 2008, 28 (4): 788 - 797.

21. Pearson KJ, Baur JA, Lewis KN, et al. Resveratrol delays age - related deterioration and mimics transcriptional aspects of dietary restriction without extending life span. *Cell Metabolism*, 2008, 8 (2): 157 - 168.

22. Resende R, Ferreiro E, Pereira C, et al. Neurotoxic effect of oligomeric and fibrillar species of amyloid - beta peptide 1 - 42: Involvement of endoplasmic reticulum calcium release in oligomer - induced cell death. *Neuroscience*, 2008, 155 (3): 725 - 737.

23. Rosenberg KJ, Ross JL, Feinstein HE, et al. Complementary dimerization of microtubule – associated tau protein: Implications for microtubule bundling and tau – mediated pathogenesis. *Proceedings of the National Academy of Sciences of the United States of America*, 2008, 105 (21): 7445 – 7450.

24. Sano M. S5 – 01 – 05: Multi – center, randomized, double – blind, placebo – controlled trial of Simvastatin to slow the progression of Alzheimer's disease. *Alzheimer's Dement*, 2008, 4 (Supplement 1): T200 – T200.

25. Selkoe DJ. Soluble oligomers of the amyloid beta – protein impair synaptic plasticity and behavior. *Behavioural Brain Research*, 2008, 192 (1): 106 – 113.

26. Shah RS, Lee HG, Xiong WZ, et al. Current approaches in the treatment of Alzheimer's disease. *Biomedicine & Pharmacotherapy*, 2008, 62 (4): 199 – 207.

27. Shankar GM, Li S, Mehta TH, et al. Amyloid – beta protein dimers isolated directly from Alzheimer's brains impair synaptic plasticity and memory. *Nature Medicine*, 2008, 14 (8): 837 – 842.

28. Wilcock GK, Black SE, Hendrix SB, et al. Efficacy and safety of tarenflurbil in mild to moderate Alzheimer's disease: A randomised phase Ⅱ trial. *Lancet Neurology*, 2008, 7 (6): 483 – 493.

29. Mebane-Sims I. 2009 Alzheimer's disease facts and figures. *Alzheimer's Dement*, 2009, 5 (3): 234 – 270.

30. Birks J, Grimley Evans J. Ginkgo biloba for cognitive impairment and dementia. *Cochrane Database of Systematic Reviews*, 2009 (1): CD003120.

31. Duyckaerts C, Delatour B, Potier MC. Classification and basic pathology of Alzheimer disease. *Acta Neuropathologica*, 2009, 118 (1): 5 – 36.

32. Gorlovoy P, Larionov S, Pham TT, et al. Accumulation of tau induced in neurites by microglial proinflammatory mediators. *Faseb J*, 2009, 23 (8): 2502 – 2513.

33. Huebner EA, Strittmatter SM. Axon regeneration in the peripheral and central nervous systems. *Results and Problems in Cell Differentiation*, 2009, 48: 339 – 351.

34. Karuppagounder SS, Pinto JT, Xu H, et al. Dietary supplementation with resveratrol reduces plaque pathology in a transgenic model of Alzheimer's disease. *Neurochemistry International*, 2009, 54 (2): 111 – 118.

35. Lourenco FC, Galvan V, Fombonne J, et al. Netrin – 1 interacts with amyloid precursor protein and regulates amyloid – beta production. *Cell Death and Differentiation*, 2009, 16 (5): 655 – 663.

36. Mohandas E, Rajmohan V, Raghunath B. Neurobiology of Alzheimer's disease. *Indian Journal of Psychiatry*, 2009, 51 (1): 55 – 61.

37. Relkin NR, Szabo P, Adamiak B, et al. 18 – Month study of intravenous immunoglobulin for treatment of mild Alzheimer disease. *Neurobiology of Aging*, 2009, 30 (11): 1728 – 1736.

38. Sul D, Kim HS, Lee D, et al. Protective effect of caffeic acid against beta – amyloid –

induced neurotoxicity by the inhibition of calcium influx and tau phosphorylation. *Life Sciences*, 2009, 84 (9－10): 257－262.

39. Neugroschl J, Sano M. Current treatment and recent clinical research in Alzheimer's disease. *Mount Sinai Journal of Medicine*, 2010, 77 (1): 3－16.

40. Perl DP. Neuropathology of Alzheimer's disease. *Mount Sinai Journal of Medicine*, 2010, 77 (1): 32－42.

41. Querfurth HW, LaFerla FM. Mechanisms of disease Alzheimer's disease. *New England Journal of Medicine*, 2010, 362 (4): 329－344.

42. Von Bernhardi R. Immunotherapy in Alzheimer's disease: Where do we stand? Where should we go. *J Alzheimers Dis*, 2010, 19 (2): 405－421.

43. 肖飞，罗焕敏．淀粉样前体蛋白结构和功能的研究进展．中国老年学杂志，2009, 29 (23): 3144～3147.

第十二章　神经干细胞的调控

某种细胞是不是干细胞主要取决于它在体外特定的培养条件下以及被移植到不同组织后的表现。事实上，干细胞是一类相当特殊的细胞，它不仅可以自我更新，而且可以最终分化为一些特定的功能细胞。机体中绝大多数细胞属于可以行使特定功能的分化细胞，只有干细胞始终保持未分化状态，直到接受到能促使它发育的信号才分化为特定功能的细胞。干细胞和处于不同分化阶段的细胞表达不同的抗原标志物，借助它们可检测细胞所处的分化阶段和功能状态，例如 nestin（+）细胞为神经干细胞（neural stem cells，NSCs），TUJ1（+）细胞是神经元，GFAP（+）细胞为星形胶质细胞，GalC（+）细胞则是少突胶质细胞等（表 12－1）。

表 12－1　用于研究神经干细胞的细胞标志物

标志物名称	细胞类型	标志物本质
nestin	神经干细胞和祖细胞	原始神经细胞表达的一种中间丝蛋白
CD133	神经干细胞，造血干细胞	细胞表面蛋白
GFAP（glial fibrillary acid protein）	星形胶质细胞	星形胶质细胞特异性蛋白
MAP－2（microtubule－associated protein－2）	神经元	神经元树突特异性蛋白
neural tubulin	神经元	分化神经元的结构蛋白
NF（neurofilament）	神经元	分化神经元的结构蛋白
synaptophysin	神经元	神经元突触部位的蛋白
tau	神经元	有助于维持轴突结构的蛋白
noggin	神经元	神经元发育中表达的一种特异性蛋白
04	少突胶质细胞	未成熟的发育中少突胶质细胞表面标记蛋白
01	少突胶质细胞	成熟少突胶质细胞表面蛋白

神经干细胞（NSCs）终身具有自我更新能力，可通过分裂生成新的干细胞及分化潜能逐渐变小的子细胞，后者最终产生中枢神经系统（CNS）的 3 种主要细胞，即神经元、星形胶质细胞和少突胶质细胞。NSCs 存在于胚胎神经系统及成年脑的某些特定部位，它的特点是：缺乏任何特殊的形态；不表达成熟神经细胞的各种抗原；表达 NSCs 特征性的生物学标志物——神经巢蛋白（nestin）。在某些外界环境影响下，干细胞在局部生成的神经元可以参加记忆的形成和整合，即大脑控制行为，行为反过来又可以影响大脑的结构。

NSCs不仅能促进神经元的再生和脑组织的修复，而且通过基因修饰可用于神经系统疾病的基因治疗，表达外源性的神经递质、神经营养因子及代谢性酶，因此，对NSCs的研究，有望在不久的将来为许多目前难以治疗的神经系统疾病提供新的治疗途径。

一、神经干细胞的解剖学位置

与骨髓细胞不同，成年脑内的干细胞并不位于一个单一的、容易到达的部位，至少在哺乳类动物的脑内，它们是散布于四处的细胞：①位于侧脑室外侧壁的脑室下带（subventricular zone，SVZ）；②海马的颗粒下带（subgranular zone，SGZ）；③位于海马和胼胝体间的胼胝体下区（subcallosal zone，SCZ）；④位于内颗粒层（internal granular layer，IGL）和白质之间的小脑界面区（图12－1）。其中，SVZ位于侧脑室外侧壁，是一层待分化的细胞，即使到成年，SVZ仍持续保持着向神经元增殖、分化的潜能，能够不断产生神经母细胞，并形成吻侧迁移流，迁移到嗅球，替代嗅球中不断更新的中间神经元。超微结构显示，SVZ主要有4种细胞，分别为成神经细胞（A型细胞）、SVZ星形胶质细胞（B型细胞）、未成熟前体细胞（C型细胞）和室管膜细胞。室管膜细胞为单层、多纤毛状细胞，分隔脑室下区与侧脑室。A型细胞在迁移过程中呈链状分布，并穿过由缓慢分裂的星形胶质细胞形成的胶质细胞隧道；而成堆的、快速分裂的C型细胞则散在分布于该脑室下区的网络上，即呈灶状分布。在某些部位，星形细胞在室管膜细胞间伸出一个突起，与侧脑室相联系，并表达胚胎神经上皮细胞所具有的单纤毛特性。星形细胞是此区的干细胞，增殖分化成C细胞，再分化成A细胞。

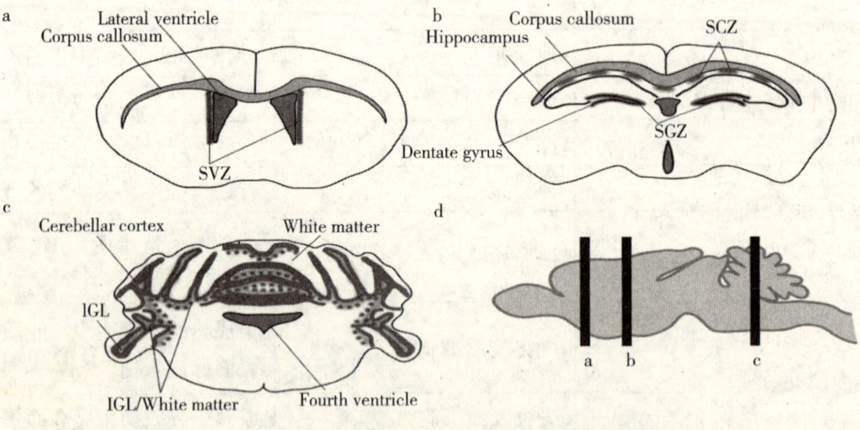

图12－1　成年小鼠脑内神经干细胞的解剖学定位

a～c：冠状切面；d：矢状切面图所示为冠状切面的位置；a：位于侧脑室外侧壁脑室下带（SVZ）；b：位于海马和胼胝体之间的胼胝体下区（SCZ）及位于齿状回内的颗粒下带（SGZ）；c：位于内颗粒层（IGL）和白质之间的小脑界面区。Lateral ventricle：侧脑室；Corpus callosum：胼胝体；Hippocampus：海马；Dentate gyrus：齿状回；Cerebellar cortex：小脑皮质；White matter：白质；Fourth ventricle：第四脑室。[引自 Sutter R，et al. *Biochimica et Biophysica Acta*，2007（1776）：125－137]

SGZ是位于海马齿状回和齿状回门之间的一个生发层，产生齿状回颗粒状神经元。此区的神经发生以血管为中心，不发生迁移。此部位含有SGZ星形胶质细胞、已分化的不成熟的 D 细胞、新产生的神经元和血管内皮细胞。SGZ 星形胶质细胞是神经元原始前体细胞，分化成 D 细胞，再分化成颗粒状神经元。

干细胞在成体脑内的确切功能目前还不清楚。当把它们从小鼠的脑组织中分离出来，进行体外培养时，其增殖和分化性质会受到许多生长因子的影响而发生改变。

二、内源性 NSCs 靶向性迁移及其机制

许多实验研究已经证实 NSCs 可以向病灶处迁移，包括脊髓和纹状体、海马、脑室、嗅球、小脑等。SVZ 和海马 SGZ 是成体脑组织最大的 NSCs 库。在沿着喙侧向嗅球链状迁移过程中，SVZ 的 NSCs 既不突破周围的星形胶质细胞带，也不向比嗅球更近的其他脑区迁移，提示这种长距离迁移受到信号物质的引导。研究发现，参与引导神经前体细胞迁移的因子包括炎症因子、生长因子、酶、趋化因子及其他细胞因子。

（一）炎症因子

在细胞因子中有一些因子介导炎症反应，如Ⅱ型干扰素（IFN－Ⅱ）、肿瘤坏死因子（TNF）、白细胞介素－2（IL－2）。神经损伤后，IL－2 等促进 TNF 的合成，TNF 在 NSCs 的迁移过程中起着不容轻视的作用，TNF 激活受体通过信号转导作用于 IκB 激酶复合体，经过磷酸化、泛素化使磷酸化抑制性蛋白发生构象改变从 NF－κB 脱落，使 NF－κB 得以活化，NF－κB 通过蛋白激酶 A（PKA）信号转导途径促进 NSCs 的增殖。许多炎症因子还可以作为炎性刺激物使体内原有的神经细胞产生趋化因子参与干细胞的迁移，如 IFN－Ⅱ、gp120 可激活小胶质细胞和星形胶质细胞合成大量趋化因子、细胞因子，参与神经前体细胞的迁移。

（二）生长因子

生长因子对缺血等神经损伤引起的 NSCs 增殖、迁移和分化起重要作用，大多数生长因子通过结合受体，激活下游的信号转导途径导致细胞特定基因的表达，使细胞增殖、迁移或分化。如 FGF 调节干细胞的反应是通过硫酸乙酰肝素蛋白多糖（heparin sulfate proteoglycan，HSPG）受体来实现的，即 FGF 与 HSPG 受体结合激活 NSCs，而且随着神经系统的发育和 HSPG 受体的改变，FGF 因子的亚型也会发生相应的改变，即在神经前体细胞开始分化成神经细胞之前，HSPG 受体选择性地结合 FGF－2，从而刺激 NSCs 分化成神经祖细胞。在神经祖细胞开始分化以后，HSPG 受体则选择性地结合 FGF－1，从而刺激神经祖细胞分化成大量的神经细胞。因此，在神经细胞的发育过程中，FGF－1 所起的作用似乎更为重要。另外，尽管单独使用胰岛素并不能刺激 NSCs 的分化，但胰岛素能够增强 NSCs 对胰岛素样生长因子－1（insulin－like growth factor，IGF－1）的反应。此外，通过加入 BDNF 发现，BDNF 能够增强 IGF－1 和胰岛素的作用，还发现 BDNF 能够单独刺激 NSCs 分化为神经细胞。因此，IGF－1 和 BDNF 均能刺激 NSCs 分化为神经细胞。

（三）酶

酶是一类具有广泛生物活性的蛋白质，尤其是一些金属酶类通过信号转导途径在干

细胞迁移分化过程中起着至关重要的作用。研究发现，神经嵴通过基质金属蛋白酶（matrix metalloproteinases，MMPs）使神经前体细胞从室管膜下区迁移到嗅脑。多聚唾液酸性（polysialic acid，PSA）蛋白酶在 NSCs 的迁移中也起着重要作用。PSA 是神经细胞粘连因子的同聚物，通过阻止细胞因子与细胞之间的黏附而达到降低细胞间黏附的作用，从而引导 NSCs 的迁移。在神经损伤后，神经细胞诱导表达 PSA，促进 NSCs 的定向迁移。当脑组织损伤后，基质被破坏释放出一些酶，这些酶可能会使 Notch 受体表达上调，当 Notch 受体被识别后，激活 MAPK 系统，最终通过激活信号转导子和转录激动子（STAT），促进 NSCs 增殖、迁移。

（四）趋化因子

趋化因子分为外源性化学趋化因子和内源性趋化因子，常见的外源性趋化因子是细菌产物，内源性趋化因子包括补体成分（主要是 C5a）和白细胞三烯（主要是 B4）。Belmadani 等发现，小鼠的单核细胞趋化蛋白 -1（monocyte chemoattractant protein 1，MCP-1）被敲除后，神经前体细胞向损伤处的迁移显著减少，表明神经损伤后，炎性细胞促进趋化蛋白（趋化因子）的表达，引导干细胞的迁移。同时，MCP-1 能够使 NSCs 远离细胞分裂池，阻止其分裂、增殖。NSCs 趋化因子受体的表达也对细胞的迁移起重要作用，维甲酸能促进受体的表达，当维甲酸缺乏时，受体表达降低，迁移至大脑皮质的 NSCs 减少。

（五）其他细胞因子

在细胞因子中，除了炎症因子、生长因子及趋化因子外，还有集落刺激因子（colony-stimulating factor，CSF）中的红细胞生成素（erythropoietin，EPO）亦可促进干细胞的增殖与迁移。细胞损伤后，细胞外基质分泌的层粘连蛋白（laminin）和纤维连接蛋白（fibronectin）作为配体，作用于神经嵴细胞表面的整合素（integrin）促进细胞的迁移。EPO 是调节红细胞成熟的重要因子，最近发现 EPO 在神经发生及中风患者的恢复中起重要作用。当 NSCs 上的 EPO 受体被敲除后，中风动物的神经功能恢复受到显著影响，其机制可能是引导 NSCs 的迁移。

三、影响神经干细胞增殖、分化、自我更新的调控因素

神经干细胞的自我更新受转录因子、表观遗传控制、microRNA（miRNA）调节子及细胞外在信号分子（Wnt、Notch、SHH、TGFα、EGF、FGF）调节。

（一）细胞内在调控

1. 转录因子

孤儿核受体 TLX（图 12-2）是 NSCs 维持和保持自我更新的关键转录因子。在胚胎脑中，TLX 基因是外皮层和含锌指皮层回路形成所必需的，它调节皮层神经发生的周期，控制发育过程中外侧端脑结构的形成。TLX 被敲除的小鼠大脑半球体积明显缩小，并出现严重的视网膜病变。在行为方面，含 TLX 突变体的成体攻击行为减少，出现迟发性癫

痫、学习记忆能力下降。

TLX 维持成体 NSCs 保持未分化及自我更新状态。阻抑 NSCs 中的 TLX，星形胶质细胞 GFAP、肿瘤抑制基因和 pten 表达降低。这表明抑制转录因子是维持 NSCs 未分化状态的关键。

神经干细胞表达的转录因子能促进细胞增殖，抑制细胞分化，以维持神经干细胞的未分化和自我更新状态。由于篇幅所限，这里并没有列举所有的转录因子。

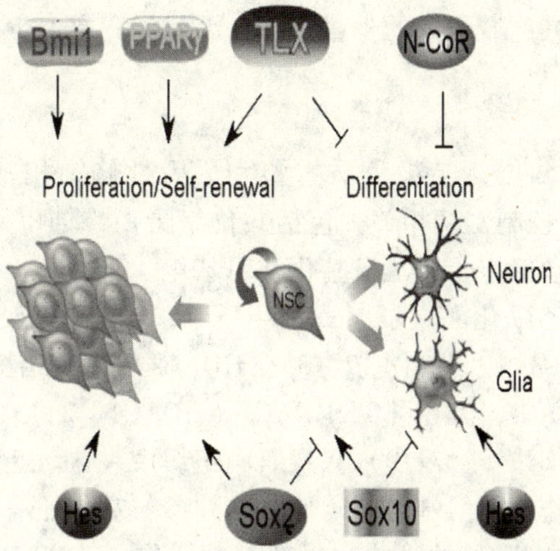

图 12-2　与神经干细胞自我更新有关的转录调节因子

[引自 Shi Y, et al. Critical reviews in oncology. *Hematology*, 2008 (65): 43-53]

其他核受体如雌激素受体（estrogen receptor, ER）、甲状腺激素受体（thyroid hormone receptor, TR）、过氧化物酶体增生物激活受体 γ（peroxisome proliferator - activated receptor γ, PPAR γ）也表现出可调节 NSCs 的增殖和分化。ER β 敲除出现明显的神经缺失，而 TR α 缺失则通过抑制细胞周期以抑制 NSCs 增生。此外，PPAR γ 缺失也会出现明显的细胞生长抑制现象。核受体共抑制物（nuclear receptor co - repressor, N - CoR）亦在 NSCs 自我更新方面发挥作用。N - CoR 缺失将导致 NSCs 自我更新减少，并过早分化为星形胶质细胞。

DNA 结合蛋白 Sox 家族可维持 NSCs 呈未分化状态。在脊椎动物中，SoxB1（Sox1、Sox2、Sox3）在发育和生长期的 NSCs 和神经前体细胞中广泛表达。SoxB1 在维持胚胎神经前体细胞呈未分化状态具有一定作用。Sox2/Sox3 过表达也抑制神经前体细胞分化，使其维持未分化状态。Sox2 除了在早期脑发育中起作用外，也是在神经发生区域中维持 NSCs 呈未分化状态所必需的。Sox2 调节突变会导致神经变性及形成异常成体神经。与 Oct4、Nanog 和 Klf4 或 cMyc 一起，Sox2 能够诱导成纤维细胞重编程成为多潜能干细胞（induced pluripotent stem cells, iPS）。因此，不容置疑，cMyc、Oct4、Sox2 参与了 NSCs 的自我更新和所克隆细胞的特征表达。而 Sox10、SoxE 家族成员，在外周神经系统亦能维持 NSCs 的多潜能状态。

碱性螺旋—环—螺旋（basic helix - loop - helix, bHLH）基因也在调控 NSCs 维持和分化方面发挥关键作用。bHLH 是一组转录因子，Notch 信号的下游基因 E（sp1）/Hes

就是其中之一，它通过一个碱性区域和一个异二聚化的 HLH 域与 DNA 形成特定的结合。不同的 bHLH 因子具有不同的细胞生成和分化功能，早期表达因子参与祖细胞的形成，而晚期表达因子则参与分裂后细胞的最终分化，早期表达因子激活晚期表达因子的生成。研究显示，Notch 与其下游效应基因——Hes 基因，以及同源基因 Emx2 具有维持脑内多潜能干细胞状态的功能，而 Ngnl/2（Neurogeninl/2）和 mash1、Pax6 基因是干细胞向神经元分化所必需的。促进 NSCs 向星形胶质细胞分化的信号有 BMP2（bone morphogenic protein 2）/smads、HF/STAT 和 EGF。目前，由于有关决定 NSCs 分化的基因的功能信息仅有来自对神经系统不同区域研究的少量数据，因此究竟有多少 bHLH 参与 NSCs 分化调控还不是很清楚。

2. 表观遗传控制

干细胞自我更新和分化是与染色质重塑和后天性修饰相一致的转录调节的结果。NSCs 的命运与表观遗传控制密切相关，包括共价组蛋白修饰以及二核苷酸（CpG DNA）的甲基化。组蛋白修饰包括组蛋白乙酰基化、甲基化、磷酸化、泛素化、ADP 核糖基化。组蛋白乙酰化受组蛋白乙酰化酶（histone acetylases，HATs）及组蛋白去乙酰基酶（histone deacetylases，HDACs）控制（图 12－3）。HDACs 根据其结构和同源性的不同可分为Ⅰ级 HDACs 和Ⅱ级 HDACs，其中Ⅰ级 HDACs（HDAC1、2、3、8、11）在体内广泛表达，Ⅱ级 HDACs（HDAC4、5、7、9）只在肌肉组织中表达。Ⅱ级 HDACs 含有一个可与其他转录辅助因子相互作用的氨基末端延伸区，并参与对胞外信号产生应答。现已证实，HDAC 介导的转录抑制对 NSCs 的维持和更新起重要作用。NSCs 的维持与染色质的抑制有关，这种抑制归因于转录辅助抑制物（包括 HDACs、MecP2、MBD、CoREST）聚集到靶基因的启动基因部分（转录抑制物）。HDAC、MecP2、MBD、CoREST 辅助抑制物、K20 单甲基化、K9 三甲基化聚集到转录抑制因子上，激活了相关的种系特异性基因，促使 NSCs 自我更新；而 HAT 与共激活复合物以及 K20 三甲基化激活相关的种系特异性基因，最终促使 NSCs 分化成神经元、星形胶质细胞、少突胶质细胞。其中，赖氨酸甲基化（单甲基化、双或三甲基化组蛋白）的程度以及所修饰的末端决定 NSCs 是否分化。

HDAC 也可调控 NSCs 分化。HDAC 抑制物作用于 NSCs 可诱导其向神经元分化，部分归因于上调了 RE1 沉默转录因子（repressor element－1－silencing transcription factor，REST）或神经元限制性沉默因子（neuron－restrictive silencer factor，NRSF），它们可调控神经元特异性基因的表达。REST 是作用于保守的 21 bpRE1 位点的一个关键的转录调节子。在非神经元细胞中，REST 与其辅助因子相互作用，包括 CoREST、N－CoR 和 mSin3A，此相互作用形成 HDAC 复合物，通过表观遗传控制抑制神经元基因的表达。

3. miRNA 调节子

在大脑内有许多小的非编码 RNA，它们具有不同的作用，如 RNA 修饰和染色质重塑等。小的双链 RNAs 可以通过结合 REST 来调控成体 NSCs 向神经元的增殖。miRNA 是另一种已确定的小的非编码 RNA 大家族，它可能是 NSCs 自我更新和分化的关键转录后调节子。miRNA 是由 20～22 个核苷酸组成的 RNA 分子，在许多真核生物中，它在组织中特异性表达，并作为基因表达的负性调节子在发育过程中调节着真核生物的行为和功能。miRNA 参与许多细胞的进程，如发育、增殖和分化。

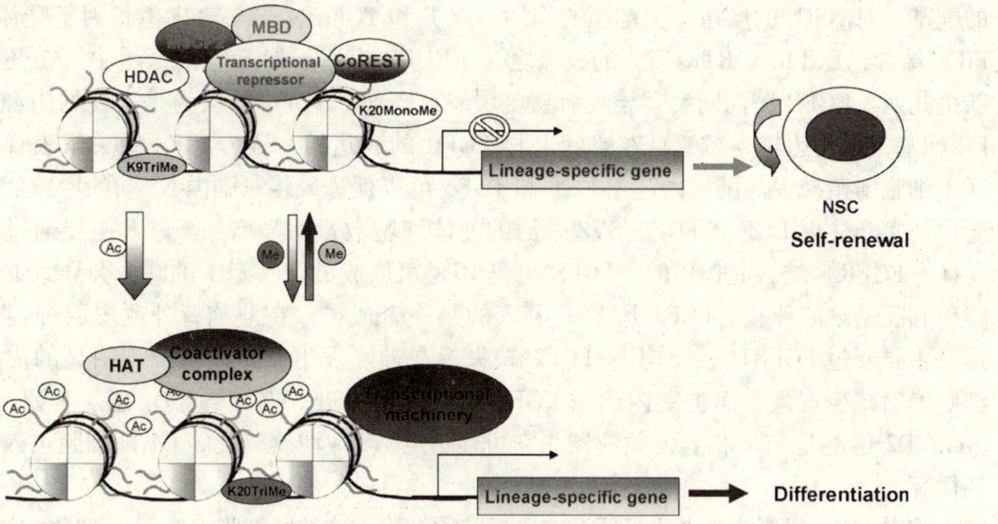

图 12-3　神经干细胞自我更新的非遗传调控

Transcriptional repressor：转录抑制物；Lineage - specific gene：谱系特异性基因；Coactivator complex：共激活因子复合物；Transcriptional machinery：转录装置。[引自 Shi Y, et al. Critical Reviews in Oncology. *Hematology*，2008（65）：43 - 53]

miRNA 在核内以 miRNA 前体的形式存在，经过加工生成单链 miRNA 并运输到胞质进一步加工成由 22～24 个核苷酸组成的、成熟的 miRNA。不同种类的 miRNA 在不同的神经细胞中表达，如 miR - 124、miR - 128 在神经元中高表达，miR - 23、miR - 26 和 miR - 29 在神经胶质细胞中表达更明显，而 miR - 9 和 miR - 125 则在各种神经细胞中广泛表达。这些形式不同的 miRNA 与目标 mRNA 不完全地结合，直接断裂目标 miRNA 或抑制它们的翻译，因而阻碍了干细胞维持因子的表达，促使干细胞迅速分化。其中，在神经前体细胞中，miR - 124、miR - 128 和 miR - 9 过表达使其向星形胶质细胞分化减少；而单纯 miR - 9 表达的抑制或与 miR - 124 表达抑制结合起来，导致神经元发生减少。有研究表明，由 miR - 9 和 miR - 124 介导的调节至少部分是通过调整 STAT3 信号途径发挥作用的。

对 miRNA 靶点的分析显示，有超过 1/3 的动物基因受其调控。每一个 miRNA 可能抑制多个靶点，而一个 mRNA 靶点可定向地受多个 miRNA 调控。到目前为止，一些 mRNA 靶点已确定并已证实对细胞发育过程有重要调节作用。因此，对神经系统 miRNA 靶点作全面分析有助于更好地理解 NSCs 自我更新和分化的调控。

（二）细胞外在信号的调控

干细胞的自我更新及分化也受到其所生存的微环境或小生境的影响。干细胞与这些小生境直接的自然的相互作用是维持干细胞特性的关键。小生境中的信号分子是由以下因素组成的：可溶解因子、膜融合分子以及细胞外基质，包括 Wnt、Notch、Shh 等。

受体酪氨酸激酶（receptor tyrosine kinase，RTK）信号也参与 NSCs 增殖和分化的调控。表皮生长因子（epidermal growth factor，EGF）、转化生长因子（transforming growth factor，TGFα）和成纤维细胞生长因子（fibroblast growth factor，FGF）均是细胞外 RTKs

的配基，对 NSCs 的增殖起关键性的作用。EGF 和 TGFα 优先与表皮生长因子受体（EG-FR）结合，EGFR 为 RTK 家族的成员之一。EGFR 表达于如 SVZ 的区域中。在胚胎期和新生儿期，EGFR 靶向断裂会导致前脑皮层发育不全。TGFα 被认为是主要的内源性 EG-FR 配基，其表达较为短暂且在空间上与 EGFR 的表达相一致。TGFα 缺失鼠表现为 SVZ 区干细胞增殖减少。脑室内注射 EGF 和 TGFα 可以促进成年鼠脑内 NSCs 的增殖。体外实验也证实，注射 EGF 和 FGF，SVZ 来源的前体细胞数量明显增加。FGF 主要通过与 FGF 受体（FGFR）结合起作用的，FGFR 也是 PTK 家族成员。FGFR1 的缺失会导致细胞增殖障碍和胚胎缺陷死亡。FGF2 是 FGF 家族的第一个成员，在前脑背外侧皮层神经上皮表达，主要通过 FGFR1 发挥作用。FGF2 缺失鼠在神经发生开始以前出现明显的皮层前体细胞增殖减少现象；而脑室内给予 FGF2 则可明显促进 SVZ 区细胞增殖。有研究表明，cyclin D2 可能是 FGF 信号的效应器，它可促进与 NSCs 增殖有关的 G1 期细胞进入细胞周期循环。

脑内 NSCs 很可能受来源于邻近的星形胶质细胞、成神经细胞、室管膜细胞和内皮细胞所产生的细胞外信号的共同影响，如 Wnt、Notch 和 Shh。这些外在信号通过级联放大与内源性调节因子相互作用，如 Wnt/β-catenin-cyclin D1、Notch-Hes1/5 和 Shh-Gli1。

1. Sonic hedgehog

在哺乳动物中，已发现 3 种分泌型的 hedgehog 配基：sonic hedgehog（Shh）、indian hedgehog（Ihh）和 desert hedgehog（Dhh）。Shh 是胚胎发育过程中由脊索产生的一种因子，是一种重要的发育调控因子，参与体内多种发育过程。初步研究显示，Shh 信号分子可维持成年大脑神经前体细胞生存的微环境。Shh 信号途径在 CNS 形成和发育中的作用包括调节神经管腹侧的发育以及使前脑背侧细胞增殖。而且，Shh 信号在小脑发育中对诱导颗粒细胞前体产生细胞周期调控子（cyclin D1 和 cyclin D2）起关键作用。有研究表明，Shh 在晚期胚胎发育过程中以及出生后的整个生命过程中亦可调节 SVZ 和 SGZ 的 NSCs 自我更新。

Gli1 是由 SVZ 区域内的 GFAP 阳性 NSCs（B 细胞）和 GFAP 阴性前体细胞（C 细胞）所表达的，并继而通过 NSCs 的增殖和自我更新激活内源性 Shh 的表达。胚胎干细胞向 NSCs 分化时可自行分泌 Shh 并表达 Shh 受体（Ptcl）及其细胞内信号分子，抑制 Shh 信号通路可导致 NSCs 凋亡，而激活 Shh 信号通路则可促进 NSCs 增殖。Shh 与维甲酸等联合作用还能诱导胚胎干细胞和骨髓基质干细胞向神经元分化。

另有研究表明，细胞兴奋性增强后可诱发新生细胞的增殖，使 Shh 信号通路参与新生细胞的增殖和分化。谷氨酸（Glu）是 CNS 中含量最为丰富的兴奋性神经递质，参与神经系统多种重要功能的调节，谷氨酸及其受体广泛存在于 CNS 的神经元以及神经胶质细胞中。谷氨酸可以激活钙离子通道使之开放，使钙离子内流增加，细胞兴奋性增强。Shh 信号通路可能参与谷氨酸刺激 NSCs 的过程，但其具体机制还有待进一步研究。

2. Bmi-1 和 Ink4a/Arf locus

B 细胞特异性小鼠白血病病毒整合位点 1（B-cell specific Moloney murine leukaemia virus integration site-1，Bmi-1）是染色质修饰和转录抑制的多梳基因家族（polycomb group genes，PcG）成员之一，通过抑制细胞周期依赖性激酶（cyclin-dependent kinases，CDK）抑制物如 $p16^{Ink4a}$ 和 $p14^{Arf}$ 的表达，以促进细胞的增殖和干细胞的自我更新。Bmi-

1 缺失，Ink4a/Arf 则高度表达。在细胞周期 G1 期，$p16^{Ink4a}$ 直接抑制 cyclin D1 与 cyclin D 依赖性激酶 4/6（Cdk4/6）相互作用，而使视网膜母细胞瘤蛋白（retinoblastoma protein，p－Rb）高度磷酸化复合物形成。磷酸化的 p－Rb 不再能够抑制 E2F 转录因子，而其靶基因（DNA polymerase、cyclin E、p19 myb 和二氢叶酸还原酶）对于细胞周期的进行至关重要，如 G1 期与 S 期之间的转换。相比较而言，细胞周期抑制物如 $p27^{Kip1}$、$p16^{Ink4a}$/$p14^{Arf}$ 表达均下调，$p14^{Arf}$ 表达会导致 p53 介导的细胞周期停滞和死亡的发生。而 $p14^{Arf}$ 与双微体 2（mouse double minute 2，Mdm2）相互作用抑制 Mdm2 介导的 p53 泛素依赖性降解，这一现象在细胞中发生亦会诱导诸如 Wig1 和 p21 基因的表达，最终导致细胞周期停滞及细胞死亡（图 12－4）。

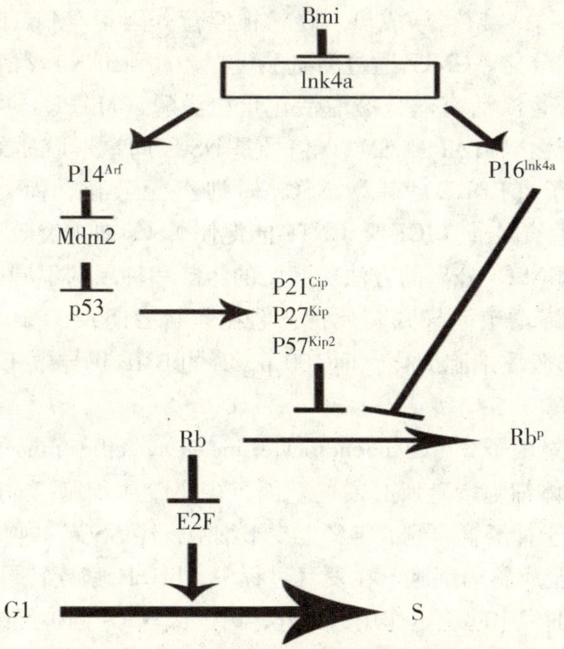

图 12－4　细胞周期调控网络示意图

［引自 Germano I, et al. *Neuropharmacology*, 2010（58）: 903－910］

然而，近期实验确定了另外几种受 Bmi－1 表达影响的相关基因，包括 Notch 信号通路的下游效应子、同源 HOX 家族的转录因子以及参与增殖和存活的相关基因。

3. Notch

Notch 信号途径是发育和成熟小鼠脑内维持 NSCs 多潜能状态及分化潜力所必需的。Notch 信号转导通路既简单又复杂，简单是因为 Notch 能直接将信号传至细胞核，不需要第二信使和任何蛋白激酶的参与。它的核心组件包括 Notch 受体、DSL 配体和 CSL（CBF1/suppressor of hairless/LAG－1）DNA 结合蛋白三大部分。Notch 受体与 DSL 配体结合，Notch 信号便被激活，其胞内部分 NICD（Notch intracellular cytoplasmic domain）释放，与 CSL DNA 结合后在核膜上形成复合物并因此影响一系列靶转录因子的活性，调控细胞的增殖和分化。其中，公认的 Notch 效应器是 HES 家族，包括 Hes1 和 Hes5、Hers1 和 Hers2 以及近期发现的脂结合蛋白（lipid－binding protein，BLBP）。而 Notch 信号转导通路的复杂性表现在它调控着一个巨大的细胞决定家族，且其对蛋白水解酶系列的调控也非常复杂。一般而言，Notch 信号转导通路的激活维持 NSCs 的稳定状态，抑制定向分化。但也有证据表明，激活 Notch 信号转导通路也可加速并不可逆地促进 NSCs 向成胶质细胞分化。有研究表明，新生 NSCs 暴露于 Notch 配基可维持其多潜能性并延长存活率，这可能是通过下游胰岛素受体的级联反应所激活，它也可以通过激活磷脂酰肌醇-3（羟基）激酶（phosphatidylinositol 3-OH kinase，PI3K）、丝苏氨酸激酶（serine-threonine kinase）、Akt/PKB 介导的胞质磷酸化以促进存活，而且，激活的 Notch 信号加上 FGF2 可以增加缺血鼠大脑皮层细胞增殖的比例。

4. BMP

骨形成蛋白（bone morphogenetic proteins，BMPs）属于转化生长因子 β（transforming growth factor β，TGF-β）超家族成员。睫状神经营养因子（CNTF）和 BMPs 均可刺激 NSCs 向星形胶质细胞分化。CNTF 通过酪氨酸蛋白激酶（JAK）/信号转导子和转录激活子（STAT）旁路、短暂激活有丝分裂原活化蛋白激酶（MAPK）旁路起作用，而 BMPs 则直接激活 SMADI 蛋白。STAT 或 SMAD 信号是 NSCs 向星形胶质细胞分化必不可少的。脑源性神经营养因子（BDNF）刺激 NSCs 向神经元分化，而血小板源性生长因子（PDGF）、胰岛素样生长因子（IGF）、CNTF 能促使 NSCs 向少突胶质细胞分化。BMPs 对 NSCs 分化的影响可因 NSCs 分离的方法、胚胎的年龄和种属的不同而有所不同。BMPs 抑制 E_{12}大鼠 VZ 区 NSCs 增殖而导致其死亡，但在胚胎后期，1～10 μg/L 的 BMP 可促进 NSCs 向神经元和星形胶质细胞分化，而 100 μg/L 的 BMP 仍导致 E_{26} NSCs 死亡。

5. Olig2

少突胶质细胞转录因子 2（oligodendrocyte lineage specific transcription factor 2，Olig2）基因是另一个神经前体细胞增殖所必需的基因。少突胶质细胞（oligodendrocyte）是脑内形成髓鞘的细胞，源于神经管腹侧的神经上皮干细胞，经 NSCs、神经前体细胞继而分化为成熟的少突胶质细胞及成髓鞘细胞。在发育过程中，bHLH 家族转录因子 Olig1 和 Olig2 对于少突胶质细胞前体的发生起决定作用；另外，由于从 NSCs 向神经细胞的分化可能是机体默认的一种方向，在未分化成前体细胞时，NSCs 必须保持其多向分化潜能和干细胞特性。Sox2 则是维持这种多向分化潜能的关键因子。Sox2 与前神经因子（preneural proteins）间的相互抑制是维持 NSCs 特性而不向神经细胞方向分化的重要原因。

6. Wnt

Wnt 信号途径可控制上皮干细胞、造血干细胞和 NSCs 的自我更新，对成体神经的发生也起一定的作用。

Wnt 配基与跨膜受体相结合，脂蛋白受体相关蛋白 5/6（lipoprotein receptor related proteins 5/6，LPR5/6）和卷曲蛋白（frizzled）均诱导蓬乱蛋白（dishevelled，Dsh）活化。活化后的 Dsh 依次破坏丝氨酸/苏氨酸激酶、糖原合酶激酶 3β（glycogen synthase kinase 3β，GSK 3β）、酪蛋白激酶 1（casein kinase 1，CK1）、轴蛋白（axin）和结肠腺瘤性息肉病（adenomatous polyposis coli，APC）基因产物，通过 β-TrCP（β-transducing repeat-containing protein）使 β-连环蛋白（β-catenin）泛素化而降解。取代被 Dsh 破坏的 GSK 3β 会使复合物变得无效。β-catenin 开始时在细胞质积聚并转移至核内，在核内结合转录因子 TCF/LEF 家族，诱导对进入细胞周期、增殖和存活有重要作用的靶基因的转录，如 cyclin D1 和 c-myc。

Wnt1 是发育相关基因，受激发后可启动经典的 Wnt/β - catenin 信号途径，并与细胞分化、成熟过程密切相关。在 NSCs 分化中，Wnt1 瞬时表达；一旦分化过程停止，Wnt1 即不再表达。

7. PTEN

磷酸酶及张力蛋白同源物（phosphatase and tensin homologue deleted on chromosome 10，PTEN）基因虽是一种重要的抑癌基因，但其生物学效应可间接反映对 NSCs 的调控。脂质磷酸化 PTEN 发挥其细胞增殖、细胞生长、细胞迁移以及细胞死亡的生物学效应是通过去磷酸化 PI3K 的一种产物即 3，4，5 - 三磷酸磷脂酰肌醇（phosphotidylinosital - 3，4，5 - triphosphate，PIP3）而拮抗 PI3K 信号来实现的。活化的 PI3K 于膜内侧将 4，5 - 二磷酸磷脂酰肌醇（phosphotidylinosital - 4，5 - triphosphate，PIP2）转变为 PIP3，反过来又将 Akt/PKB 聚集到质膜上，改变其构象以进行随后的磷酸化并通过磷酸肌醇依赖性激酶 - 1（phosphoinositide - dependent kinase - 1，PDK - 1）激活 Akt/PKB 激酶的下游区靶点包括细胞周期调控子 MDM2、p27、p21、促凋亡因子 BAD、caspases - 3、caspases - 9 和 GSK - 3。其他通过 PIP3 激活的信号分子包括磷脂酰肌醇依赖性激酶（phosphotidylinosital - dependent kinases，PDKs）、S6 激酶、mTOR、GTPases Rac1 和 Cdc42。

在胚胎端脑室区 nestin 阳性前体细胞中，选择性去除 PTEN 基因会出现细胞明显增殖，细胞死亡减少及鼠脑扩大、形态异常的现象。在这些鼠中，PTEN 缺失在不影响 NSCs 分化为神经元、星形胶质细胞和少突胶质细胞的潜力的前提下，可增加 NSCs 的增殖和自我更新。进一步研究发现，PTEN 缺失还可增加这些细胞中与细胞周期及 DNA 复制相关基因如 cyclin B1、cyclin B2、cyclin D1、cyclin E1、Ki - 67 和 DNA 引物合成酶的表达。有意思的是，PTEN 缺失的 NSCs 极少出现在静息（G_0/G_1A）期，表明 PTEN 是通过调控 $G_0 \sim G_1$ 而负性调节 NSCs 的自我更新的。但其具体的间接调节干细胞的机制还有待于进一步研究。

另外，血清、神经营养因子、维甲酸、视黄酸、T3 等可诱导 NSCs 向神经元或神经胶质细胞方向分化，分化表型与基因编码和胞外信号有关，对受体微环境进行调控可达到定向分化的目的。

这些机制均不同程度地相互作用，调控着干细胞的发育、维持、自我更新和分化，揭示这些信号级联是如何整合为完整的网络调控结构，将对 NSCs 靶向性治疗神经退行性疾病如阿尔茨海默症（AD）、帕金森症（PD）、亨廷顿症（HD）等以及脑损伤、脑肿瘤等具有重要意义。

（陈乃宏　牛非）

参考文献

1. Sutter，yadirgi G，Marino S. Neural stem cells，tumour stem cells and brain tumours：Dangerous relationships. *Biochimica et Biophysica Acta*，2007（1776）：125 - 137.

2. Doetsch F，Scharff C. Challenges for brain repair：Insights from adult neurogenesis in birds and mammals. *Brain Behav Evol*，2001，58（5）：306 - 322.

3. Doetsch F. A niche for adult neural stem cells. *Curr Opin Genet Dev*, 2003, 13: 543 - 550.

4. Palmer TD, Willhoite AR, Gage FH. Vascular niche for adult hippocampal neurogenesis. *J Comp Neurol*, 2000, 425 (4): 479 - 494.

5. Widera D, Kaus A, Kahsehmidt C, et al. Neural stem cells, inflammation and NF - kappa B: Basic principle of maintenance and repair or origin of brain tumours. *J Cell Mol Med*, 2008, 12 (2): 459 - 470.

6. Bovetti S, Bovolin P, Perrotean I, et al. Subventricular zone—derived neuroblast migration to the olfactory bulb is modulated by matrix remodeling. *Eur J Neurosci*, 2007, 25 (7): 2021 - 2033.

7. Aguirre A, Rizvi TA, Ratner N, et al. Overexpression of the epidermal growth factor receptor confers migratory properties to nonmigratory postnatal neural progenitors. *J Neurosci*, 2005, 25 (48): 11092 - 11106.

8. Ko J, Yun CY, Lee JS, et al. MAPK and ERK activation by 9 - cis—retinoic acid induces chemokine receptors CCR1 and CCR2 expression in human monocytic THP - 1 cells. *Exp Mol Med*, 2007, 39: 129 - 138.

9. Strachan LR, Condic ML. Neural crest motility on fibronectin is regulated by integrin activation. *Exp Cell Res*, 2008, 3 14 (3): 441 - 452.

10. Y. Shi, et al. Critical reviews in oncology. *Hematology*, 2008 (65): 43 - 53.

11. Shi Y, Chichung Lie D, Taupin P, et al. Expression and function of orphan nuclear receptor TLX in adult neural stem cells. *Nature*, 2004, 427 (6969): 78 - 83.

12. Brannvall K, Korhonen L, Lindholm D. Estrogen - receptor - dependent regulation of neural stem cell proliferation and differentiation. *Mol Cell Neurosci*, 2002, 21 (3): 512 - 520.

13. Ambrogini P, Cuppini R, Ferri P, et al. Thyroid hormones affect neurogenesis in the dentate gyrus of adult rat. *Neuroendocrinology*, 2005, 81 (4): 244 - 253.

14. Katayama K, Wada K, Nakajima A, et al. Nuclear receptors as targets for drug development: The role of nuclear receptors during neural stem cell proliferation and differentiation. *J Pharmacol Sci*, 2005, 97 (2): 171 - 176.

15. Uchikawa M, Ishida Y, Takemoto T, et al. Functional analysis of chicken Sox2 enhancers highlights an array of diverse regulatory elements that are conserved in mammals. *Dev Cell*, 2003, 4 (4): 509 - 519.

16. Kim J, LoL, Dormand E, Anderson DJ. Sox10 maintains multipotency and inhibits neuronal differentiation of neural crest stem cells. *Neuron*, 2003, 38 (1): 17 - 31.

17. Ross SE, Greenberg ME, Stiles CD. Basic helix - loop - helix factors in cortical development. *Neuron*, 2003, 39 (1): 13 - 25.

18. Strahl BD, Allis CD. The language of covalent histone modifications. *Nature*, 2000, 403 (6765): 41 - 45.

19. Lunyak VV, Rosenfeld MG. No rest for REST: REST/NRSF regulation of neurogenesis. *Cell*, 2005, 121 (4): 499 - 501.

20. Lunyak VV, Burgess R, Prefontaine GG, et al. Corepressor - dependent silencing of chromosomal regions encoding neuronal genes. *Science*, 2002, 298 (5599): 1747 - 1752.

21. Ambros V. The functions of animal microRNAs. *Nature*, 2004, 431 (7006): 350 - 355.

22. Bartel DP. MicroRNAs: Genomics, biogenesis, mechanism and function. *Cell*, 2004, 116 (2): 281 - 297.

23. Ahn S, Joyner AL. In vivo analysis of quiescent adult neural stem cells responding to sonic hedgehog. *Nature*, 2005, 437 (7060): 894 - 897.

24. Reynolds BA, Weiss S. Generation of neurons and astrocytes from isolated cells of the adult mammalian central nervous system. *Science*, 1992, 255 (5052): 1707 - 1710.

25. Vescovi AL, Reynolds BA, Fraser DD, et al. bFGF regulates the proliferative fate of unipotent (neuronal) and bipotent (neuronal/astroglial) EGF - generated CNS progenitor cells. *Neuron*, 1993, 11 (5): 951 - 966.

26. Lobjois V, Benazeraf B, Bertrand N, et al. Specific regulation of cyclins D1and D2 by FGF and Shh signaling coordinates cell cycle progression, patterning, and differentiation during early steps of spinal cord development. *Dev Biol*, 2004, 273 (2): 195 - 209.

27. Kondo T, Johnson SA, Yoder MC, et al. Sonic hedgehog and retinoic acid synergistically promote sensory fate specification from bone marrow - derived pluripotent stem cells. *PNAS*, 2005, 102 (13): 4789 - 4794.

28. Quelle DE, Zindy F, Ashmun RA, et al. Alternative reading frames of the INK4a tumor suppressor gene encode two unrelated proteins capable of inducing cell cycle arrest. *Cell*, 1995, (83): 993 - 1000.

29. Abdouh M, Facchino S, Chatoo W, et al. BMI1 sustains human glioblastoma multiforme stem cell renewal. *J Neurosci*, 2009, 29, 8884 - 8896.

30. Ligon K L Fancy SPJ, Franklin RJM, et al. Olig gene function in CNS development and disease. *GLIA*, 2006, 54: 1 - 10.

31. Kleber M, Sommer L. Wnt signaling and the regulation of stem cell function. *Curr Opin Cell Biol*, 2004. (16): 681 - 687.

32. Nelson WJ, Nusse R. Convergence of Wnt, beta - catenin, and cadherin pathways. *Science*, 2004, (303): 1483 - 1487.

33. Groszer M, et al. PTEN negatively regulates neural stem cell self - renewal by modulating G0 - G1 cell cycle entry. *Proc Natl Acad Sci USA*, 2006, (103): 111 - 116.